표준식사의 칼로리와 영양소

　밥과 국에 몇 가지 찬을 곁들이는 백반이 음식의 거의 전부였지만 오늘날의 한국인은 전통 음식뿐 아니라 세계 각국의 음식, 일품 요리, 퓨전 음식, 가공식품, 과자류, 빵/떡류, 유제품류, 빙과류 및 음료수 등 다양한 먹거리를 접하고 있다. 이렇게 음식과 식품이 너무도 많다 보니 주식과 간식의 구분도 모호해지면서 우리는 자칫하면 칼로리를 과다 섭취하면서도 영양소의 불균형이 초래되기 쉬운 당뇨병 유발 환경에 살고 있다. 건강한 식단을 구성하는 데에 참고할 수 있는 적절하고 균형이 있는 칼로리와 3대 영양소를 함유한 표준 음식을 화보로 정리하여 보았다.

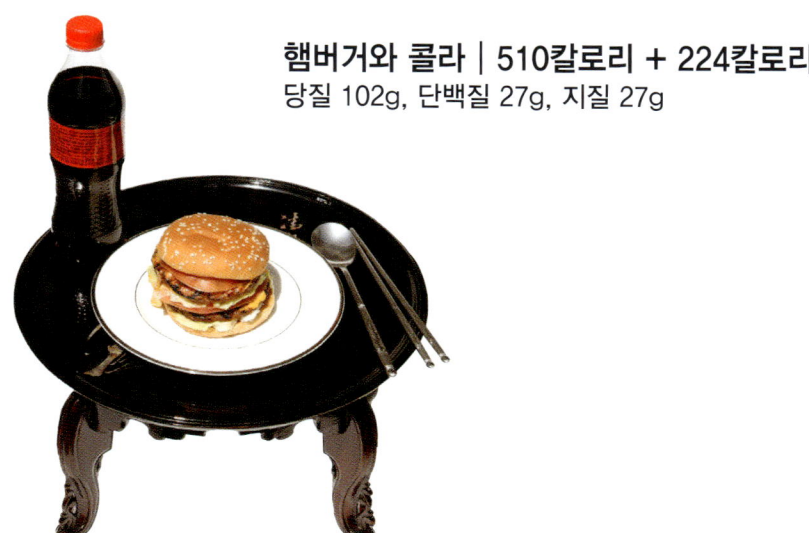

햄버거와 콜라 | 510칼로리 + 224칼로리
당질 102g, 단백질 27g, 지질 27g

한국인의 전통 개다리소반 위에 백반식사 대신 올라온 햄버거와 콜라

표준식사의 칼로리와 영양소

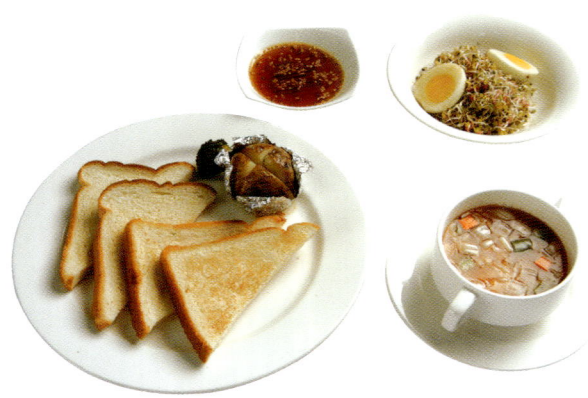

아침식사 | 345칼로리
당질 52g, 단백질 19g, 지질 9g

토스트, 구운 감자, 야채 수프, 새싹 샐러드, 삶은 계란, 간장 드레싱

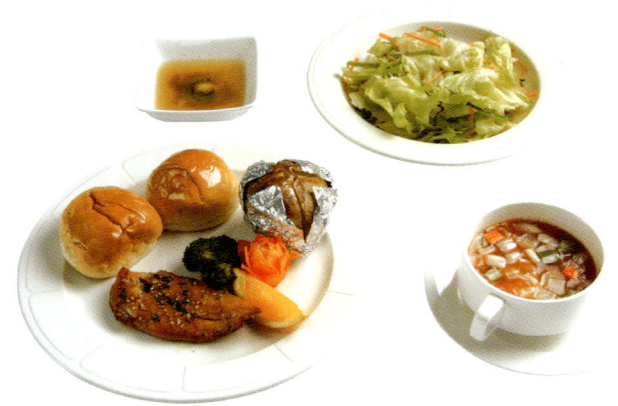

아침식사 | 470칼로리
당질 71g, 단백질 26g, 지질 12g

모닝빵, 닭가슴살, 구운 감자, 야채 수프, 양상추 샐러드, 키위 드레싱

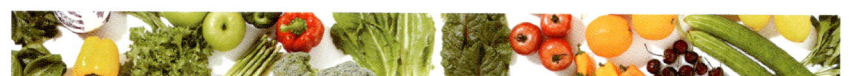

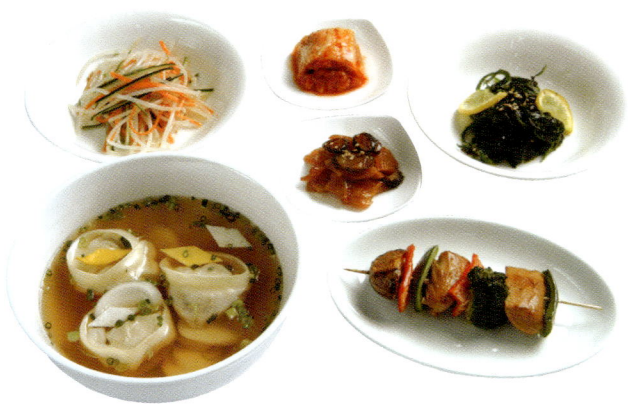

점심식사 | 445칼로리
당질 69, 단백질22g, 지질 22g

떡만두국, 해초레몬무침, 배추김치, 콩나물잡채, 닭가슴살모듬채소꼬치

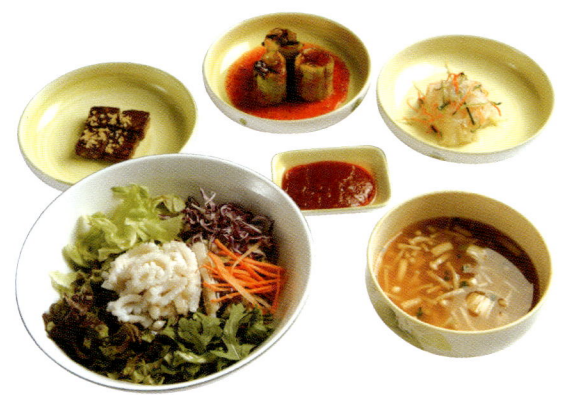

점심식사 | 565칼로리
당질88g, 단백질 28g, 지질 14g

생야채 비빔밥, 섭산적, 곤약잡채, 오이소박이, 팽이버섯 된장국

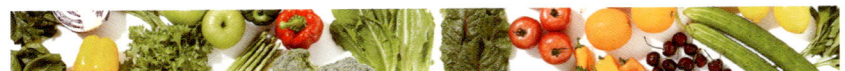

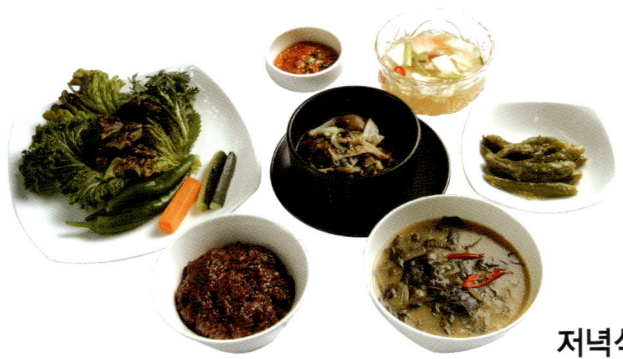

저녁식사 | 480칼로리
당질 74g, 단백질 26g, 지질 11g

흑미밥, 뚝배기불고기, 아욱된장국, 모듬쌈, 꽈리고추찜, 나박김치, 오복채무침

간식 | 50칼로리
당질 12g, 단백질 0g, 지질 0g

방울토마토, 오렌지, 딸기 (각각 50칼로리)

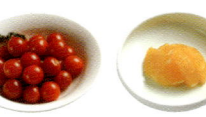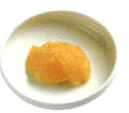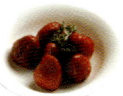

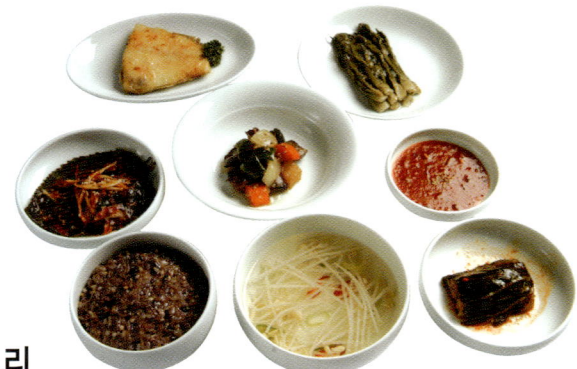

저녁식사 | 586칼로리
당질 91g, 단백질 32g, 지질 14g

오곡밥, 참가자미구이, 콩나물국, 두릅초회, 깻잎지, 갓김치, 쇠고기사태면

외식(단품요리)의 칼로리와 영양소

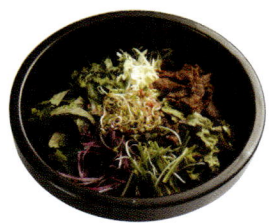

허브비빔밥 | 400칼로리
당질 70g, 단백질 21g, 지질 4g

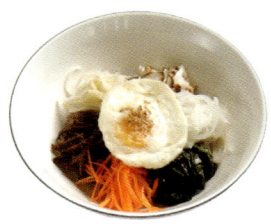

비빔밥 | 520칼로리
당질 72g, 단백질 28g, 지질 15g

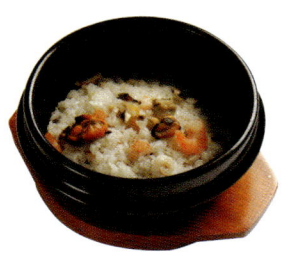

해물돌솥밥 | 430칼로리
당질 72g, 단백질 35g, 지질 3g

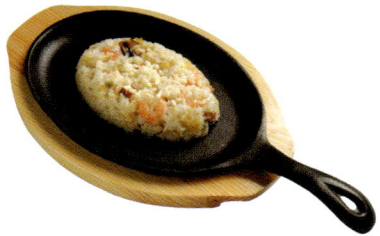

해물치즈볶음밥 | 675칼로리
당질 70g, 단백질 39g, 지질 25g

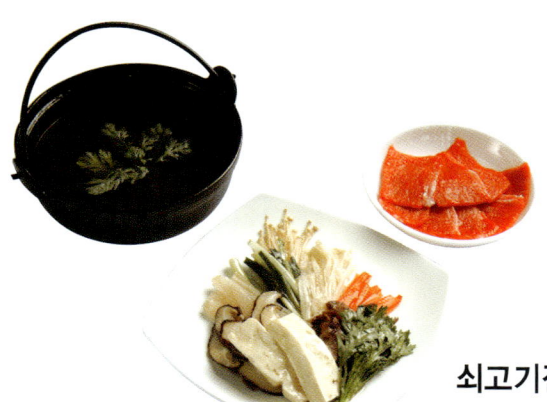

쇠고기전골 | 210칼로리
당질 11g, 단백질 20g, 지질 10g

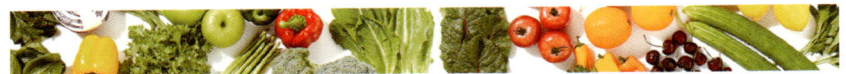

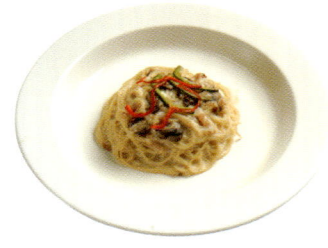

크림스파게티 | 620칼로리
당질 75g, 단백질 19g, 지질 29g

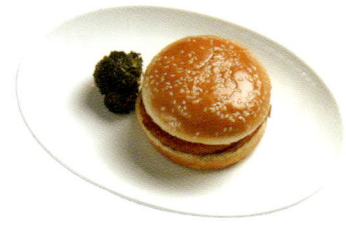

햄버거 | 690칼로리
질 68g, 단백질 45g, 지질 32g

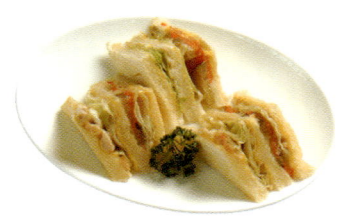

치킨클럽샌드위치 | 470칼로리
당질 41g, 단백질 56g, 지질 46g

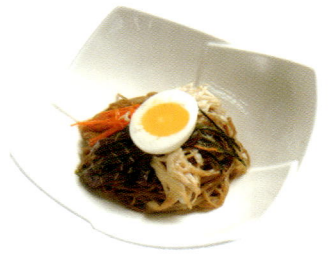

메밀비빔국수 | 340칼로리
당질 37g, 단백질 21g, 지질 16g

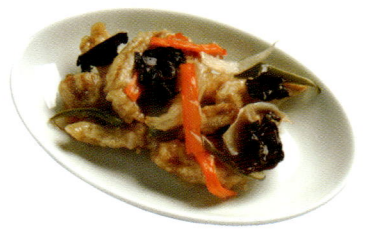

탕수육 | 380칼로리
당질 26g, 단백질 32g, 지질 32g

찬류의 칼로리와 영양소

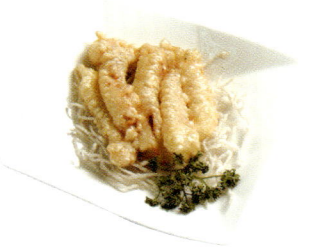

오징어튀김 | 155칼로리
당질 12g, 단백질 23g, 지질 8g

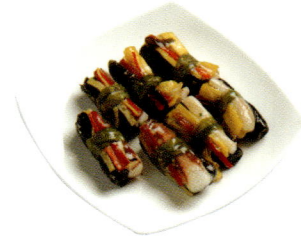

오징어물미역김회 | 90칼로리
당질 8g, 단백질 12g, 지질 1g

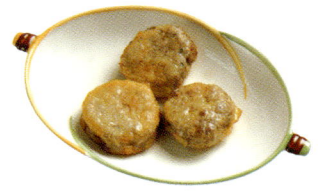

쇠고기완자전 | 230칼로리
당질 10g, 단백질 17g, 지질 17g

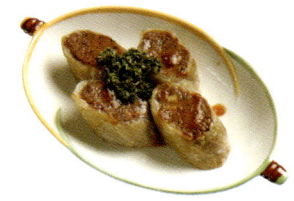

쇠고기양배추찜 | 160칼로리
당질 10g, 단백질 13g, 지질 8g

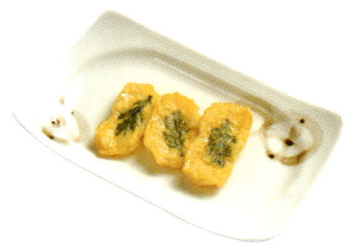

생선전 | 125칼로리
당질 5g, 단백질 13g, 지질 9g

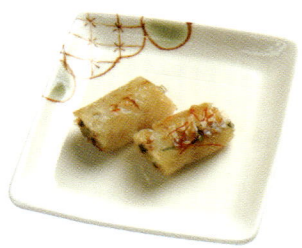

생선찜 | 90칼로리
당질 4g, 단백질 11g, 지질 3g

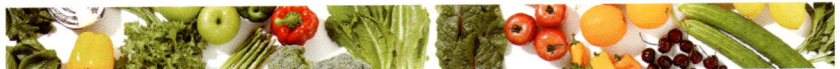

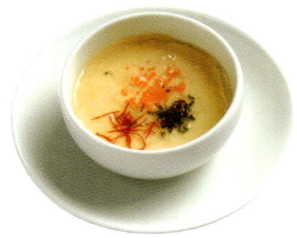

계란찜 | 90칼로리
당질 1g, 단백질 14g, 지질 12g

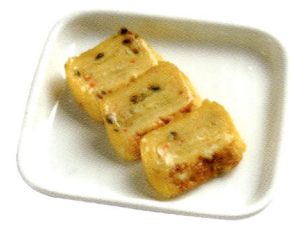

계란말이 | 120칼로리
당질 2g, 단백질 14g, 지질 15g

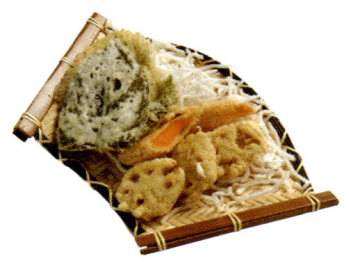

야채튀김 | 185칼로리
당질 25g, 단백질 4g, 지질 9g

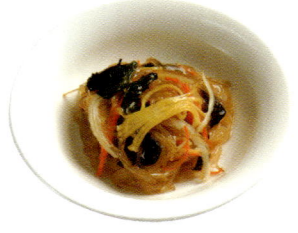

잡채 | 300칼로리
당질 42g, 단백질 8g, 지질 11g

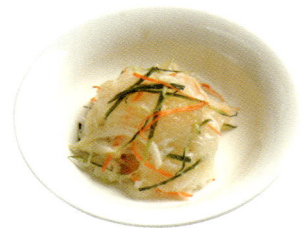

천사채무침 | 70칼로리
당질 14g, 단백질 2g, 지질 1g

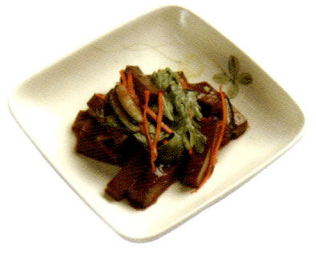

도토리묵 | 120칼로리
당질 25g, 단백질 3g, 지질 2g

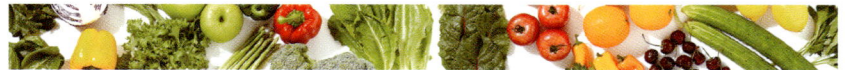

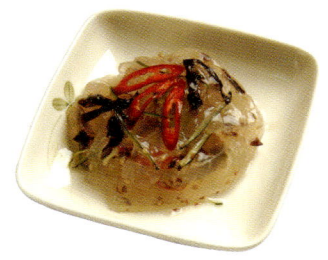

우묵무침 | 25칼로리
당질 5g, 단백질 2g, 지질 04g

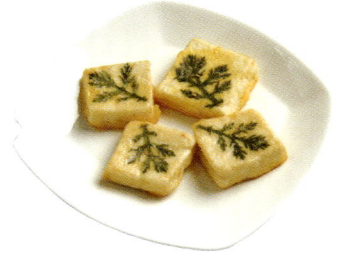

두부전 | 210칼로리
당질 9g, 단백질 17g, 지질 12g

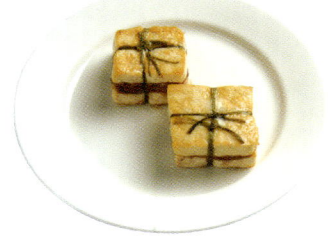

두부선 | 160칼로리
당질 7g, 단백질 15g, 지질 8g

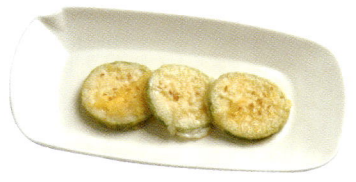

호박전 | 100칼로리
당질 6g, 단백질 6g, 지질 9g

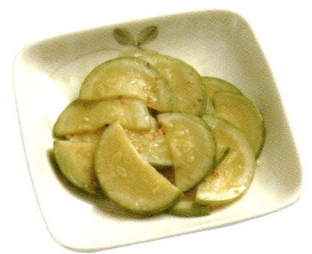

호박새우젓나물 | 60칼로리
당질 3g, 단백질 3g, 지질 5g

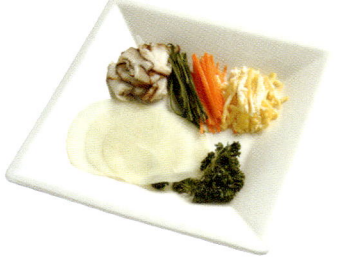

무쌈(3장) | 60칼로리
당질 6g, 단백질 3g, 지질 3g

당뇨병 표준식단

1,400칼로리 초저열량 당뇨식단

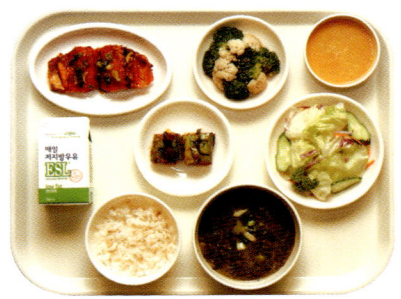

| 아침식사 |

구성: 보리밥, 쑥된장국, 편북어 양념구이, 굴소스 야채볶음, 양상추 샐러드, 오렌지 드레싱, 오이소박이, 간식 저지방우유

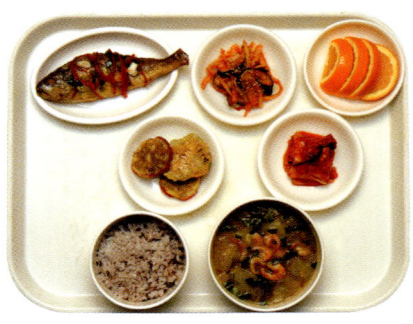

| 점심식사 |

구성: 흑미밥, 건새우배추국, 조기구이, 피망전, 도라지오이생채, 포기김치, 간식 오렌지

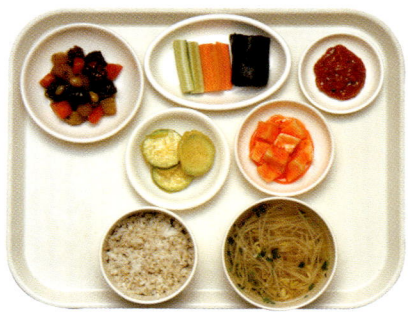

| 저녁식사 |

구성: 보리밥, 콩나물국, 쇠고기한방장조림, 호박전, 미역, 오이, 당근초회, 깍두기

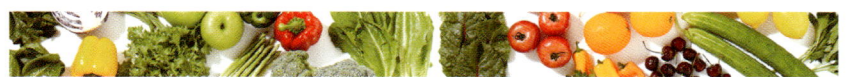

1,600칼로리 저열량 당뇨식단

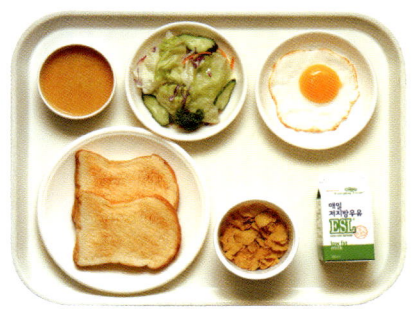

| **아침식사** |

구성: 토스트, 계란 후라이,
양상추샐러드와 키위드레싱,
저지방우유, 콘후레이크(15g)

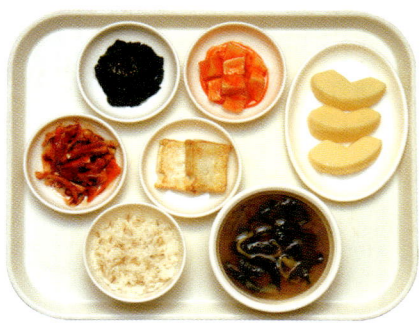

| **점심식사** |

구성: 보리밥, 시금치된장국,
물오징어 야채볶음, 두부구이,
깻잎순나물, 깍두기, 간식 사과

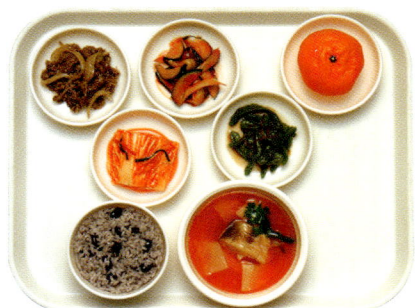

| **저녁식사** |

구성: 콩밥, 동태찌개, 불고기,
풋고추조림, 오이생채, 포기김치,
간식 귤

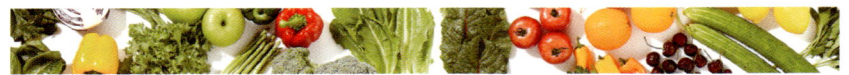

1,800칼로리 중저열량 당뇨식단

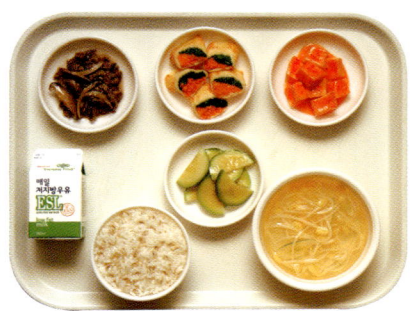

| 아침식사 |

구성: 보리밥, 콩나물국,
쇠고기야채볶음, 계란태극선말이,
호박볶음, 깍두기, 간식 저지방우유

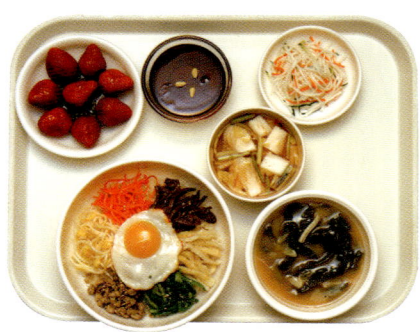

| 점심식사 |

구성: 비빔밥, 근대된장국,
천사채무침, 수정과, 나박김치,
간식 딸기

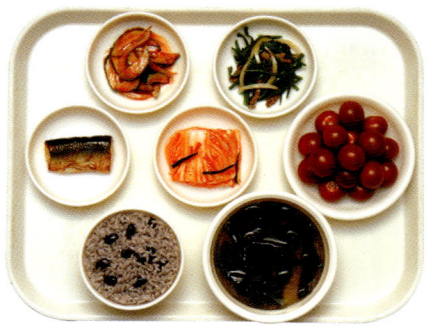

| 저녁식사 |

구성: 콩밥, 미역국, 꽁치구이,
부추잡채, 오이생채, 포기김치,
간식 방울 토마토

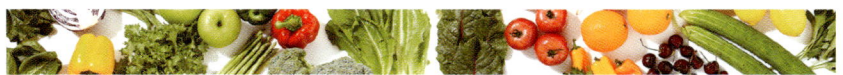

2,000칼로리 표준열량 당뇨식단

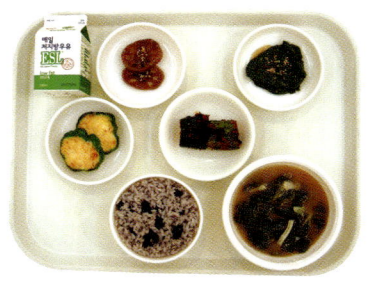

| 아침식사 |

구성: 콩밥, 근대국, 피망전, 연근조림, 깻잎찜, 오이소박이, 우유

| 점심식사 |

구성: 조밥, 미역국, 조기구이, 버섯볶음, 꽈리고추조림, 포기김치, 딸기

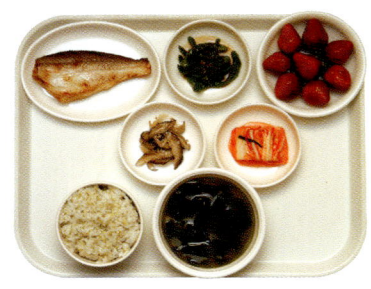

| 저녁식사 |

구성: 보리밥, 콩나물매운국, 쇠고기구이, 모듬쌈, 쌈장, 물김치, 귤

| 야식 |

구성: 토스트(구운 것), 두유

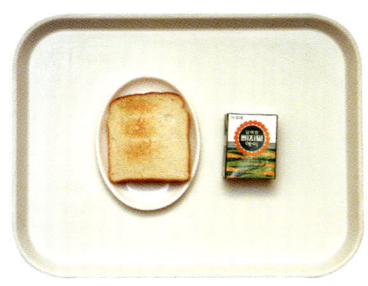

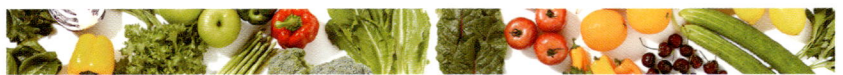

2,400칼로리 중고열량 당뇨식단

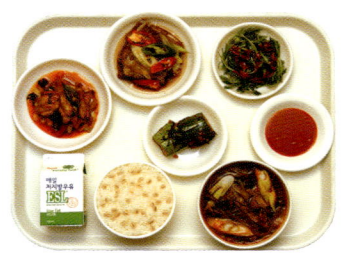

| 아침식사 |

구성: 보리밥, 육개장, 코다리무조림,
닭야채볶음, 돌나물초고추장,
오이소박이, 저지방우유

| 점심식사 |

구성: 조밥, 미역국, 조기구이, 버섯볶음,
꽈리고추조림, 포기김치, 딸기

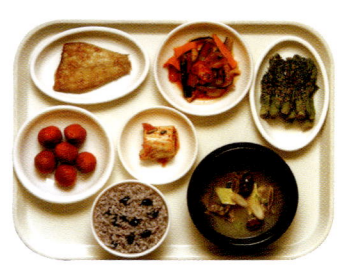

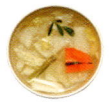 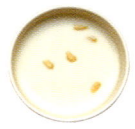

| 간식식사 |

구성: 깨죽, 물김치

| 저녁식사 |

구성: 조밥, 순두부찌개, 쇠고기한방사태찜,
모듬버섯잡채, 깻잎지, 알타리김치, 오렌지

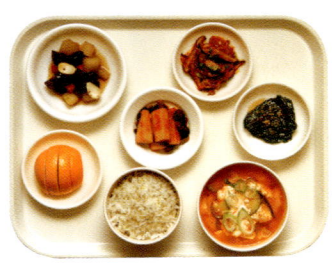

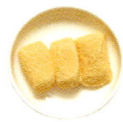

| 야식 |

구성: 인절미, 두유

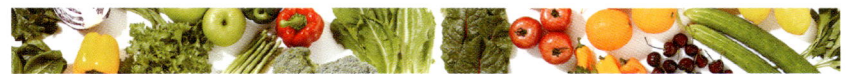

하절기와 동절기특식

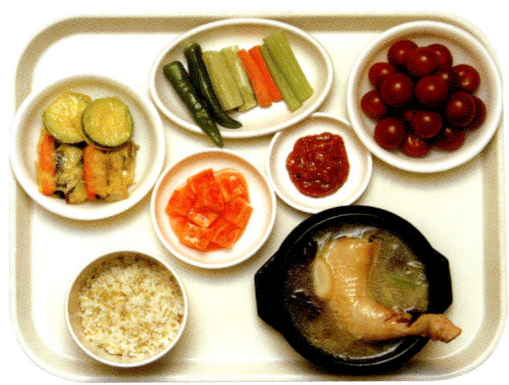

삼계탕과 찬류 | 약 700칼로리
구성: 삼계탕/호박전/송이산적/야채스틱(풋고추, 오이, 당근, 쌈장)/깍두기/방울토마토

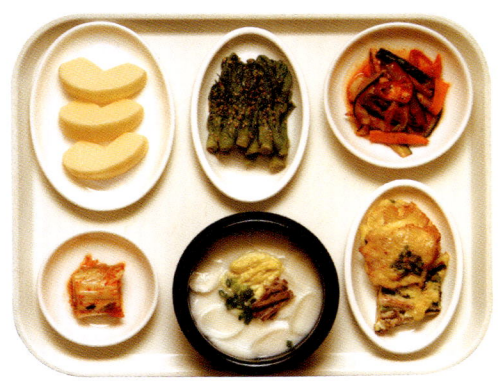

떡국과 찬류 | 약 550칼로리
구성: 떡국/모듬전(해물전, 동태전)/오징어야채무침/두릅된장무침/포기김치/사과

개정증보판

혼란스러운 당뇨병 이야기를 가장 알기 쉽게 정리한

당뇨병 백과

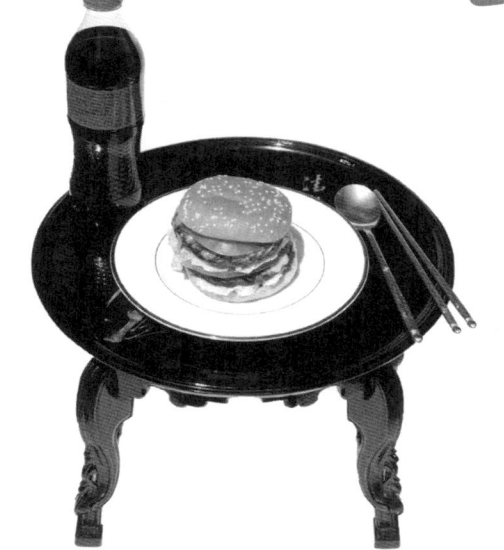

송영득, 이현철, 안철우
남지선, 이은영, 송선옥
지음

현 존

혼란스러운 당뇨병 이야기를 가장 알기 쉽게 정리한
당뇨병 백과 개정증보판

초판 1쇄 발행 2017년 10월 25일
4쇄 발행 2024년 7월 1일

지은이 / 송영득 이현철 안철우 남지선 이은영 송선옥
그 림 / 송영득
발행인 / 이완희
펴낸곳 / 현 존
등록번호 / 2017년 9월 25일 (제 25100-2017-000066호)
주 소 / 서울특별시 서대문구 경기대로 55 선교교육원 생명의집 B1층 (우 03752)
전 화 / 02)738-3265
팩 스 / 02)738-0167
이메일 / amigo386@daum.net

ISBN 979-11-962071-0-6 (13030)

* 책값은 뒤표지에 적혀 있습니다. 잘못 만든 책은 구입처에서 바꾸어 드립니다.
* 이 책의 저작권은 현존 출판사에 있습니다. 저작권법에 의해 보호를 받는 저작물이 므로 무단전재와 무단복제를 금합니다.
* 이 도서는 국립중앙도서관 출판시도서목록(CIP)은 서지정보유통시스템 홈페이지 (http//seoji.nl.go.kr)와 국가자료공동목록시스템(http//www.nl.go.kr/kolisnet) 에서 이용 하실 수 있습니다. (CIP 제어번호 2017027116)

개정판을 내면서

    당뇨병백과의 내용은 1980년대에 허갑범 (명예)교수님이 신촌 세브란스병원에서 운영한 당뇨교실에 기원을 두고 있습니다. 2007년도에 출간한 당뇨병백과 초판은 당뇨교실 교육내용에 더하여 의사들만 알고 있는 내용도 일반인들이 쉽게 이해할 수 있도록 정리하였기에 지난 10년 동안 사람들이 꾸준히 찾는 책자가 되었습니다.

    당뇨병을 종합적으로 관리하려면 당뇨병 교육이 가장 먼저 필요하지만 환자를 진료하는 의사들은 검사와 약처방 위주로 진료를 합니다. 환자들은 나에게 왜? 당뇨병이 생겼는지, 그리고 어떻게? 건강을 다시 회복할 수 있는지 등이 가장 궁금합니다. 그러나 의사들은 시간이 부족하고 또 설명하는 방법을 잘 터득하고 있지 못하여 대화와 교육이 없는 것이 현재 우리나라의 의료 현실입니다.

    최근 국민건강보험 공단의 자료를 보면 당뇨병으로 진료받은 사람이 연간 370만명으로 우리나라 국민의 7.6%가 당뇨병 환자입니다. 이렇게 당뇨병 환자가 늘어난 이유로서 경제가 발전하면서 잘 살게 되었고 서구화에 따라 식생활이 변화된 것이 지목되고 있습니다. 당뇨병을 유발하는 우리나라의 환경인자와 위험인자를 제대로 이해하고 파악하여야 당뇨병을 예방하고 관리할 수 있습니다. 이러한 필요성에 따라 당뇨 전문의사의 입장에서 최근에 변화된 음식문화, 한국인 당뇨병의 특성 및 변화된 치료 전략 등을 정리하며 신판에 담았습니다.

당뇨병이 늘어남에 따라 의학적 치료 전략과 방법도 발전하고 있지만 환자의 지식과 수준도 빠르게 발전하고 있습니다. 21세기에는 디지털 기술과 인터넷을 이용한 새로운 형태의 당뇨병 관리기술과 환경이 점차 발달하여 당뇨병 관리에 큰 변화를 가져올 것으로 생각됩니다. 이러한 환경에서도 당뇨병백과는 당뇨병 환자들에게 교과서와 같은 관리지침서로 계속 남아있기를 기대합니다.

2017년 10월 대표 저자　송　영　득

머리글(2017)

　지나간 50여 년간 우리나라는 경제적 도약을 이룩하면서 여러 가지 역사적인 사건도 많았고 사회적 변화도 많았지만 그 중 한가지로서 당뇨병 환자가 최근 급증하게 되었습니다. 이는 의학적인 의미뿐만 아니라 사회문화적으로도 대단히 놀랍고 충격적인 현상으로서 경제적 성장 따라 건강에 유해한 환경이 증가하고 당뇨병을 증가시키는 나쁜 방향으로 사회 문화적 변화가 이루어진 것이 그 원인입니다. 현재도 계속 당뇨병 환자는 늘어나고 있으며 이제는 누구라도 주변을 둘러 보면 친지나 아는 사람 중에 당뇨병 환자가 없는 경우는 거의 없는 상황이 되어버렸습니다. 국가에서는 당뇨병 환자를 치료하는 의료진과 의료기관의 확충뿐만 아니라 당뇨병을 예방하는 정책을 수행하고 적극적인 대국민 홍보 활동을 하여야 하며 우리들 각자는 과식, 운동부족, 비만 등에 퇴치하고 건전한 생활습관을 유지하여 당뇨병, 고혈압 및 동맥경화증과 같은 성인병을 줄이도록 노력하여야 되겠습니다.

　우리나라의 의료기술은 미국과 같은 수준의 최첨단 진료를 시행하고 있지만 의료수가는 정부에서 통제하여 의료비가 상당히 저렴하게 되어 있습니다. 국민들은 저비용으로 좋은 의료혜택을 누리고 있지만 이러한 제도에는 단점도 있습니다. 의료진은 저렴한 수가를 보충하기 위하여 단시간 안에 많은 환자를 진료하려 하므로 이러한 진료 환경은 당뇨병 환자들에게 두 가지 면에서 불리합니다.

　첫째, 당뇨병의 특성상 환자의 식사와 운동에 관한 분석과 교육이 이루어 져야 하는데 우리나라는 상담료나 교육비를 인정하지 않거나 너무 저렴하게 책정하고 있어 의료진(의사, 교육간호사, 교육영양사, 심리 상담사 등)은 당뇨병 환자에 대한 교육을 소홀히 하고 검사와 투약만 가지고 당뇨병 환자를 진료하려고 합니다. 그러나 아직까지 당뇨병 치료의 기본은 철저한 식사 관리와 꾸준한 운동입니다.

둘째, 당뇨병의 증상과 합병증은 너무나 다양함으로 환자는 의료진에게 궁금한 것을 물어보고 설명도 듣고 싶어하는데 진료실에서 자세한 의료 상담을 기대하기가 현실적으로 어렵습니다. 당뇨병의 치료는 한번의 완치가 아니라 꾸준한 관리인데 이를 위하여 환자는 질병의 원인과 치료의 원리를 알고 이해하여 자기를 치료하고 관리하는 반은 의사가 되어야 합니다.

환자들은 당뇨병의 본질을 모르고 관리방법을 이해하지 못하면서 치료 약물에 의존하면서 식사와 운동요법과 같은 생활습관 교정을 등한시하기가 쉽습니다. 또는 당뇨병을 불치의 병으로 여겨 아예 치료를 포기하거나 꾸준한 관리가 귀찮고 당뇨병을 가볍게 여겨 전혀 치료를 받지 않는 경우도 많습니다. 또한 일부의 환자는 합병증에 대한 불안과 걱정이 심하여 제대로 검증되지 않은 비의학적 치료에 시간과 노력을 낭비하는 것을 종종 보게 됩니다.

이에 저자들은 그 동안의 당뇨병 연구활동과 임상진료를 통하여 얻은 지식과 경험을 바탕으로 환자들에게 자세하고 쉽게 설명하여 주고자 당뇨병의 모든 것을 정리한 책자를 편찬하게 되었습니다. 최근에는 당뇨병에 대한 여러 가지 종류의 책자가 많이 발행되고 있지만 무엇보다도 본 책자에서는 당뇨병의 의학적인 이해와 원리를 먼저 설명하여 환자 스스로 계속 책자를 찾아보고 참고할 수 있도록 구성하였으며 환자들이 평상시 자주 물어보거나 자주 물어보지는 않지만 의사의 관점에서 보아 중요한 것들을 모두 빠짐 없이 수록하여 책자를 만들었습니다.

  당뇨병 관리에 있어 무엇보다도 중요한 것은 환자의 질병에 관한 이해와 치료하겠다고 하는 스스로의 의지 입니다. 아무쪼록 본 책자를 읽는 분들이 당뇨병을 이해하고 정복하여 당뇨병 치료의 동기를 얻게 되기를 바라며 당뇨병과 같이 생활해 나아가는 과정에서 본 책자가 당뇨병의 모든 것을 가르쳐 주고 궁금한 것들을 그때그때 참고할 수 있는 관리 지침서가 되기를 바랍니다.

2007년 3월   이현철, 송영득, 안철우

목 차

화보　01
개정판을 내면서　19
머리글　21

제1장　당뇨병 이해하기

01 당뇨병의 이해　38
　　1) 혈당이 올라가는 현상　38
　　2) 발병과 경과　44
02 당뇨병의 다양한 증상　47
　　1) 다식(多食)과 체중감소　48
　　2) 다뇨(多尿)와 야뇨(夜尿)　50
　　3) 다음(多飮)과 갈증(渴症)　51
　　4) 기타 증상　51
03 당뇨병을 진단하는 방법　53
　　1) 요당/혈당 검사　53
　　2) 혈당의 종류　55
04 당뇨병의 종류　59
05 당뇨병의 유전　62
06 당뇨병의 원인　65

1) 제1형 당뇨병　65
　　　2) 제2형 당뇨병　67
　07 당뇨병 유발 위험인자　72
　　　1) 고칼로리 식품　73
　　　2) 운동부족　74
　　　3) 비만과 체지방　75
　　　4) 혈당을 올리는 약제　77
　　　5) 스트레스　78
　08 당뇨병의 예방　80
　09 고대와 현대인의 당뇨병　85
　10 한국인과 당뇨병　91

제2장 합병증 알아보기

01 당뇨병의 합병증　98
02 급성 케톤산혈증　104
03 급성 고혈당성 혼수　107
04 망막증 – 눈 합병증　109
05 신증 – 신장 합병증　115
06 신경병증 – 신경 합병증　120
07 당뇨발 – 발 합병증　126
08 지방간　133
09 고지혈증(이상지질혈증)　136
10 고혈압　140

11 심장 질환   143

12 뇌졸중   149

13 감염과 피부 질환   153

14 위장 질환   155

15 방광 질환   158

16 성기능 장애   161

17 치과 진료   163

제3장 당뇨병 자가관리

01 관리 시작   168

02 혈당관리   175

03 체중관리   184

04 저혈당 교육   188
 1) 저혈당의 증상   189
 2) 저혈당의 대처 방법   192
 3) 원인 분석과 예방   193

05 여름철 주의   194

06 겨울철 주의   198

07 감기/독감   201

08 여행   204

09 몸이 아픈 날   208

10 스트레스 관리   211

11 직장 생활 216

제4장 식사와 운동요법

01 식사요법 개요 222
02 칼로리 설정 225
03 영양소 배분 229
04 영양소 선택 240
    1) 당질 240
    2) 지질 245
    3) 단백질 247
05 식단구성 250
06 식사습관 교정 255
    4) 간식 금지 255
    5) 외식 요령 255
    6) 회식 자제 257
    7) 금주/절주 259
    8) 기타 식사습관 263
07 식사요법 Q & A 266
    Q: 고지방 다이어트는 혈당을 낮추나요? 266
    Q: 고단백 다이어트는 체중 감량에 도움이 되나요? 267
    Q: 식사 후에 꼭 단 것을 찾는데 탄수화물 중독증 인가요? 268
    Q: 설탕이 들어간 식품에는 무엇이 있나요? 269
    Q: 설탕 대용 감미료에는 무엇이 있나요? 270
    Q: 섬유소 식품은 당뇨병 관리에 도움이 되나요? 272
    Q: 나트륨은 얼마나 섭취해야 하나요? 272
    Q: 당뇨병성 신증의 식사요법은 어떻게 하나요? 275

08 운동요법   277
   1) 운동의 이점   278
   2) 운동의 생활화   279
   3) 운동계획   281
   4) 헬스센터   284
   5) 주의 사항   286

제5장 당뇨병 약제와 완치

01 약제 치료의 시작   290
02 당뇨병 약제의 원리   293
   1) 인슐린 주사제   294
   2) 설폰요소제   296
   3) 글리나이드제   297
   4) 메트포르민   298
   5) 글리타존   299
   6) 알파글루코시다제 억제제   300
   7) 글립틴   300
   8) 글리플로진   301
   9) 복합제   302
03 경구용 약제의 종류   304
04 주사용 약제의 종류   311
05 인슐린 주사 교육   318
06 인공 췌장기, 췌장이식 및 줄기세포   326
   1) 인슐린 펌프   327
   2) 췌장이식   332
   3) 췌도이식   333
   4) 줄기세포 치료   334

제6장 특별 관리 · 소아, 노인 및 임신

01 제1형(소아) 당뇨병　338
　　1) 증상과 진단　339
　　2) 당뇨병 관리　342
　　3) 인슐린 치료　344
　　4) 식사와 운동요법　346
　　5) 완벽한 혈당관리　349

02 노인 당뇨병　354
　　1) 증상과 진단　355
　　2) 당뇨병 관리　357

03 임신성 당뇨병　362
　　1) 원인과 결과　363
　　2) 진단　365
　　3) 혈당관리　366
　　4) 운동과 식사요법　368
　　5) 인슐린 치료　372
　　6) 출산과 산후 관리　373

04 당뇨병 환자의 임신　375
　　1) 임신계획과 준비　376
　　2) 혈당관리　376
　　3) 산전관리와 출산　378

제7장 민간요법, 비타민 및 건강식품

01 당뇨병과 민간요법　382

　　　　1) 여주   384

　　　　2) 누에가루와 뽕잎   385

　　　　3) 돼지감자   386

　　　　4) 야콘   387

　　　　5) 해당화 뿌리   388

　02 비타민, 항산화제 및 미량원소   389

　03 건강식품   399

〈요점〉

요점 1. 당뇨병의 진단기준   57

요점 2. 경구당부하검사 결과와 해석   57

요점 3. 당뇨병 발병 위험이 높은 사람   81

요점 4. 당뇨병의 개인적 예방: 식생활 습관을 개선하여 비만을 줄인다.   82

요점 5. 당뇨병의 개인적 예방: 운동을 꾸준히 하여 인슐린 저항성을 개선한다.   82

요점 6. 당뇨병의 국가와 사회적 예방   83

요점 7. 제1형 당뇨병에서 케톤산혈증이 생기는 경우   106

요점 8. 제2형 당뇨병에서 케톤산혈증이 생기는 경우   106

요점 9. 당뇨병 환자의 발이 자주 문제가 되는 이유   129

요점 10. 당뇨병 환자의 당뇨발 위험인자   129

요점 11. 당뇨병 환자의 발에 나타나는 증상   130

요점 12. 당뇨병 환자의 발에서 살펴볼 점   130

요점 13. 당뇨병 환자의 평상시 발관리 요령   131

요점 14. 당뇨병 환자의 신발 고르는 요령   132

요점 15. 당뇨병 관리의 구체적인 항목   170

요점 16. 자가혈당기측정기 사용방법과 요령   180

요점 17. 제2형 당뇨병 환자의 자가혈당 측정 횟수   183

요점 18. 제1형 당뇨병 환자의 자가혈당 측정 횟수   183

요점 19. 저혈당 대처요령   192

요점 20. 독감예방접종이 필요한 사람   203

요점 21. 장거리 비행의 시차적응 요령   207

요점 22. 몸이 아픈 날의 자가관리 요령   209

요점 23. 일상 생활 중에 병원 진료가 필요한 경우   210

요점 24. 직장 생활이 혈당관리를 어렵게 하는 점들 219
요점 25. 당뇨병 환자의 직장 생활 적응요령 219
요점 26. 식사요법의 이점 223
요점 27. 식사요법의 5가지 핵심내용 224
요점 28. 싱겁게 식사하는 요령 274
요점 29. 당뇨병 환자에서 경구 혈당강하제 치료가 필요한 경우 292
요점 30. 당뇨병 환자에서 인슐린 주사 치료가 필요한 경우 292
요점 31. 경구용 당뇨병 약제의 종류와 작용 원리 303
요점 32. 경구용 당뇨병 약제 복용의 주의점 305
요점 33. 작용시간에 따른 인슐린의 종류 314
요점 34. 인슐린 주사 교육에 필요한 준비물 319
요점 35. 인슐린 주사제의 용량 조절 324
요점 36. 인슐린 펌프 치료의 실제 330
요점 37. 제1형 당뇨병이 의심되는 경우 341
요점 38. 임신성 당뇨병의 위험인자 363
요점 39. 임신성 당뇨병의 식사 원칙 369
요점 40. 임신성 당뇨병의 인슐린 치료 373

〈그림〉
그림 1. 당뇨병은 어느 장기의 질환인가? 70
그림 2. 당뇨병의 만성 합병증과 자주 동반되는 질환 101
그림 3. 안구의 구조와 망막혈관의 출혈 112
그림 4. 당뇨병성 망막증의 실제 사진 113
그림 5. 신장의 구조와 신사구체 모세혈관 116
그림 6. 당뇨병성 신증: 신사구체 모세혈관의 손상과 단백뇨 118
그림 7. 말초신경의 구조와 신경 합병증의 진행 121
그림 8. 당뇨병 환자에서 신경병증으로 인한 발모양의 변화 123
그림 9. 발에 분포하는 혈관과 신경 127
그림 10. 당뇨병 환자의 발 합병증 실제사진 128
그림 11. 관상동맥협착증을 진단하는 컴퓨터단층 혈관촬영과 혈관조영술 146
그림 12. 자가혈당 측정기 179
그림 13. 자가혈당 측정방법 181
그림 14. 저혈당의 여러가지 다양한 증상 191
그림 15. 곡류군 231

그림 16. 어육류군   232
그림 17. 채소군   234
그림 18. 지방군   236
그림 19. 우유군   237
그림 20. 과일군   238
그림 21. 당지수가 다른 음식의 혈당 상승과 인슐린 필요량의 비교   243
그림 22. 설폰요소제 오리지날약제   305
그림 23. 글리나이드제 오리지날약제   306
그림 24. 메트포르민제 오리지날약제   307
그림 25. 글리타존계열 오리지날약제   307
그림 26. 알파글루코시다제 억제제 오리지날약제   308
그림 27. 글립틴계열 오리지날약제   309
그림 28. 글리프로진계열 오리지날약제   309
그림 29. 2가지 성분이 합쳐진 복합제   310
그림 30. 생체에서 분비되는 인슐린   313
그림 31. 작용시간에 따른 인슐린 주사제의 종류   313
그림 32. 인슐린 주사제 바이알(유리병)   315
그림 33. 인슐린 주사제 펜   315
그림 34. 인크레틴 주사제 펜   317
그림 35. 인슐린 주사 부위   321
그림 36. 인슐린 주사 방법 – 바이알 인슐린   322
그림 37. 인슐린 주사 방법 – 펜 인슐린   323
그림 38. 인슐린 펌프   331

〈표〉
표 1. 3대 영양소의 미세단위와 복합체   39
표 2. 당뇨병의 종류와 분류   61
표 3. 서구화로 인한 산업화와 음식문화의 변화   87
표 4. 우리나라 음식문화의 변화   95
표 5. 당뇨병성 합병증의 분류   101
표 6. 제2형 당뇨병 환자의 혈당조절목표   171
표 7. 당뇨교실 프로그램   173
표 8. 당화혈색소에 따른 평균혈당 및 관리상태   177
표 9. 체중에 대한 비만도 평가   185

표 10. 당뇨병 환자에게 곤란한 직업   217
표 11. 혈당관리에 불리한 직업   217
표 12. 기본 칼로리 산정   227
표 13. 상황에 따른 칼로리의 가감   227
표 14. 성별, 연령별 한국인 영양섭취기준   228
표 15. 식품교환표의 6가지 식품군   230
표 16. 곡류군 100칼로리에 해당하는 식품의 종류와 양   232
표 17. 어육류군에 해당하는 식품의 종류와 양   234
표 18. 채소군에 해당하는 식품의 종류와 양   235
표 19. 지방군에 해당하는 식품의 종류와 양   236
표 20. 우유군에 해당하는 식품의 종류와 양   237
표 21. 과일군에 해당하는 식품의 종류와 양   239
표 22. 현미밥, 정백미 쌀밥, 밀가루 음식 및 기타 음식 등의 당지수 비교   242
표 23. 현미와 백미의 영양소 비교 (100그램)   244
표 24. 조리 후 동물성 식품 90g에 함유된 콜레스테롤량   247
표 25. 식품에 들어 있는 단백질의 양과 칼로리   249
표 26. 설정 칼로리에 따른 식품군별 교환 단위   250
표 27. 1,600 칼로리의 끼니별 교환 단위수 배분 예   252
표 28. 1,600 칼로리 식단 구성의 예   252
표 29. 1,400 칼로리 식단 구성   253
표 30. 1,600 칼로리 식단 구성   253
표 31. 1,800 칼로리 식단 구성   254
표 32. 2,000 칼로리 식단 구성   254
표 33. 2,400 칼로리 식단 구성   254
표 34. 하루에 섭취한 후식과 간식의 칼로리와 영양소   256
표 35. 자유롭게 먹을 수 있는 식품의 예   257
표 36. 자주 먹는 외식(점심)의 종류와 칼로리 및 영양소 구성   258
표 37. 저녁회식으로 술과 같이 섭취한 고깃집 음식의 종류와 칼로리 및 영양소 구성   260
표 38. 저녁회식으로 술과 같이 섭취한 횟집 음식의 종류와 칼로리 및 영양소 구성   260
표 39. 증류주의 열량표   261
표 40. 발효주의 열량표   262
표 41. 소금 1g에 해당되는 염분의 양   274
표 42. 100칼로리를 소모시키는 운동의 종류와 시간   283
표 43. 1시간 운동 시에 소모되는 칼로리와 운동의 종류   283

표 44. 설폰요소제 오리지날약과 복제약의 상품명　306
표 45. 글리나이드계열 오리지날약과 복제약의 상품명　306
표 46. 메트포르민 오리지날약과 복제약의 상품명　307
표 47. 글리타존계열 오리지날약과 복제약의 상품명　308
표 48. 알파글루코시다제 억제제 오리지날약과 복제약의 상품명　308
표 49. 글립틴계열 오리지날약의 상품명　309
표 50. 글리프로진계열 오리지날약의 상품명　310
표 51. 2가지 성분이 합쳐진 복합제의 성분조합과 상품명　310
표 52. 국내에서 사용되고 있는 인슐린 주사제의 종류　316
표 53. 국내에서 사용되고 있는 인크레틴 주사제의 종류　317
표 54. 혈당기록지　325
표 55. 제1형 당뇨병 환자의 혈당조절 목표　343
표 56. 성장기 일일 필요 열량 구하기　347
표 57. 소아 제1형 당뇨병 환자에서 권장되는 열량 섭취량과 식단구성　348
표 58. 소아 제1형 당뇨병 환자에서 운동 시의 추가 필요 열량　349
표 59. 노인 당뇨병 환자의 혈당조절목표　357
표 60. 임신성 당뇨병의 당부하검사와 진단기준　366
표 61. 정상 임신부의 혈당과 임신성 당뇨병 환자의 목표혈당　367
표 62. 임신성 당뇨병의 혈당관리 일지　368
표 63. 임신성 당뇨병의 열량섭취 권장량　370
표 64. 임신부의 평균 체중증가　370
표 65. 임신성 당뇨병의 당질 분배 예　371
표 66. 당뇨병 환자의 임신 중 혈당 조절 목표　377
표 67. 당뇨병과 관련된 민간요법의 분류와 예　383
표 68. 비타민, 비타민 유사제, 항산화제의 종류와 효능　390

부록
　01 외식과 일품요리의 열량　418
　　　1) 한식　418
　　　2) 일식　421
　　　3) 중식　422
　　　4) 양식　423

5) 전식과 후식　424

02 패스트푸드와 인스턴트 식품의 열량　425
1) 패스트푸드　425
2) 인스턴트류　426

03 간식의 열량　427
1) 과자류　427
2) 빵류　429
3) 유제품류　430
4) 빙과류　431
5) 음료수류　431

참고문헌　433

제1장

당뇨병 이해하기

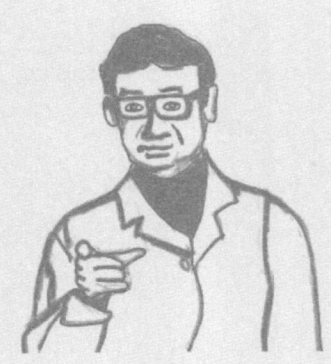

무슨 병이 생긴 것인가? 각각의 증상은 동일한 질병인가? 다른 것인가? 이러한 환자의 소변에 당이 나온다는 것을 고대와 중세의 의사들은 알고 있었다.

19세기에 당뇨병 환자의 혈당이 높다는 것을 처음으로 알고나서 어느 장기에 이상이 생기면 당뇨병이 생기는 것인가? 하는 의문을 가지게 되었다.

1921년도에 캐나다의 의사 반팅이 인체의 호르몬인 인슐린을 췌장조직에서 추출하여 약으로 만들어서 소아 당뇨병 환자에게 주사하여 생명을 구함으로서 인슐린 부족이 당뇨병의 원인으로 밝혀지게 되었다.

20세기 서구화로 당뇨병 환자가 폭증하게 되었는데, 인슐린이 왜? 부족해지는지, 왜? 작동이 안 되는지를 밝혀야 당뇨병의 진짜 원인을 알게 되는 것이다.

01 당뇨병의 이해

1) 혈당이 올라가는 현상

　당뇨병은 일반인은 물론이고 의료인도 실체를 파악하고 이해하기 어려운 질병이다. 당뇨병이라고 하면 가장 먼저 떠오르는 것은 '당이 있다, 소변에 당이 나온다, 혈당이 올라간다' 등이다. 당뇨병을 이해하려면 혈당과 요당에 대하여 먼저 알아 보는 것이 순서이다.

　식물은 광합성을 하여 영양분을 스스로 만들어 내지만 동물은 식물 또는 다른 동물을 음식으로 섭취하여 영양분을 얻는다. 그러나 섭취한 음식이 그대로 몸의 일부가 되는 것이 아니고 반드시 음식물은 소화기관에서 미세 영양소 단위로 분해된 다음에 흡수되어서 인체의 영양소나 구성성분으로 재구성 되어야 한다. 즉 음식물을 섭취하면 분쇄, 소화, 흡수, 순환, 동화, 저장 및 배설 등의 과정을 거치면서 외부 영양소가 우리 몸의 성분으로 재구성되거나 산화된 에너지를 인체 세포가 이용하는 것이다. 음식이나 식품의 성분을 영양학적으로 분석하여보면 당질(탄수화물), 지질(지방) 및 단백질의 3대 영양소로 분류된다. 자연상태의 음식물에 들어있는 3대 영양소는 영양소 미세 단위(포도당, 지방산, 아미노산)로 존재하는 것이 아니고 영양소끼리 고리처럼 붙어서 집합체 또는 복합체를 이루고 있다(표 1).

【표1】 3대 영양소의 미세단위와 복합체

영양소 분류	영양소 미세단위	영양소 집합체/복합체
당질(탄수화물)	포도당, 과당, 젖당	곡류의 전분, 과일의 과즙, 감자, 고구마
지질(지방)	여러가지 지방산	기름, 지방, 오일
단백질	24가지 아미노산	육류, 어류, 콩 및 우유 등의 단백질

3대 영양소의 집합체나 복합체인 음식은 소화과정에서 포도당, 지방산, 아미노산의 영양소 미세단위로 분해된 다음 혈액으로 흡수된다. 소화라고 하는 것은 음식의 영양소 집합체를 영양소 미세단위로 분해하는 과정이라고 할 수 있다. 흡수된 3대 영양소의 미세단위는 혈액순환을 통하여 간, 근육, 지방 조직 및 뇌 등의 세포와 조직으로 이동되어 저장되며 에너지로도 사용이 된다. 현대인의 일반적인 식사에서 당질, 지질, 단백질의 비율은 약 70%, 20% 및 10% 정도가 되며 당질의 비율이 가장 높다. 혈액 속에 흡수된 3대 영양소는 미세단위인 포도당, 지방산 및 아미노산으로 존재한다. 포도당은 포도에서 처음 발견되어 붙여진 이름이지만 자연계에 가장 많이 존재하는 당분으로 모든 곡물류와 과일, 설탕 등의 당질을 구성하는 미세 영양소이다. 인체의 세포는 기본적으로 포도당

을 영양분으로 사용하는데 포도당의 공급은 혈액에 녹아 있는 혈당(혈액의 포도당)을 통하여 이루어진다. 만약 혈당이 갑자기 없어지거나 낮아진다면 인체의 세포는 활동을 멈추게 되는데 뇌세포는 특히 저혈당에 취약하여서 혈당이 없으면 약 2~3분 안에 활동을 멈추고 의식이 없어지게 된다.

정상인의 혈당을 측정하면 아침 식사 전, 공복에 혈액의 포도당 수치는 60~100 mg/dl 정도가 된다. 한끼의 식사를 하면 당질 약 100그램이 소화되어 포도당 100그램이 약 5.5리터의 혈액으로 유입되는데 포도당이 혈액으로 들어오기만 하고 나가지 않는다고 계산하여 보면 한끼의 식사로 혈당이 1,800 mg/dl까지 올라갈 수 있다. 그러나 정상인에서는 식후에 포도당을 혈액에서 세포와 말초 조직으로 빨리 이동시키고 분배하는 기능이 작동되기 때문에 혈당은 180 mg/dl을 넘지 않는다.

소변에 당이 있다면 맛을 보아 달다는 것을 쉽게 알 수 있었기에 사람들은 옛날부터 소변에 당이 나오는 질병을 인식하고 있었으며 중세에 이를 당뇨병(Diabetes Mellitus)이라고 이름을 붙였다. 소변에 당이 나온다면 이는 신장이나 방광이 잘못된 것인가? 당이 소변으로 많이 빠져 나가므로 당뇨병 환자는 치료를 위하여 당분을 많이 먹으면 좋지 않을까? 하는 생각들을 여러 사람들이 하였지만 당뇨병 환자에서 혈당이 올라가 있다는 사실은 거의 2000년 동안 모르고 있었다. 그러다 화학이 발전하여 혈당을 측정할 수 있게 되면서 당뇨병 환자에서 혈당이 올라가 있다는 것을 19세기 중반에 처음으로 알게 되었다. 당뇨병 환자의 공복혈당은 150~300 mg/dl 정도로 높아져 있는데 당뇨병이 아주 심하면 공복혈당이 300 mg/dl 이상으로 높아진다. 그렇다면 무엇이 잘못된 것인가? 소화기능이 잘못된 것인가? 정상치를 유지하여 왔던 혈당이 왜 하루 아침에 증가한 것인가? 이에 대해서 많은 사람들이 궁금해하였고 그 원인에 대하여 19세기 말부터 학자들은 연구를 하고 있었는데 이 때 등장한 가설 중에 하나가 당뇨병은 췌장의 병이라는 것이었다. 췌장은 위장 하부 등쪽에 존재하는 기관으로 무게는 100그램 정도이고 손바닥보다 조금 작은 크기와 모양이며 침샘처럼 소화액을 만들어서 십이지장으로 분비하는 소화기관으로 알려져 있었다. 그런데 췌장에 병이 생긴 사람에서 당뇨병이 같이 생긴다는 사실을 의사들이 눈여겨 보게 된 것이다. 그러나 당뇨병으로 사망한 사람을 부검하여 췌장을 살펴보면 육안으로 보기에 대부분 멀쩡해 보였다. 실제로 췌장은 소화액을 분비하는 췌선세포가 99%를 차지하고 나머지 1%는 점점이 흩어져 있는 췌도세포인데 췌도세포에 혈당을 조절하는 기능이 있다는 것을 당시에 모르는 상태였고 당뇨병 환자의 췌장을 고배율 현미경으로 자세하게 관찰하면 췌도세포에 변화가 있지만 이 사실을 초기에 무시하고 넘어간 것이었다.

　당뇨병의 췌장 가설을 연구하였던 사람들 중에 캐나다의 외과의사 반팅(Frederic Banting)과 그의 조수 베스트(Charles Best)는 췌장의 췌도세포에 혈당을 조절하는 미지의 물질이 있을 것으로 가정하고 다음과 같은 실험을 하게 되었다. 독창적인 방법으로 개의 췌장을 적출하여 췌도세포를 분리한 다음 이를 갈아서 얻은 용액을 췌장이 적출되어 당뇨병 증세를 보이는 다른 개에게 주사하여 혈당이 떨어지는 것을 확인하였다(1921년도). 즉 당뇨병의 원인을 밝히고 동시에 치료 방법을 발견하는 실험에 성공한 것이었다. 반팅은 치료 효과가 있는 그 용액에 들어 있는 미지의 물질을 인슐린으로 명명하였다. 그의 업적으로 그 동안 오리무중이었던 당뇨병의 원인에 대하여 다음과 같은 설명이 가능해 지게 되었다.

인체 췌장에 있는 췌도세포는 인슐린이라는 호르몬을 분비하고 있는데

그 기능은 인체의 혈당을 조절하는 것이다. 당뇨병 환자는 어떤 이유인지는 모르지만 인슐린 분비가 안되거나 모자라게 되어서 혈당조절 기능이 상실되어 혈당이 높아진다. 다른 동물의 췌도세포에 들어 있는 인슐린을 추출하여 주사약으로 만들어서 당뇨병 환자에게 투여한다면 높아진 혈당이 감소하여 당뇨병이 치료된다.

이 내용의 발표는 그 당시에 놀라운 의학적 업적으로 칭송을 받았으며 반팅과 베스트 등은 노벨 의학상을 수상하였다. 그들이 발견한 인슐린 주사제 제조방법은 곧 바로 제약회사에 전해져서 도살장에서 얻은 돼지와 소의 췌장을 이용하여 인슐린 주사제가 대량으로 생산되기 시작하여 생명이 꺼져가던 많은 소아 당뇨병 환자들의 생명을 구하게 되었다.

인슐린이 당뇨병 치료에 사용하게 되면서 당뇨병은 완치가 되고 정복될 것처럼 기대되었지만 인슐린 치료는 당뇨병 환자에서 결핍된 인슐린을 보충하여 준다는 의미였다. 인슐린 치료를 받은 환자는 인슐린의 효과가 지속되는 약 하루 동안만 혈당이 감소하고 그 이후에는 혈당이 다시 올라가므로 인슐린 치료 방법은 당뇨병의 완치 치료가 아니고 혈당을 조절하는 치료가 되는 것이다. 따라서 당뇨병 환자에서 인슐린이 왜 부족하게 되었는지를 알아내야 당뇨병의 진짜 원인을 알게 된다는 것을 의사들은 깨달았다. 인슐린이 왜 결핍되는지? 인슐린을 분비하는 췌도세포가 왜 고장이 나는지에 대한 연구가 시작되었고 이 주제의 연구는 현재까지 계속 진행되고 있다. 인슐린의 부족과 결핍에 대하여 의사들의 연구와 관심이 집중되어 있다가 1970년도에 이르러 당뇨병 환자에서는 인슐린이 충분하더라도 작동이 잘 안되는 현상이 있다는 사실도 알게 되었다. 이를 인슐린 저항성이라고 하는데 인슐린 저항성은 인슐린 결핍에 추가하여 제2형 당뇨병을 유발하는 중요한 원인 중 한가지이다. 즉 인슐린의 부족을 일으키는 췌도세포의 유전적인 결함이나 기능저하뿐만 아니라 인슐린의 저항성을 유발하는 비만과 생활습관의 변화 등이 당뇨병의 발병에 영향을 준다는 것을 알게 되었다. 현대의학이 밝혀낸 당뇨병의 원인은 매우 복합적이며 오랜 시간 동안 유전인자와 환경인자가 상호 작용하여 당뇨병이 발병하는 것으로 이해되고 있다.

  당뇨병의 이해를 돕기 위하여 인슐린의 작용에 대하여 조금 더 알아보도록 하자. 췌도세포는 인슐린이라는 호르몬을 합성하여 혈당에 따라 혈액으로 분비한다. 호르몬이라는 것은 특정 세포에서 분비되어 혈액을 순환하면서 다른 세포와 조직에 신호를 주어서 몸 안의 생리적 기능을 통합하여 조절하는 물질을 말하며 인체에는 인슐린뿐만 아니라 갑상선 호르몬, 남성 호르몬, 여성 호르몬 및 부신 호르몬 등 많은 호르몬들이 존재한다. 인체의 혈당조절 기능은 소화기관, 자율신경, 인슐린, 글루카곤 등과 간, 근육 및 지방 조직 등의 상호협동 작용으로 이루어지고 있는데 여기서 인슐린이 가장 핵심적인 역할을 하고 있다. 공복 상태(혈당~90 mg/dl)에서 식후에 혈당이 상승하게 되면(>150 mg/dl) 췌도세포는 혈당의 상승을 바로 감지하여 인슐린을 급속히 분비한다. 분비된 인슐린은 온몸을 순환하면서 간, 근육 및 지방 조직에 명령을 내려 지금 혈액 속에 떠돌아 다니는 포도당을 신속히 흡수하도록 지시한다. 식후 2시간이 되면서 혈당이 감소하게 되면 췌도세포는 인슐린 분비량을 줄인다. 더 이상 먹지 않고 8시간이 경과하면 혈당은 최저 공복혈당(~90 mg/dl)으로 감소하며 인슐린 분비도 최저 농도로 낮아진다. 인슐린이 최저 농도가 되면 간 세포는 혈당을 올리는 스위치가 켜지게 되어 저장된 포도당을 녹여서 혈당을 방출하여 공복혈당(~90 mg/dl)이 더이상 낮아지지 않도록 유지한다. 금식 시간이 길어지면 인슐린은 아예 분비가 되지 않으며 혈당은 조금 더 낮아져서 약 60 mg/dl 정도를 유지한다. 이렇게 혈당조절에 인슐린이 중요하게 관여하고 있는데 만약 어떠한 이유로 인슐린의 분비가 결핍되거나 부족하게 되면 혈당조절 기능이 없어지고 결과적으로 혈당이 상승하여 당뇨병이 생기는 것이다.

2) 발병과 경과

제2형 당뇨병(성인 당뇨병)의 원인은 복합적이며 혈당이 올라가는 시점보다 수년 전에 인슐린 저항성이 생기고 췌도세포 인슐린 분비 기능이 이를 보상하며 과도하게 작동하다가 지치게 되어 분비 기능이 감소하면 당뇨병이 시작된다. 제2형 당뇨병 원인의 절반 정도는 유전적 소인이 기여한다고 생각되고 있다. 당뇨병을 일으키는 유전적 소인은 췌도세포의 인슐린 분비 기능에 영향을 주거나 인슐린의 작용을 방해하는 저항성에 관여하는 유전자들이다. 그러나 당뇨병이 실제로 발병하려면 유전적 요인과 환경적 요인이 오래 동안 작용하여야 하므로 당뇨병 유전자를 가지고 있는 사람이 운동을 열심히 하고 식사관리를 엄격히 한다면 평생 당뇨병이 발생하지 않을 수도 있다. 당뇨병의 유전적인 소인을 현재 가지고 있다면 미래에 당뇨병이 발병할 잠재적 당뇨병 환자로 분류할 수 있다. 병원에서 실시하는 통상적인 당뇨병 검사 방법으로는 당뇨병 유발 유전자의 존재를 확인할 수 없다. 잠재적 당뇨병 상태는 성인이 되기 전까지 이상이 없다가 장년기에 배가 나오고 운동량이 부족해지면서 공복 혈당이나 식후 혈당이 조금씩 오르는 내당능장애(耐糖能障碍)의 단계로 넘어간다. 내당능장애 상태는 수개월 간 지속되거나 수년에서 10년 이상을 지속되기도 한다. 모든 내당능장애가 당뇨병 단계로 이행되지는 않는다. 내당능장애에서 정상혈당으로 회복되기도 한다. 심한 스트레스에 의하거나 약물에 의해 유발된 내당능장애는 곧잘 정상혈당으로 회복된다. 정상혈당으로 회복된 사람이라도 향후에 다시 내당능장애가 되거나 당뇨병으로 넘어가기도 한다. 평균적으로 내당능장애는 일년에 약 10% 정도의 비율로 당뇨병으로 진행이 된다. 내당능장애에서 혈당은 수년에 걸쳐 서서히 높아지므로 어느 시점부터는 당뇨병 환자가 되었지만 이를 본인이 모르고 지내는 경우가 많다. 건강하다고 알고 있는 사람이 신체 검사에서 또는 우연히 혈당 검사를 하여 당뇨병이라고 진단되면 갑자기 당뇨병이 생겼다고 의아해 하지만 이미 수년 전부터 내당능장애 상태로 지내왔었음을 본인이 모르고 지나온 것이다. 그러나 혈당이 단기간에 급격이 올라가면 고혈당의 증상이 뚜렷이 나타나게 된다. 갑자기 물을 많이 먹고, 소변도 많이 보면서 허기가 지고, 음식을 많이 먹음에도 체중이 점차 줄어들어서 병원을 찾게 되는 환자는 전체 당뇨병 환자의 20~30%를 차지한다.

일단 당뇨병 단계로 들어서면 정상혈당으로 회복될 가능성은 내당능장애 단계보다 더 낮아진다. 당뇨병으로 진단되었으면 약물 요법이든 비약물 요법이든 치료와 관리를 시작하여야 한다. 당뇨병 치료를 전혀 하지 않고 지낸다면 어느 날 갑자기 찾아오는 급성 합병증이 발생할 수 있는데 급성 합병증은 치료를 소홀히 하면 사망할 수도 있는 무서운 질환이다. 당뇨병 치료를 하더라도 혈당관리가 미흡한 상태로 오래 경과하면(대개 5~10년)을 당뇨병의 만성 합병증이 생길 수 있다. 당뇨병의 만성 합병증이 오랜 기간 진행이 되고 누적이 되면 가장 마지막 단계로서 발에 상처나 괴사가 생겨 다리를 절단하게 되거나 실명이 되고 혈액투석을 하는 단계에 이르게 된다. 이 시기에 이르면 환자의 남은 수명은 정상인보다 짧아지게 된다. 그러나 당뇨병을 꾸준하게 잘 관리한다면 당뇨병 환자는 정상인과 별 차이가 없는 일상생활을 할 수 있고 남들과 같이 평균 수명까지 장수할 수 있다. 당뇨병을 완치시키지는 못하지만 효과가 좋고 장기간 사용할 수 있는 당뇨병 약제들이 많이 개발되었고 과거보다 혈당관리 방법도 수월해져서 당뇨병 환자에서 합병증이 생기는 비율이 최근에 현격히 감소하였다. 또한 치료 기술과 약제도 계속 개발되고 있어서 당뇨병의 합병증은 더 이상 두려운 질병이 아니다. 과거와 같이 말기 당뇨병으로 진행되는 당뇨병 환자는 드물어졌고, 당뇨병 관리와 치료를 꾸준히 하면서 건강한 일상 생활을 영위하는 당뇨병 환자가 최근에는 대다수를 차지하고 있다.

02 당뇨병의 다양한 증상

당뇨병의 증상은 다양하며 개인적인 차이가 크다. 당뇨병의 증상들을 순서 없이 열거하면 무엇이 원인이고 무엇이 결과인지 혼동이 되지만 당뇨병의 핵심은 인슐린의 절대적 결핍 또는 상대적 결핍으로 인하여 체내의 혈당조절 능력이 상실되어서 생기는 고혈당인 것을 염두에 두고 생각해 나아가면 쉽게 이해가 된다. 다음, 다뇨 및 다식의 전형적인 3다 증상은 당뇨병이 급성으로 발병한 경우에 주로 생긴다. 또한 평소에 혈당이 높았으나 증상을 모르고 지내다가 감염, 스트레스, 약물 복용 등으로 인하여 혈당이 급격히 악화된 경우에도 3다 증상을 볼 수 있다. 그러나 혈당이 수년에 걸쳐서 서서히 증가하거나 경증인 당뇨병 환자는 3다 증상을 느끼지 못한다. 당뇨병 환자의 약 50% 정도는 자각 증상을 느끼지 못하여 본인이 당뇨병인지 모르고 지내다가 어느 날 증상이 악화되어서 병을 인지하거나 또는 검진을 하였다가 당뇨병이라는 통보를 받게 된다. 간혹 당뇨병인지 오랜기간 모르고 있다가 합병증과 당뇨병이 동시에 진단되는 경우도 있다. 이런 경우에는 진단이 늦어졌고 적절한 치료 시기를 놓치게 되어 급성 경과를 취하는 당뇨병보다 오히려 예후가 안 좋을 수 있다.

1) 다식(多食)과 체중감소

보통 사람은 설탕물을 마셔도 혈당이 200 mg/dl을 넘지 않지만 당뇨병 환자가 75그램 포도당부하 검사(쌀밥 한 그릇의 당질)를 하면 섭취 후 2시간 혈당이 200~400 mg/dl 정도까지 올라간다. 혈액은 인체를 순환하면서 신장에서 걸러지게 된다. 혈액이 신장에서 걸러질 때 혈액의 주요 성분인 적혈구, 백혈구, 혈소판, 알부민, 포도당, 아미노산 및 지방산과 같은 성분은 혈액에 남아 있고 노폐물 성분만 소변으로 걸러지게 된다. 혈당이 약 180 mg/dl 이상으로 높아지면 신장의 구조상 혈액을 거르는 과정에서 포도당이 소변으로 넘쳐서 새어나가게 되어 있다. 소변에 포도당이 섞이면 소변이 달게 변하는데 이를 예부터 당뇨 또는 요당이 생겼다라고 이야기 하였다. 당뇨병 환자가 길가에 소변을 보면 개미가 단 냄새를 맡고 소변에 몰려 들었다는 기록이 약 2,000년 전의 인도의 고문서에 있는 것으로 보아 고대에도 당뇨병 환자가 있었고 당뇨병의 증상 중 하나인 요당을 사람들이 인식하고 있었음을 알 수 있다.

당뇨병 환자 소변의 당은 어디에서 나온 것일까? 그것은 바로 식사로 섭취되고 혈액으로 흡수된 당분이며 간, 근육 및 지방 조직으로 가야 할 양분이다. 당뇨병 환자는 밥을 먹고 소화시켜서 흡수한 포도당을 결국 소변으로 뽑아내고 있는 셈이므로 식사를 많이 하여도 체중이 늘지 않고 오히려 감소할 수 밖에 없다. 섭취한 포도당이 세포에까지 도달하지 못하므로 인체의 세포는 계속해서 굶주린다. 이러한 세포의 굶주림 신호가 뇌를 자극하게 되므로 당뇨병 환자는 허기를 계속 느끼게 된다. 당뇨병 환자의 허기는 특히 당분을 더 많이 찾는 경향이 있다. 그러나 환자가 당분을 많이 먹으면 고혈당이 악화되고 요당이 더 많이 빠져 나가므로 당뇨병의 증상이 심해지는 악순환을 밝게 된다. 소변으로 뽑아내는 당으로 인한 체중 감소는 매일 24시간 지속이 되므로 누적이 되면 체중 감소가 한 달에 10kg까지 달하게 된다.

이러한 고혈당 ⇒ 요당증가 ⇒ 체중감소 ⇒ 허기자극 ⇒ 당분섭취 ⇒ 고혈당 악화의 악순환을 차단하고자 당뇨병 환자가 식사를 하지 않으면 어떻게 될까? 일단 혈당은 감소한다. 식후 혈당이 올라가지 않으므로 고혈당의 증상도 많이 좋아진다. 당뇨병 환자가 굶으면 혈당이 좋아지는 현상은 오래 전부터 알려져 있어서 의사들은 이를 치료에 활용하여 왔었다. 이는 당뇨병의 비약물 치료 방법 중의 하나인 기아요법으로서 당뇨병 치료제가 없었던 20세기 이전까지는 과학적 근거가 있는 당뇨병의 유일한 치료 방법이었다. 그러나 기아요법은 당뇨병의 근본적인 치료법이 되지 못하며 이를 장기간 하면 환자는 허약해지고 정신적인 고통을 수반하게 되며 심하면 영양실조나 감염으로 사망할 수도 있으므로 현재는 권장하지 않는다. 대신에 칼로리를 적게 먹는 저열량 식사요법은 당뇨병 자가관리의 필수적인 요소로 현재도 활용이 되고 있다.

2) 다뇨(多尿)와 야뇨(夜尿)

사람이 하루에 섭취하는 물의 양은 1.5~3리터 정도이며 같은 양의 수분이 몸 밖으로 배설되는데 땀과 숨으로 빠져 나가는 수분을 제외하고 소변으로 약 1~2.5리터의 수분이 빠져 나간다. 소변에는 수분과 함께 나트륨, 칼륨, 요산 및 요소 등의 인체 노폐물들이 들어 있는데 당뇨병 환자의 소변에는 여기에 더하여 포도당이 섞이게 된다. 신장에서 소변을 걸러 낼 때 같이 내보내는 당분의 양이 많아지면 생리적으로 물도 더 많이 내보내야 한다. 물청소를 할 때 쓰레기가 많다면 더 많은 물이 필요한 것과 같은 이치이며 이를 의학용어로 삼투성 이뇨라고 한다. 삼투성 이뇨로 인하여 당뇨병 환자는 하루에 소변을 5~10리터까지 보게 된다. 소변을 모아서 저장하는 방광의 용적이 약 0.5리터 정도이므로 10리터의 소변을 보려면 하루에 20번 이상 화장실에 가야 한다. 이렇게 소변을 자주 본다면 자다가도 일어나서 소변을 보게 되는데 이를 야뇨증이라고 한다. 자기 전에 수박을 먹거나 맥주를 마셨다면 여러 번 소변을 볼 수 있지만 건강한 성인은 자다가 일어나서 소변을 보지 않거나 한번 정도 보는 것이 정상이다. 그러나 아무 일도 없이 자다가 소변을 1~2회 이상 본다면 당뇨병의 증상일 가능성이 높다. 당뇨병 환자의 다뇨 증상은 당뇨병의 병세가 심할수록, 고혈당이 심할수록, 그리고 체내에서 소변으로 빠져 나가는 당분의 양이 많을수록 심해진다.

3) 다음(多飮)과 갈증(渴症)

소변의 양이 많아지면 인체의 수분 손실이 많아져서 입이 타고 갈증을 느끼면서 피부의 탄력이 줄어드는 탈수 증상이 생기게 된다. 환자는 갈증을 느끼게 되므로 물을 계속 마시게 되는데 심한 경우 하루에 10리터의 물을 마시는 경우도 있다. 찬물을 마시면 식도의 신경을 차갑게 하여 시원하고 갈증이 해소되는 느낌이 들게 되므로 환자는 찬물을 더 많이 찾게 된다. 환자는 갈증에 동반하여 허기도 같이 느끼므로 차갑고 단 음료수인 식혜, 콜라, 주스 또는 우유 등을 마시려고 한다. 간혹 당뇨병 환자들 중에 소변이 많이 나오는 것은 물을 먼저 많이 마셨기 때문이라고 생각하고 갈증을 참는 경우가 있지만 당뇨병 환자가 물을 마시지 않으면 탈수 현상이 더 심해지고 혈당이 높아져서 위험해질 수 있다. 당뇨병 환자는 평소에 수분 섭취를 충분히 하는 것이 중요하며 혈당이 높을 때에 응급조치로서 물을 많이 마시면 탈수 증상을 경감시킬 수 있다.

4) 기타 증상

고혈당 상태에서는 에너지 대사가 정상적으로 이루어지지 않기 때문에 당뇨병 환자는 피곤한 상태가 되어 쉽게 지치고 의욕도 떨어지며 무기력감을 곧잘 느낀다.

고혈당이 지속되면 지방과 단백질의 분해가 일어나서 단백질이 많은 조직인 근육과 뼈가 약해지게 된다. 근육량이 줄어들면 하체가 가늘어지고 골다공증도 잘 생기게 된다. 피부에 상처가 생기면 치유되는 과정에

단백질이 필요한데 당뇨병 환자는 단백질 부족으로 상처가 잘 낳지 않게 된다.

　어린이의 경우 당뇨병이 생기면 성장이 잘 되지 않고 호르몬의 균형이 무너져 사춘기가 지연되고 성숙도 늦어지게 된다.

　혈당이 높으면 피부가 건조해져 피부에 가려움증이 올 수 있으며, 세균 감염에 대해서도 저항력이 약해져서 피부에 종기가 자주 생긴다. 피부에 곰팡이가 번식하기 쉬워 피부 진균증이 잘 생기며 잇몸의 염증도 쉽게 생기고 치주염이나 잇몸 농양도 잘 생긴다.

　여자의 경우 소변에 당이 나오므로 생식기 주변에 당분을 좋아하는 세균과 곰팡이가 증식하여 질염과 방광염 등이 생기거나 음부 소양증 등의 증상이 나타날 수 있다.

　호흡기 감염으로 기관지염, 폐결핵, 폐렴 및 감기에도 당뇨병 환자는 취약하며 비뇨기 감염으로 신우신염이 잘 생긴다. 또한 폐렴이 생기게 되면 곧잘 패혈증으로 진행이 될 수 있다.

03 당뇨병을 진단하는 방법

　당뇨병의 진단은 요당이나 혈당 검사를 하여 곧바로 알 수 있다. 당뇨병의 증상이 의심되는 사람은 물론이고 당뇨병이 생길 위험도가 높은 사람도 증상이 없더라도 정기적 또는 최소한 한번이라도 혈당 검사를 하여서 당뇨병의 유무를 확인하는 것이 필요하다.

1) 요당/혈당 검사

　당뇨병을 검사하는 방법 중 제일 처음 실용화된 것이 요당 검사법이다. 소변을 컵에 받은 다음 검사지를 담그면 묻어 있는 화학물질이 소변의 당과 반응하여 색깔이 변하게 된다. 요당이 많을 수록 색깔이 진하게 변하는데 검사지 통에 표시된 표준 색깔에 비교하여 +1부터 +4까지 구분한다. 당뇨병이 없는 사람은 요당이 안 나오므로 검사 결과가 − 이지만 간혹 +/− 정도로 미약하게 당이 나오기도 한다. 요당 검사는 피를 뽑지 않고 간단히 할 수 있으며 비용도 저렴하여 과거에 많이 사용하였지만 현재는 대부분 혈당 검사로 대치되었다. 요당 검사법은 몇 가지 단점이 있다. 요당 검사 결과로 표시되는 +는 혈당과 비례하지 않는 경우도 있어서 혈당이 높아도 소변에 당이 나오지 않을 수도 있고, 반대로 혈당은 정상인데도 소변에 당이 나오는 경우도 있다. 혈당 검사는 측정하는 그 순간의 혈당을 바로 검사하는 것이지만 요당은 수시간 동안 방광에 모아진 소변을 모두 합쳐서 측정하게 되므로 실시간 혈당과는 차이가 나게 된다. 최근에는 요당 검사를 무시하는 경향이 있지만 환자가 아침에 일어나서 측정한 요당이 음성이거나 +/− 정도라면 혈당 조절이 잘 된다는 것을 간편하게 알 수 있다. 당뇨병 환자의 소변 검사는 요당의 측정 말고 케톤뇨, 단백뇨, 혈뇨 및 농뇨 등도 같이 검사하는데 이들은 합병증을 진단하는 데에 유용하게 이용되고 있다.

혈당을 측정한다면 당뇨병을 진단할 뿐 아니라 심한 정도를 곧 바로 알 수 있다. 혈당 검사는 주사기로 정맥혈을 뽑아서 측정하는 정맥혈당측정 방법과 손가락 끝의 모세혈관 피로 측정하는 간이(자가)혈당측정 방법이 있다. 정맥혈당 검사기계는 오차의 범위가 3% 이내로 정확하지만 간이혈당측정기는 오차의 범위가 최대 15% 정도까지 된다. 간이혈당측정기는 환자와 일반인이 사용하기 쉽도록 간편하고 저렴하게 제작되었지만 정확도가 낮은 것은 감안하여야 한다. 당뇨병인지 아닌지를 정확히 진단하려면 병원에서 하는 정맥혈당 검사기계를 사용하여야 한다. 자가혈당측정기는 이미 진단받은 당뇨병 환자에서 혈당관리가 잘 되고 있는지를 관찰할 때, 임신성 당뇨병 환자에서 혈당을 자주 측정할 때 및 의사 표현을 잘 못하는 노인 환자를 간호할 때에 유용하게 이용되고 있다.

2) 혈당의 종류

혈당은 공복 시에는 낮아지고 식사 후에는 증가한다. 운동을 하면 혈당이 감소하고 스트레스 호르몬이 증가하면 혈당이 증가한다. 혈당에 가장 크게 영향을 끼치는 요소는 식사이므로 혈당을 언급할 때에는 공복 또는 식후 몇 시간 혈당으로 구분하여 이야기한다. 공복 혈당의 정의는 저녁 식사 후에 금식한 상태로 숙면을 취한 다음날 아침 식사 전에 측정하는 혈당이다. 저녁을 일찍 먹으면 14시간 정도를 금식한 상태에서 혈당을 측정하게 되지만 8시간 이상 금식 상태이면 공복 혈당으로 간주한다. 공복 상태는 췌도세포의 공복 인슐린에 따른 간의 포도당 생성과 신체조직의 포도당 소비가 평형을 이루고 있는 상태이다. 만약 췌도세포의 인슐린 분비 기능에 고장이 있다면 예민하게 반영이 되어 공복 혈당이 증가하게 된다. 따라서 공복 혈당은 당뇨병의 내적인 정도와 상태를 반영하므로 당뇨병을 진단하는 데에 가장 먼저 사용되는 혈당이다. 젊고 건강한 사람의 공복 혈당은 60~90 mg/dl이다. 당뇨병이 없지만 비만하거나 운동 부족 및 스트레스 증가 등이 있으면 인슐린 저항성이 증가하여 공복 혈당이 105~126 mg/dl 정도까지 상승한다. 이런 상태를 내당능장애라고 하며 이 상태가 오래 동안 지속이 되면 인슐린 분비가 감소하면서 혈당이 더 오르는데 공복 혈당이 127 mg/dl 이상으로 상승된 시점부터 당뇨병이라고 한다. 치료나 관리를 안 하고 내버려두면 당뇨병 환자들의 혈당은 많이 상승하게 되는데 공복 혈당이 200 mg/dl 이상이 되면 에너지 대사의 불균형으로 당뇨병의 증상이 심하게 나타난다. 당뇨병이 심한 상태임에도 치료를 안하면 공복 혈당이 300~600 mg/dl 이상까지도 올라갈 수 있다.

식후 혈당은 식사의 시작 시간을 기준으로 1시간, 2시간 및 3시간 혈당 등으로 구분한다. 식후 혈당의 시점이 식사 시작부터인지 또는 식사 종료부터인지 궁금해 하는 사람들이 있는데 혼동을 피하고자 식후 혈당을 이야기할 때에는 식사 시작을 기준으로 하기로 당뇨병학회에서 정하였다. 식사 시간이 10~20분 이내라면 식사 시작 후 2시간과 식사 종료 후 2시간의 시간차이가 별로 없지만, 코스 요리나 회의 중 식사처럼 식사 시간이 길어진다면 식후의 의미가 없어지게 된다.

보통 한끼의 식사를 할 때 당질의 섭취량은 약 100그램 정도인데 장에서 소화되어서 흡수되는 당질의 양은 시간당 최대 50그램이므로 식후 1시간에 혈당은 최고로 올랐다가 식후 2시간에는 낮아져서 139 mg/dl 이하가 된다. 식후 혈당은 매번 섭취하는 음식의 종류와 소화기능에 따라 변동이 크다. 따라서 식후 2시간 혈당은 당뇨병의 진단 기준으로 사용되기 보다는 당뇨병 환자에서 식사 관리와 혈당 조절이 잘 되고 있다는 조절의 지표로 사용한다. 당뇨병 환자에서 식후 2시간 혈당이 200 mg/dl을 넘는다면 혈당관리를 안하고 있거나 관리가 미흡한 상태이다. 혈당조절이 불량한 환자는 식후 2시간 혈당이 300~500 mg/dl를 넘는 경우도 있다.

공복 혈당과 식후 혈당은 시간, 몸의 상태 및 식사와 운동에 따라 변동이 되므로 당뇨병이 의심되는 사람이나 처음 진단되는 환자의 경우 당뇨병인지 아닌지 정확히 구별하는 통일된 혈당 검사의 기준이 필요하다. 현재 대부분의 국가와 의료기관에서는 다음과 같이 미국당뇨병학회와 세계보건기구에서 정한 당뇨병 진단기준을 사용하고 있다.

【요점1】 당뇨병 진단기준

검사 전날 밤부터 8시간 이상 금식한 후 다음날 아침 공복 혈당을 측정하여 126 mg/dl 보다 높을 때 당뇨병으로 진단하지만 날을 달리하여 두 번 이상 높은 혈당치가 나와야 당뇨병으로 진단한다. 공복 혈당 측정이 여의치 않은 경우에는 하루 중 어느 때나 식사 여부에 상관없이 혈당을 측정하여 200 mg/dl 이상이면서 다음, 다뇨 및 체중감소의 증상이 있으면 당뇨병으로 진단한다.

당뇨병 초기에 공복 혈당은 정상을 보이면서도 식후 혈당만 높은 (200 mg/dl 이상) 경우도 있고 반대로 공복 혈당은 높지만 식후 혈당은 정상을 보이는 경우도 있다. 이러한 경우에 혈당을 한번만 측정한다면 당뇨병의 진단을 놓치는 경우가 생기므로 경구 당부하검사를 하여 당뇨병을 더 정확하게 진단할 수 있다.

경구 당부하검사는 50, 75 또는 100g의 포도당(설탕)을 섭취하고 시간별로 혈당을 측정한다. 당부하검사에 사용하는 설탕 75g은 약 300칼로리가 되며 이는 쌀밥 한 공기에 해당하는 칼로리이다. 설탕이 밥과 다른 점은 설탕물은 금방 흡수가 되어 혈당이 급히 올라가므로 숨어 있는 당뇨병을 찾아내기가 쉽고, 소화될 필요가 없어서 위장운동의 영향을 받지 않으므로 모든 사람에서 비교적 일관된 결과를 얻을 수 있다. 다음은 경구 당부하검사에 따른 당뇨병 진단기준이며 혈당을 여러 번 측정하므로 결과의 조합도 여러 가지로 나오게 되는데 이를 다음과 같이 분류한다.

 【요점2】 경구당부하검사 결과의 해석

① 정상: 공복 혈당이 100 mg/dl 미만이면서 당부하 2시간 혈당이 139 mg/dl 이하
② 당뇨병: 공복 혈당이 126 mg/dl 이상이거나 당부하 2시간 혈당이 200 mg/dl 이상인 경우
③ 단독 공복 혈당장애: 공복 혈당이 100~126 mg/dl 이면서 당부하 2시간 혈당은 139 mg/dl 이하
④ (협의)내당능장애: 공복 혈당이 126 mg/dl 이하이면서 당부하 2시간 혈당이 140-200 mg/dl인 경우

넓은 의미로 내당능장애를 이야기 할 때에는 공복 혈당이나 경구당부하 혈당의 이상을 다 포함하지만 공복 혈당만 이상이 있거나 또는 경구당부하 후 혈당만 높은 경우를 각각 공복 혈당장애와 (식후)내당능장애라고 이야기한다. 간혹 환자들은 공복 혈당은 높은데 식후 혈당은 정상이거나 더 낮은 경우를 궁금해 하는 경우가 있는데 이 경우는 공복 혈당장애가 단독으로 발생한 것이며 식후에는 인슐린의 분비가 뒤늦게 과도하여 혈당이 더 많이 낮아지는 현상이며 내당능장애 초기 상태에서 종종 관찰되는 현상이며 큰 의미는 없다.

이미 진단되어 치료를 받고 있는 환자에서 혈당조절이 잘되고 있는지를 알아보는 방법으로 당화혈색소검사가 있으며 이에 대해서는 본 책자의 혈당관리 부분을 참조하기 바란다. 당화혈색소 검사는 검사실마다 차이가 커서 당뇨병의 진단에 사용되지 않았으나 최근 검사기기의 표준화가 이루어져서 당뇨병의 진단에도 이용이 되고 있다. 당화혈색소는 정상인은 4.5~6.0%, 내당능장애는 6.0~6.5% 이며 당뇨병 환자는 6.5% 이상이다.

04 당뇨병의 종류

　당뇨병이 인슐린 결핍으로 인한 질병이라는 것을 알기 전부터 임상의사들은 경험적으로 당뇨병에는 크게 2가지 형태가 있다는 것을 알고 있었으며 이를 소아당뇨병과 성인당뇨병으로 명명하고 있었다. 어린 나이에 당뇨병이 발병하고, 증상이 심하여 계속해서 소변을 많이 보고, 음식을 먹어도 체중은 계속 빠지고, 당뇨병 병세가 점차 악화되어 마지막으로 케톤산혈증이라는 급성 합병증이 생겨서 발병 후 3~5년 안에 사망하게 되는 당뇨병을 소아당뇨병이라고 하였다. 어른의 당뇨병은 서서히 생기면서 증상이 심하지는 않지만 10~20년의 기간이 경과하면서 병세가 조금씩 악화되는데 이를 성인당뇨병이라고 하였다. 성인당뇨병은 오래 경과하여 말기가 되면 여러 가지 만성 합병증으로 고생을 하지만 병세가 환자마다 달라 건강하게 사는 사람도 있었고 소아당뇨병과 같이 심한 증상을 보이는 사람도 있었다.

인슐린 주사가 사용되면서 혈당조절을 위하여 인슐린 주사를 반드시 맞아야 하는 인슐린의존형 당뇨병과 경구용 약제나 비약물 요법으로도 혈당조절이 되는 인슐린비의존형 당뇨병으로 구별하는 명명법도 임상의사들 사이에서 생겨나게 되었다. 인슐린의존형 당뇨병은 소아당뇨병과 그리고 인슐린비의존형 당뇨병은 성인당뇨병과 거의 유사하지만 서로 차이가 나는 점이 있어서 혼동을 주는 경우도 있다.

의학에서는 어떤 질병을 분류할 때 처음에는 증상에 따라 분류를 하지만 그 질병의 근본 원인이 밝혀지면 원인에 따라 질병을 새롭게 분류한다. 질병을 원인에 따라 분류할 수 있으면 그 질병을 더 이해하기 쉽고 병을 치료함에 있어서도 의학적 혼동을 피할 수 있는 장점이 있다. 당뇨병도 증상에 따라 분류하였지만 연구 결과들이 축적되면서 의사들은 점차 당뇨병을 원인에 따라 분류하기 시작하였다. 미국당뇨병학회에서는 당뇨병을 원인에 따라 분류하고 명칭을 고칠 것을 1997년도에 제안하였고 현재는 이 분류와 명칭을 따르고 있다. 당뇨병은 어떤 이유이던지 혈당이 올라간 상태를 통틀어 지칭하고 있는 것이며 혈당이 오르게 된 원인에 따라 세분류하면 당뇨병을 제1형 당뇨병, 제2형 당뇨병, 임신성 당뇨병 및 기타 당뇨병으로 구분한다. 제1형 당뇨병 환자는 대부분 인슐린의존형 당뇨병이 되고, 제2형 당뇨병은 임상양상이 다양하므로 약 10~20% 내외의 환자가 인슐린의존형 당뇨병이며 나머지는 인슐린비의존형 당뇨병에 해당된다. 기타 당뇨병은 이차성 당뇨병이라고도 하며 여기에는 매우 다양한 형태의 당뇨병이 모두 포함된다. 예를 들어 췌장암이 생겨서 당뇨병이 생긴 경우, 천식으로 부신피질 호르몬제와 같은 약제를 장기간 복용하여 혈당이 올라간 경우, 선천적인 유전병이 있으면서 혈당이 올라간 경우, 간경화가 진행되면서 혈당이 올라간 경우 등등 매우 다양한 원인으로 인한 이차성 당뇨병이 기타 당뇨병에 해당하며 이는 전체 당뇨병 환자의 약 10% 정도를 차지한다(표 2).

【표2】 당뇨병의 종류와 분류

발병 원인에 의한 당뇨병의 종류
제1형 당뇨병 제2형 당뇨병 임신형 당뇨병 기타 형태의 당뇨병: 유전, 약물, 수술, 간경병, 췌장질환 등등
임상양상(인슐린 치료 여부)에 따른 당뇨병의 분류
인슐린의존형 당뇨병: 모든 제1형 당뇨병 환자는 인슐린의존형이다. 제2형 당뇨병 환자의 약 10~20%가 인슐린의존형이 된다.
인슐린비의존형 당뇨병: 모든 제2형 당뇨병의 발병초기에는 인슐린비의존형이지만 시간이 경과하면 일부는 인슐린비의존형이 된다.

05 당뇨병의 유전

제1형 당뇨병은 자가면역 질환의 유전적 소인을 가지고 있는 사람에서 바이러스, 화학물질 등 각종 환경인자의 자극을 받아 면역체계의 이상이 발현되면서 백혈구가 췌장의 췌도세포를 파괴하여 인슐린 분비가 거의 없어지고 고혈당이 생기는 병이다. 즉 자가면역 질환의 하나이다. 환자들이 궁금해하는 점 중 하나는 제1형 당뇨병을 일으키는 자가면역 이상이 부모와 자식간에 유전이 되는가 하는 것이다. 제1형 당뇨병의 가족력이 있는 사람에서 제1형 당뇨병이 더 잘 생기는 것은 사실이다. 일란성 쌍생아의 한 명에서 제1형 당뇨병이 발생하면 다른 한쪽에서도 제1형 당뇨병이 발생할 가능성이 50%가 된다. 부모 중 한 명이라도 제1형 당뇨병이 있으면 자녀에서 당뇨병이 발생할 가능성은 6%로 일반인의 0.4%에 비해 15배 가량 높다. 형제나 자매에서 제1형 당뇨병이 있는 경우에 다른 형제나 자매에서 50세까지 제1형 당뇨병의 발병률은 10% 정도로서 일반인의 발병률 0.4%에 비해 25배가 높다. 직계가족은 아니나 삼촌, 고모, 이모 또는 조카에서 제1형 당뇨병이 있는 경우 다른 구성원에서 제1형 당뇨병의 발생률은 1~2%이다. 가족 내에서 제1형 당뇨병의 발생율이 조금 더 높은 경향을 보이는 사실로 보아 제1형 당뇨병의 발생에 유전적인 요인이 중요한 역할을 한다고 생각되며 현재까지 알려진 유전인자로서 6번 염색체의 조직적합성항원 유전자가 주요한 역할을 할 것으로 알려져 있다. 그러나 조직적합성항원 유전자는 인체 면역계에서 중요한 기능을 하는 유전자이기 때문에 이 유전자를 조작하거나 변형하는 등의 방법으로 제1형 당뇨병의 발병을 예방하거나 당뇨병 유전자 치료를 하는 것은 현재로서는 불가능하다.

제2형 당뇨병이 가족 중에 있다면 다른 가족 구성원에서 당뇨병이 발생할 가능성이 높아진다. 부모 중 한 명이 제2형 당뇨병 환자라면 자녀가 살아가는 동안에 제2형 당뇨병이 발생할 가능성이 약 20%, 양친이 모두 당뇨병 환자일 경우는 확률이 약 30% 정도이다. 동일한 유전자를 가지고 있는 일란성 쌍생아에서 제2형 당뇨병이 생겼을 때 다른 형제에서 제2형 당뇨병이 발생할 확률은 거의 90~100%에 달한다. 제2형 당뇨병은 유전적인 소인이 발병에 매우 중요하다고 생각되고 있지만 어떠한 유전자들이 어떻게 당뇨병 발병에 관여하는지는 아직 밝혀져 있지 않다. 부모로부터 자녀에게 당뇨병의 유전적 소인이 전달되는 방법은 혈액형과 같이 단순화된 우성 또는 열성의 형태로서 전달되는 것은 아니다. 여러 종류의 유전자가 작용하고 복잡한 단계와 과정을 거치면서 후천적인 요인과 상호 작용하여서 최종 결과로서 당뇨병이 발병한다. 당뇨병의 원인이 되는 단일 유전자들이 일부 밝혀졌지만 이 유전자들이 일으키는 당뇨병 형태는 기타 당뇨병에 속하며 극소수의 환자에만 해당된다. 대부분의 제2형 당뇨병 환자에서 당뇨병을 일으키는 단일 유전자는 아직 발견되지 않았다. 향후 제2형 당뇨병의 원인 유전자가 밝혀진다면 유전자 조작 기술을 활용하여 진정한 의미의 당뇨병 예방과 치료가 가능한 날이 올 것으로 기대되고 있다.

06 당뇨병의 원인

1) 제1형 당뇨병

제1형 당뇨병의 원인을 알아보기 위하여 먼저 자가면역 질환과 호르몬을 분비하는 내분비 기관과의 관계를 알아보자. 인체의 면역계는 외부에서 침입하는 세균과 이물질을 제거하는 기능을 하는데 이 면역계의 말단 첨병 역할을 하는 것이 백혈구의 한 종류인 대식세포와 임파구이다. 대식세포는 직접 세균을 잡아먹는 역할을 하고 임파구는 항체를 만들어서 세균을 녹여버린다. 면역계의 세포들은 정교하게 서로 신호를 주고 받으면서 적과 우군을 파악하고 활동하고 있는데 여기에 이상이 생겨서 면역계가 신체의 일부를 적군으로 오인하고 공격하는 것을 자가면역질환이라고 한다. 음식물을 먹고 난 다음 알레르기 반응으로 생기는 두드러기도 자가면역질환의 가장 흔한 형태이며 페니실린 쇼크는 치명적인 자가면역 반응의 일종이다. 홍반성 낭창, 류마티스성 관절염, 갑상선염, 재생불량성 빈혈, 포도막염, 피부의 건선, 아토피, 천식 등도 자가면역 질환에 속한다.

호르몬을 분비하는 내분비 기관에는 뇌하수체, 갑상선, 부갑상선, 부신, 고환, 난소 및 췌도세포 등이 있는데 이들은 다음과 같은 공통된 특징을 가지고 있다. 세포 안에서 호르몬을 만들고 그 호르몬을 세포 밖인 혈액으로 배출하게 되는데 이 과정에서 한가지 약점이 존재한다. 호르몬을 배출할 때 세포 내부의 단백질이 호르몬을 따라서 세포 표면으로 잠시 노출되는데 이 노출된 성분이 면역계에는 이물질로 간주될 수 있다. 만약 호르몬 분비세포가 이물질로 간주되면 면역세포가 모여들어서 염증이 생기고 내분비 조직이 파괴된다. 가장 흔하고 대표적인 내분비계통의 자가면역 질환은 만성 갑상선염 또는 하씨모토 갑상선염이다. 이외에도 뇌하수체염, 고환염, 난소염 및 부신염 등의 비교적 희귀한 내분비계 자가면역 질환들이 있다. 췌장의 99%를 차지하는 췌선세포(소화액분비)에 염증이 생기는 질환을 췌장염이라고 하며, 1%를 차지하는 췌도세포(호르몬분비)에 췌도염이 생기면 제1형 당뇨병이라고 한다.

당뇨병의 원인이 인슐린 부족이고 췌도세포에 이상이 있다는 것을 20세기 초반에 알게 되었지만 당뇨병 환자에서 췌도세포를 현미경으로 정밀하게 들여다 보는 조직검사는 실제로 하지 못한다. 췌장은 배 속 깊숙이 위치하기 때문에 초음파 검사에서도 잘 보이지 않으며 췌관이 작기 때문에 내시경이 들어 갈 수 없고 함부로 조직 검사도 할 수 없다. 그러나 당뇨병 환자가 사망하면 부검을 하여 췌장을 들여다 볼 수 있다. 제1형 당뇨병 환자가 사망한 후에 처음으로 췌장을 현미경으로 들여다 본 의학자들은 깜작 놀랐었다. 췌장에 췌도세포가 있어야 할 자리에 췌도세포는 없었고 염증세포만 잔뜩 몰려 있는 것이었다. 췌도세포가 자가면역계 염증반응으로 인하여 파괴가 되는 것이 제1형 당뇨병의 원인인 것을 최초로 발견한 것이었다. 이후로 의학자들은 자가면역성 췌도세포염이 왜 생기는지를 집중적으로 연구하여 왔다. 제1형 당뇨병의 발병과정은 다음과 같이 요약이 된다. 자가면역이 비정상적으로 활성화 될 수 있는 체질이나 유발 유전인자를 가지고 태어난 사람에서 생후에 췌도세포가 정상적으로 활동하지만 소아기에 유행하는 바이러스의 침범이나 외부 환경인자 등의 자극이 면역계를 자극하여 면역반응이 비정상적으로 활성화되면서 췌도세포의 자가면역 파괴가 시작된다. 의학자들은 또한 췌도세포 파괴의 진행 과정을 연구함과 동시에 이 과정을 예방하거나 차단하는 방법도 같이 연구하여 왔지만 아직까지 효과적인 치료 방법을 찾아내지 못하였다. 다른 자가면역 질환에 효과가 있는 면역 억제약물과 치료 방법들을 제1형 당뇨병 환자에게 사용하여 보았지만 불행하게도 어떠한 방법도 효과적이지 못하였다. 현재도 많은 의사와 학자들이 제1형 당뇨병의 원인과 치료에 대한 연구를 하고 있으므로 미래에는 치료 방법이 개발될 것으로 기대되고 있다.

2) 제2형 당뇨병

제2형 당뇨병의 원인을 간단히 말하자면 많이 사용하여 닳아서 못 쓰게 되는 현상(Wear and Tear)으로 이해할 수 있다. 인체의 한 기관을 너무 많이 사용하게 되면 수명이 빨리 소진된다. 얼마나 많이 혹사하면서 사용하는지와 내구력이 얼마나 남아 있는지가 질병 발병에 중요한 요인이 된다. 인슐린을 분비하는 췌도세포는 췌장에만 있는데 그 수가 많지는 않지만 태어날 때에는 평생 인슐린을 분비할 수 있도록 일단 만들어져 있다. 살아가는 동안에 늙어진 췌도세포는 사멸되지만 새로운 세포가 재생되고 보충되면서 평생 인슐린 분비기능을 유지하는 것이 정상이다. 췌도세포가 튼튼한 사람도 있지만 약 30~40년을 사용하고 나면 췌도세포가 지치고 재생이 부족하여 점차 인슐린 분비가 감소하는 사람도 있을 수 있다. 췌도세포의 수명이나 내구성은 일차적으로 유전적인 요인에 의하여 결정되지만 후천적인 사용 조건에도 큰 영향을 받는다. 인간은 원시인에서 현대인으로 진화해 오면서 지속적으로 환경에 적응하였는데 일부 조직은 더 발달하게 되었고 일부는 퇴화된 조직도 있다. 음식을 섭취하여 소화하고 대사하는 현대인의 생물학적 시스템과 유전자는 인류의 진화와 같이 변화하였지만 에너지 대사에 관여하는 유전자는 태초의 생물학적 대사 원칙에 바탕을 두고 오랜 세월 동안 서서히 진화된 것이며 영양학적으로 자연환경과 조화를 이루도록 되어있다. 인간의 주식이 무엇이냐에 따라(육식, 채식, 과일식), 얼마나 자주 섭취하느냐에 따라(식사의 간격) 그리고 영양분을 소비하는 활동량에 맞추어서 췌도세포의 구조와 기능도 같이 진화와 적응을 하여 왔다. 생물체의 적응과 진화는 매우 오랜 기간에 걸쳐 서서히 이루어지는 것으로 수렵채취 생활양식에 맞추어진 췌도세포는 원시시대 오십만년 동안 적응하여 왔지만 문명이 발생하여 농경생활을 시작한 것은 불과 5천년 밖에 되지 않으며 모든 사람들까지 음식을 마음대로 많이 먹을 수 있게 된 것은 불과 100년 밖에 되지 않는다. 지금 현대인의 식생활 문화는 고대인의 에너지대사 유전자가 변화하여 적응하기에는 너무 짧은 시간 동안에 급격히 변화한 것이다. 즉 인류가 가지고 있는 췌도세포의 기능과 수명은 수렵생활을 하는 원시인의 식생활

환경에는 무리가 없이 맞추어져 있지만 현대인의 식생활 문화 습관에서 무리하게 혹사된다면 소진이 되고 결국 당뇨병이 유발되는 것이다.

제2형 당뇨병에서 췌도세포가 소진되면서 인슐린 분비기능이 감소하는 과정은 제1형 당뇨병과 달리 천천히 진행이 된다. 정밀 검사를 하면 내당능장애가 있을 때부터 췌도세포의 인슐린 분비기능은 감소되어 있으며 당뇨병이 발병한 시점에서는 기능감소가 현저하여 당뇨병 환자의 인슐린 분비기능은 정상인의 약 50% 정도가 된다. 이후 당뇨병이 진행될수록 췌도세포의 기능은 조금씩 더 감소되지만 오랜 시간이 경과하더라도 최소한의 기능은 남아있고 또 일정기간 휴식을 취하거나 당뇨병 관리를 잘 한다면 췌도세포의 기능이 다시 회복되기도 한다.

의학자들은 제2형 당뇨병 발병과 관련된 유전자를 찾으려고 오래 전부터 연구하여 왔다. 췌도세포의 수명과 관련되어 그 동안 찾아낸 몇몇 유전자는 일부 특수한 당뇨병 환자에게만 해당되는 유전자로 밝혀졌고 대부분의 제2형 당뇨병 환자를 설명할 수 있는 일반적이고 보편적인 유전자를 찾아내지는 못하였다. 인슐린의 작동을 방해하여 인슐린 저항성을 유발하는 유전자들도 제2형 당뇨병의 발병에 관여한다고 생각되지만 이들 역시 특정 질환에만 영향을 주는 유전자이고 보편적인 인슐린 저항성 유전자는 아직 모르고 있다. 학자들은 소진된 췌도세포의 기능을 회복시키거나 재생시키는 방법에 대해서도 그 동안 꾸준히 연구하여 왔으며 학문적 성과를 이루었지만 실제 당뇨병 치료에는 아직 적용할 수 없는 단계에 머물고 있다. 그러나 최근의 유전학, 세포공학 및 분자유전학 연구는 눈부시게 발전하고 있어 향후에 제2형 당뇨병의 근본적인 치료 방법이나 완치 방법이 개발되리라 기대되고 있다.

【그림1】 당뇨병은 어느 장기의 질환인가?

　다음, 다뇨 및 체중 감소의 고혈당 증상부터 무증상까지 다양한 당뇨병의 증상과 합병증들은 도대체 각각 다른 병인지? 또는 한가지 병인지? 이 병의 실체는 무엇인지? 궁금하였지만 의학이 발전하기 전까지는 당뇨병이라는 질병의 존재와 실체를 정확히 알 수가 없었다. 그러나 여러 가지 증상 중에서 소변에 당이 나오는 특이한 증상은 사람의 이목을 끌었고 소변에 당이 나오는 표현인 "당뇨병"이 점차 질병의 이름으로 자리잡게 되었다.

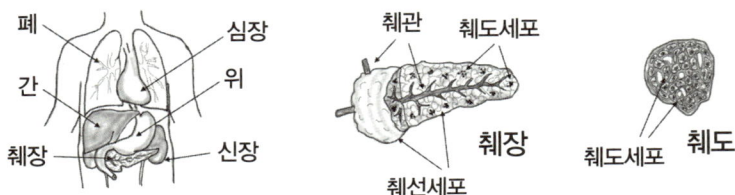

　소변의 당만 알던 시절에 당뇨병은 신장의 병이라고 의사들은 생각하였다. 19세기에 혈당 측정이 가능하게 되어 당뇨병 환자의 고혈당을 알게된 의사들의 관심은 왜 혈당이 올라가는가? 였다. 고혈당의 원인으로 간의 이상이다, 위장의 소화기능 장애이다, 혈액의 체액기능 장애이다, 췌장의 질병으로 혈당이 오른다 등의 주장들이 있었으며 최종적으로 췌장을 의심하고 있었지만 췌장에 어떤 이상이 당뇨병을 유발하는지를 20세기 초반까지 모르고 있었다. 췌장은 췌선세포가 소화액을 만들어서 췌관으로 분비하는 소화기관으로만 알려져 있었다. 췌장의 대부분을 차지하는 췌선세포는 소화액을 분비하는데 췌선세포 사이에 점점이 박혀있는 췌도는 췌장 무게의 약 1%를 차지하며 한 개의 췌장에 약 100만개 정도가 있고 각각의 췌도에는 췌도세포 3,000~4,000개가 모여 있다.

　당뇨병은 어떠한 장기의 질환인가에 대한 답은 바로 췌장의 질환이며 췌장에서도 1%를 차지하는 췌도세포의 질환이다. 제1형 당뇨병 환자의 췌도를 살펴보면 세균을 파괴하고 잡아먹는 면역세포인 대식세포와 임파구세포가 몰려들어서 췌도세포의 대부분을 파괴시킨 것을 볼 수 있다. 어떻게 파괴된 췌도는 인슐린을 거의 분비하지 못한다. 따라서 제1형 당뇨병 환자는 고혈당이 무척 심하고 반드시 인슐린 주사를 맞아야 한다. 제2형 당뇨병 환자의 췌도를 살펴보면 염증세포는 보이지 않는다. 대신에 췌도세포가 많이 사멸되어 있고 그 자리에 퇴행성 아밀로이드와 섬유조직이 들어차 있다. 이러한 췌도는 인슐린을 분비하지만 적절하게 분비하지 못하고 오랜 시간이 경과하면 췌도세포가 더 줄어든다. 따라서 제2형 당뇨병 환자는 고혈당이 심하지 않고 경구용 약제에 반응하는 췌도세포 기능을 상당 기간 동안 유지하게 된다. 그러나 오랜 시간이 경과하여 췌도세포의 퇴화가 심해지면 혈당을 조절하기 위하여 인슐린 주사치료가 필요하게 된다.

정상 췌도세포 제1형 당뇨병의 췌도세포 제2형 당뇨병의 췌도세포

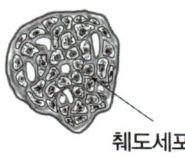
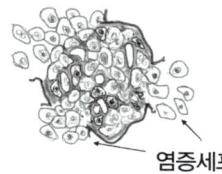
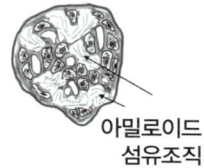

췌도세포   염증세포   아밀로이드 섬유조직

07 당뇨병 유발 위험인자

　고당질의 식사나 설탕이 많이 함유된 식사는 췌도세포의 인슐린을 더 많이 분비하게끔 한다. 식사 이외에도 당도가 높은 과일이나 과자류를 간식으로 먹으면 추가적으로 인슐린 분비가 필요하다. 지방이 많이 함유된 음식을 먹으면 인슐린의 작용이 방해되므로 췌도세포는 혈당을 조절하기 위하여 더 많은 인슐린을 분비하여야 한다. 야식을 먹으면 췌도세포는 야간 휴식시간이 없이 또 다시 인슐린을 분비하여야 한다. 체지방이 늘어나면 인슐린의 작동이 잘 안되므로 인슐린 분비가 더 많이 필요로 하는데 고도비만인 사람은 날씬한 사람에 비하여 인슐린이 최대 10배까지 더 필요하다. 운동 부족은 근육의 감소를 가져오고 인슐린의 작동이 잘 안되게 하므로 인슐린 분비를 더 많이 요구한다. 각종 스트레스 호르몬들은 인슐린의 작용을 방해하므로 스트레스를 극복할 때에 췌도세포는 더 많은 인슐린을 분비하여야 한다. 면역 억제제로 가장 많이 쓰이는 스테로이드와 같은 약제는 인슐린의 작용을 방해하여서 장기간 사용하면 췌도세포의 인슐린 분비기능을 소진시킬 수 있다. 현대인에서 췌도세포의 인슐린 분비기능을 혹사시키거나 작용을 방해하여 당뇨병을 유발할 수 있는 것들을 당뇨병 위험인자라고 하며 대표적으로 고칼로리/고당질 식품의 섭취, 운동부족, 비만과 복부비만, 특수한 약물 남용 및 스트레스 등이 있다.

1) 고칼로리 식품

음식물에 들어 있는 영양소의 양을 생물체의 에너지로 표시하는 것을 열량 또는 칼로리라고 한다. 과식이라는 것은 배가 부르게 많이 먹는것으로 음식의 양이 많다는 것을 의미하지만 필요로 하는 칼로리보다 더 많은 칼로리를 섭취하는 것도 의미한다. 과거의 과식은 주로 음식의 양을 많이 먹는 것이었다. 일을 많이 하는 농부나 노동자의 경우 하루에 필요한 열량은 5~7천 칼로리까지 된다. 자연산 농산물 위주로 식사를 하던 우리의 조상들이 5천 칼로리를 섭취하기 위하여는 보리밥을 위장이 늘어질 정도로 많이 먹고 중간에 새참도 보충하여야 하였다. 칼로리를 많이 보충하는 또 다른 방법은 고기를 먹거나 술을 마시는 것이다. 그러나 육류는 고단백/고지방질 식품이지만 과거에는 구하기 어려운 식품이었다. 술도 주식을 해결하고 난 다음 여분의 곡류가 있어야 만들 수 있기에 고칼로리 식사는 주로 부자들이 주로 먹을 수 있는 음식이었다.

자연 식품과 달리 음식의 양과 칼로리가 서로 비례하지 않는 새로운 고칼로리 가공 식품이 20세기에 등장하게 되었다. 고칼로리 식품은 포만감을 느끼지 않고도 칼로리를 많이 먹을 수 있으므로 비만이 생기기 쉽다.

대표적인 고칼로리 식품은 백미와 백미 가공식품, 밀가루와 밀가루 가공식품, 동물성 지방, 도수 높은 알코올, 설탕이 많이 들어간 음식, 치즈나 버터와 같이 우유를 농축 가공한 유제품류 등이다. 고칼리로 식사는 에너지 대사에서 췌도세포에 부담을 주게 된다. 섭취한 과잉의 당분과 영양분을 대사시키기 위하여 인체는 인슐린을 더 많이 필요하게 된다. 그러나 인슐린을 만들고 분비하는 췌도세포는 무한정으로 인슐린을 만들어 낼 수는 없다. 정상적이고 튼튼한 췌도세포라고 하더라도 오랜 기간 인슐린을 과다 분비하면 세포가 탈진되며 인슐린의 고갈이 오고 마침내 세포가 사멸되기 시작하면서 인슐린이 부족한 상태 즉 당뇨병 단계로까지 갈 수 있다.

2) 운동부족

현대인들은 운송수단의 혜택을 누리며 살고 있다. 장거리 여행뿐 아니라 가까운 거리를 이동할 때에도 자동차를 타고 간다. 건물 안에서도 엘리베이터와 에스컬레이터를 이용하고 물건을 운반할 때에도 바퀴가 달린 카트를 사용하여 생활이 편리해진 만큼 일상 생활에서 운동량은 줄어들었다. 사람들은 운동량을 늘리기 위하여 일부러 걸어서 출퇴근하지는 않는다. 헬스클럽에서 뛰거나 주말에 등산을 하기도 하지만 바쁜 현대를 살아가는 직장인들에게 여가 시간의 운동과 레저 활동이 쉽지는 않다. 운동은 일반적으로 건강을 증진시키고 체력을 향상시키며 모든 성인병의 예방에 도움이 되지만 특히 당뇨병의 예방에 큰 도움이 된다. 운동을 꾸준히 하는 운동 선수들은 대사 증후군이나 당뇨병이 잘 생기지 않는다. 공복혈당은 생리적으로 인슐린이 잘 작동하는지를 반영하는 예민한 지표가 되는데 운동 선수들의 공복 혈당을 측정하여 보면 일반인에 비하여 20~30 mg/dl정도가 더 낮게 나온다. 인슐린의 작동이 잘 되는 상태 즉 인슐린의 저항성이 낮은 상태에서는 췌도세포가 적은 양의 인슐린을 분비하여도 에너지대사가 원활히 돌아가게 되므로 췌도세포에 과부하가 생기는 일이 없다. 운동을 꾸준히 하면 체지방이 줄고 비만이 교정되며 팔다리 근육이 튼튼해지면서 인슐린의 저항성이 줄어들어 결국 당뇨병이 예방되는 효과가 생기는 것이다.

3) 비만과 체지방

서구화된 식생활로 고칼로리 식품과 섬유소가 적은 음식을 섭취하게 되고 교통의 편리함 등으로 인하여 현대인은 섭취하는 칼로리에 비하여 운동량은 많이 감소되어 있다. 복잡한 사회에 적응하고 스트레스를 해소하기 위하여 과식, 과음 및 폭식을 하게 되는 등 칼로리 과다 섭취의 기회는 점점 늘어서 현대인은 쉽게 비만해질 수 있다. 3끼 식사 이외에도 빵, 과자, 떡 및 과일 등의 간식을 저렴한 가격에 수시로 먹을 수 있어 간식의 칼로리가 식사의 칼로리를 능가하기도 한다. 중년 이후의 수명은 허리띠 길이에 반비례한다는 말이 있을 만큼 비만은 건강에 여러 가지 나쁜 영향을 미친다. 비만과 관련이 있는 질환을 열거하면 당뇨병, 고혈압, 고지혈증, 지방간, 동맥경화증, 심부전증, 통풍, 담석증, 무호흡증 및 관절염 등이 있으며 유방암, 자궁내막암, 대장암 및 전립선암 등도 비만한 사람에서 더 잘 생긴다. 비만은 특히 당뇨병의 발생과 밀접한 관계가 있으며 경중의 비만에서는 2배, 중간 정도의 비만에서는 5배, 심한 비만에서는 약 10배 정도로 당뇨병이 생길 확률이 높아진다.

비만의 의학적 정의는 에너지 소모보다 섭취가 과다하여 잉여 에너지가 체내에 지방의 형태로 과도하게 축적된 상태이다. 체중이 70kg이던 사람이 과식을 계속하여 100kg이 되었을 때 사람들은 살이 쪘다고 이야기 하지만 늘어난 것은 근육이 아니고 지방이다. 정상적인 70kg 남자에서는 약 15% 정도가 지방질이므로 약 10.5kg의 지방조직 있지만 100kg이 되면 약 30kg의 지방조직이 새로 생겨서 지방만 40.5kg, 즉 인체성분 중에 무려 50%가 지방인 것이다. 지방조직은 인체의 에너지 대사에서 다음과 같은 기능을 수행하고 있다. 식사를 할 때 섭취한 지방은 지방산으로 흡수되어 지방조직으로 저장이 된다. 수면을 취하는 야간에는 혈당이 떨어지는데 이 때에 지방조직에서 방출되는 지방산은 우리 몸의 각 조직에서 에너지로 쓰이게 된다. 비만한 사람은 전체 지방이 늘어난 상태이므로 혈액에서 이동되는 지방산의 양도 늘어나는데 과도한 지방산은 세포에서 인슐린의 작용을 방해하게 된다. 비만한 사람에서 혈액의 인슐린을 측정하여 보면 마른 사람에 비하여 수치가 2~10배 정도 더 높다. 이는 비만으로 이하여 인슐린 저항성이 늘어남에 따라 췌도세포가 이를 극복하고자 더 많은 인슐린을 분비하고 있기 때문이다.

인체의 지방은 피부 바로 밑에 축적이 되어 있는 피하지방과 몸통 안의 내부 장기에 붙어 있는 내장지방으로 나누어 볼 수 있다. 남녀 모두 피하지방과 내장지방을 가지고 있지만 피하지방은 여성에서 더 많이 발달되어 있고 내장지방은 남성에서 더 많이 발달되어 있다. 중년 이후에 체중이 늘면서 유달리 배가 많이 나오는 사람이 있다. 배가 많이 나왔다면 늘어난 복부지방이 피하지방인지 또는 내장지방인지를 구별해 볼 필요가 있다. 복부의 피부를 손가락으로 집어서 잡히는 부위는 피하지방이고 안 잡히고 배 속에 위치한 것은 내장지방이다. 피하지방은 피부의 탄력과 완충 효과를 주고, 추위로부터 몸을 보호하며, 에너지를 저장하고 있어 필요할 때 지방산을 방출하지만 대사 속도가 느려서 에너지로서 빨리 사용하지 못한다. 반면에 내장지방은 배 속에 위치하며 혈액순환이 잘 되므로 지방의 저장과 분해 속도가 피하지방에 비하여 10배 이상 빨라서 쉽게 꺼내어 쓸 수 있는 에너지 저장고가 된다. 내장지방의 나쁜 점은 대사가 활발하여 이동하는 지방산의 양이 많고 인접한 간세포에서 인슐린 저항성을 유발하게 된다는 점이다. 인체에는 내장지방과 피하지방이 적당한 비율로 존재하여 에너지 대사의 균형을 맞추고 있어야 한다. 만약 내장지방이 많이 늘어나는 비만이라면 인슐린 저항성은 더 높아지게 되고 췌도세포도 인슐린을 더 많이 분비하여야 한다. 여성은 갱년기 이후에 여성 호르몬이 없어지면서 남성화 되는 경향을 보이는데 이 때에 내장지방이 남성처럼 늘어나게 된다.

4) 혈당을 올리는 약제

질병을 치료하는 약제들 중 일부는 약의 특성상 에너지 대사에 영향을 주고 인슐린 저항성을 증가시키거나 인슐린의 작용을 방해하기도 한다. 이런 약들을 단기간 사용할 때에는 큰 영향이 없지만 장기간 사용하거나 또는 단기간이라도 고용량을 사용하게 되면 혈당이 올라갈 수 있고 당뇨병이 새로 발생하기도 한다. 혈당을 올리는 대표적인 약물로서 신경통, 관절염 및 천식과 알레르기 질환 등에 사용되는 스테로이드(부신피질 호르몬)약제가 있다. 스테로이드 약제는 장기간 사용하게 되면 부작용으로 당뇨병뿐만 아니라 고혈압과 골다공증도 생길 수 있다. 따라서 스테로이드를 장기간 복용하는 사람들은 정기적으로 혈당검사를 하여 당뇨병이 발생하는 것을 감시하여야 한다. 평상시에 내당능장애가 있었는데 본인이 혈당검사나 건강검진을 받지 않아서 이를 모르고 지내다가 백내장 수술을 받게 되었는데, 수술 후에 염증을 줄이고자 스테로이드 사용하면 갑자기 혈당이 심한 당뇨병 수준으로 오르게 된다. 혈당관리가 잘 되던 사람이 갑자기 귀가 안 들리게 되어 이비인후과에서 돌발성 난청이라고 진단이 되었는데, 치료 약제로서 고용량의 스테로이드 주사제를 투약한다면 혈당이 300~400 mg/dl까지 급격히 오르게 된다. 이러한 경우에는 스테로이드의 고혈당 효과를 상쇄하고 당뇨병의 발병이나 악화를 예방하기 위하여 단기간의 인슐린 주사요법이 필요하다.

흔히 이용되는 이뇨제와 경구용 피임약, 갑상선 호르몬제 등도 고용량을 사용하거나 잘못 사용하면 당뇨병을 악화시킬 수 있으므로 주의를 요한다. 최근에 개발되어 사용되고 있는 조현병 약제와 에이즈병 치료제 등도 장기간 사용하면 식욕을 증가시키고 비만을 유발하며 혈당도 올릴 수 있으므로 주의를 하여야 한다.

5) 스트레스

사회가 복잡하게 되어 직장에서의 과로와 심리적 불안, 출퇴근 시의 교통혼잡, 경제적 문제 및 집안 문제 등의 정신과 육체적 스트레스를 받고 살아가는 것이 현대인의 일상 생활이다. 단기간의 스트레스는 별 문제가 되지 않지만 지속적인 스트레스는 우울증과 같은 정신과적 장애를 비롯하여 심장병과 위궤양 등과 같은 신체적 병을 유발할 수 있고 혈당관리에도 악영향을 미칠 수 있다.

스트레스는 외부의 변화하는 환경에 대응하는 내적인 반응과 적응이 제대로 이루어지지 않아 생기는 심리와 육체적 부담을 총칭하는 것으로 정의할 수 있다. 외부 자극에 대처하는 내적인 스트레스 반응은 개인별로 차이가 크며 이를 양적으로 정확히 평가하기는 어렵다. 스트레스가 생기면 인체는 긴장하게 되고 자율신경계의 교감신경이 활성화되어 아드레날린이 분비된다. 또한 스테로이드와 성장 호르몬과 같은 스트레스에 대항하는 호르몬들이 분비되어 신체의 저항력을 증가시키게 된다. 이 스트레스 호르몬들은 단시간에 인체의 저항력을 높이지만 인슐린의 작용을 방해하여 혈당을 올리는 작용이 있다. 당뇨병이 없다면 스트레스에 따른 인슐린 저항성은 인슐린을 더 많이 분비하면 극복이 되지만 당뇨병 환자에서는 인슐린 분비에 장애가 있으므로 스트레스는 고혈당을 악화시키게 된다. 평상시 공복 혈당이 150 mg/dl인 당뇨병 환자가 골절이 생겨 수술을 받을 경우 스트레스로 인하여 혈당이 250 mg/dl 이상으로 상승하는 예를 볼 수 있다. 갑자기 생긴 심한 정신적 스트레스, 예를 들어 사업이 실패하여 부도가 생긴 남성에서 급작스럽게 당뇨병이 생겼지만 스트레스가 없어지고 마음의 평온을 찾은 다음 혈당이 떨어져서 정상이 되었던 예를 볼 수 있다. 여성의 경우 스트레스가 생기면 이를 해소하는 행동으로서 과식을 하게 되면서 비만해지다가 결국 당뇨병이 생기는 경우도 있다. 남성의 경우는 스트레스로 인하여 과음을 하면서 당뇨병이 생기는 경우도 있다. 스트레스는 여러 가지 다양한 경로를 통하여 당뇨병에 악영향을 준다. 일상생활에서 받는 스트레스를 슬기롭게 극복하기 위해 적당한 운동과 함께 즐겁게 생활하고 긍정적인 마음 자세를 갖도록 하는 것이 당뇨병 관리와 예방에 도움된다.

08 당뇨병의 예방

 당뇨병은 유전인자와 환경인자가 오랜 시간 동안 상호 작용하여 발병하는 질환이다. 당뇨병을 일으키는 유전인자는 아직 밝혀져 있지 않았고 유전자가 밝혀지더라도 유전자는 수정하기가 불가능한 경우가 대부분이므로 유전자 치료로 당뇨병을 예방하는 것은 가능하지 않을 것이다. 과거 30~40년 전 우리나라에 흔하지 않던 당뇨병 환자가 급증한 현상의 원인으로 우리나라 사람들의 유전자가 변화한 것은 아니고 환경 인자가 변화한 것이 주된 이유가 된다. 따라서 당뇨병을 예방하는 전략과 관심은 유전자보다는 당뇨병을 유발시키는 환경적 위험인자의 개선과 교정에 집중되어야 한다. 당뇨병을 유발하는 환경의 변화와 개선은 현실적으로 간단한 문제가 아니다. 개인적인 생활 습관을 바꾸기는 쉬워도 매일 접하는 주변 환경이 변화하지 않는다면 그 효과는 오래가지 못 할 것이다. 지금 우리 시대의 식생활 문화와 환경의 잘못된 점을 인식하고 꾸준히 개선하는 국민적 노력이 필요하다. 당뇨병의 유전적인 요인과 환경적인 요인을 고려하여 당뇨병의 발병 위험이 높은 사람들은 다음과 같다.

 【요점3】 당뇨병 발병 위험이 높은 사람

① 현재 혈당 검사 결과가 내당능장애인 사람
② 직계 가족 중에 제2형 당뇨병이 있는 사람
③ 비만한 사람 (표준체중의 120% 이상 또는 신체질량지수가 27 kg/㎡ 이상)
④ 복부 비만인 사람(허리 둘레 남자 90cm 이상, 여자 80cm 이상)
⑤ 검진에서 대사증후군으로 진단받은 사람
⑥ 임신성 당뇨병이 있었거나 4kg 이상의 거대아를 출산한 여자
⑦ 질병의 치료를 위하여 스테로이드를 장기간 복용하는 사람
⑧ 심한 스트레스 또는 중한 수술 등을 받았을 때 혈당이 상승하였던 사람

당뇨병 위험군 중에서 예방이 가장 먼저 필요한 사람은 이미 혈당이 높아져 있는 내당능장애자이다. 장기간 관찰한 연구에 따르면 내당능장애의 종류를 막론하고 내당능장애에서 당뇨병으로 진행하는 비율은 매년 약 10% 정도이다. 정상혈당에서 내당능장애 상태까지 혈당이 오르게 된 것에는 유전적인 요소와 환경적인 요소가 작용한 결과일 것이다. 내당능장애 상태에서 더 이상 혈당이 상승하는 것을 막고 정상혈당으로 돌아가기 위한 노력은 환경적인 요인을 개선함으로써 이루어질 수 있다. 임상실험에 의하면 내당능장애자가 철저한 비만관리와 식사/운동요법을 실시하여 당뇨병으로 이행되는 비율을 절반 이하로 낮출 수 있었다. 개인이 할 수 있는 당뇨병 예방은 식습관 개선을 통하여 당대사를 개선하고 운동량을 늘림으로써 비만을 관리함과 동시에 성인병의 근본원인이 되는 인슐린 저항성을 개선하는 것이다. 다음과 같이 식생활습관을 개선하여 보자.

【요점4】 당뇨병의 개인적 예방: 식생활 습관을 개선하여 비만을 줄인다

① 일일 활동량에 맞는 칼로리의 식사를 한다.
② 고지방, 고칼로리, 설탕이 많은 식단은 피하도록 한다.
③ 야채와 섬유질의 섭취량을 늘린다.
④ 외식의 열량을 알고 절제하여 먹도록 한다.
⑤ 유지방, 견과류, 패스트푸드, 아이스크림 등의 고열량 식품은 자제한다.
⑥ 식사 후에는 즉시 양치질을 하고 간식을 자제한다.
⑦ 시장에서 식품을 소량씩 구매한다.
⑧ 자연식품과 건강식품에 관심을 가진다.
⑨ 청량음료와 인스턴트식품은 집에 비치하지 않는다.
⑩ 하루 세끼의 식사를 골고루 하도록 한다.
⑪ 식사를 거를 경우 나머지 식사에 추가 칼로리를 섭취하지 않는다.
⑫ 야식을 자제한다.
⑬ 음주의 열량을 알고 자제한다.
⑭ 체중을 자주 측정한다.

 【요점5】 당뇨병의 개인적 예방: 운동을 꾸준히 하여 인슐린 저항성을 개선한다

① 출퇴근은 대중 교통을 이용한다.
② 엘리베이터와 에스컬레이터를 타지 않는다.
③ 세정거장 이내는 걸어 다닌다.
④ 헬스클럽에 등록하여 다닌다.
⑤ 주말에는 등산이나 스포츠 활동을 한다.
⑥ 스포츠는 본인이 흥미 있는 종목을 꾸준히 하도록 한다.
⑦ 여가 선용을 위하여 스포츠와 관련된 단체모임 활동을 하도록 한다.
⑧ 주중에는 1회 이상 조깅이나 산보를 하도록 한다.
⑨ 식사를 한 후 약 1시간 이내에는 걷기 또는 계단오르기를 가볍게 한다.
⑩ 직장에서 점심 시간에는 탁구나 산책 등의 활동을 한다.

다음으로 당뇨병 예방에 중요한 것은 체중관리와 비만의 예방이다. 고도 비만으로 체중을 줄이기가 어렵고 비만으로 인하여 고혈압과 심장병 등 생명에 지장을 주는 합병증이 이미 생긴 경우에는 비만수술이나 지방제거수술 등을 할 수 있으며 비만 치료제 약물을 사용할 수 있다. 내당능장애가 있으면서 이미 식사와 운동요법을 최대한 시행하고 있지만 혈당의 개선이 더 이상 안 되는 경우에는 당뇨병 약제를 예방 목적으로도 사용할 수 있다. 이 경우에 인슐린 분비를 촉진하는 약을 사용하면 안되고 인슐린의 저항성을 개선하거나, 체중감소 또는 식욕억제 약을 사용하는 것이 좋다.

　당뇨병 예방을 위하여 개인적인 노력뿐만 아니라 보건기관, 학회, 단체 및 정부에서 정책을 수립하여 유해한 환경적 요소를 줄이고 대국민 홍보와 교육에 적극적으로 나서야 한다. 이미 시행되고 있는 정책과 사례도 있지만 향후 국민 모두가 관심을 가지고 지켜보아야 할 사항들을 열거하면 다음과 같다.

 【요점6】당뇨병의 국가와 사회적 예방

① 초·중·고 학교에서 건강한 식생활, 운동의 좋은 점 등을 교육한다.
② 초·중·고 학교에서 매일 1시간의 체육 활동을 의무적으로 한다.
③ 학교 급식에서 비만 학생을 위한 저열량 식단을 마련한다.
④ 학교에서 청량 음료와 패스트푸드의 판매를 제한한다.
⑤ 잘못된 식습관을 가지고 있는 학생을 위한 지도 프로그램을 시행한다.
⑥ 판매되고 있는 식품류의 영양소 성분 및 열량 표시를 의무화한다.
⑦ 지역사회 체육시설을 확대한다.
⑧ 체육시설 이용에 지역 주민에게 혜택을 주도록 한다.
⑨ 매스미디어를 통하여 비만과 당뇨병의 예방을 홍보한다.
⑩ 당뇨병과 비만에 관련된 각종 허위 및 과장광고를 규제한다.

⑪ 당뇨병의 진단과 관리를 위하여 혈당 측정을 포함한 무료 검진을 확대한다.
⑫ 보건소에서 지역 주민들을 대상으로 하는 당뇨교육과 검진사업을 확대한다.
⑬ 당뇨병 관련 학회의 교육과 연구활동을 지원한다.
⑭ 당뇨병관리 전문인력의 확보를 지원한다.
⑮ 혈당측정기 등의 소모품 지원사업을 확대한다.
⑯ 의료기관별 당뇨교육 프로그램의 개발을 지원하고 교류하도록 장려한다.
⑰ 한국인 당뇨병의 특성에 부합되는 당뇨병 예방 프로그램을 개발한다.

09 고대와 현대인의 당뇨병

 모든 포유류 동물은 섭취한 먹이의 에너지 대사를 위하여 체내에 인슐린 호르몬을 가지고 있다. 만약 인슐린 결핍이 생긴다면 동물들도 당뇨병이 생기게 된다. 사람도 포유류 동물에 속하므로 인류는 진화 초기에서부터 인슐린을 가지고 있었고 인슐린이 부족하여 생기는 당뇨병도 같이 존재하였을 것이다. 고대인에게 당뇨병이 얼마나 존재하였는지는 정확히 알 수 없다. 의학적인 관점에서 보면 제1형 당뇨병은 현재에도 드물지만 과거에는 지금보다 더 드물었을 것이다. 문명이 발달하고 인류가 도시에서 밀집 생활을 하게 되면서 바이러스성 전염병이 정착하게 되었는데 이후 이와 연관성이 있는 자가면역성 질환인 제1형 당뇨병의 발생 빈도가 조금 증가하였을 것이다. 제2형 당뇨병은 문명 발생 이전의 수렵채집 생활을 하던 시절에는 분명히 현재보다 매우 적었을 것이다. 현대인이 하루에 섭취하는 3대 영양소에서 당질이 차지하는 비중이 70% 가까이 되지만 수렵채취 생활을 하던 원시인들의 식사에서 당질이 차지하는 비중은 30% 미만이었을 것이다. 약 1만 년 전 농경문화가 시작되고 곡류를 안정적으로 섭취하기 시작하면서 그전에는 거의 없었던 제2형 당뇨병이 서서히 나타나기 시작하였을 것이다. 그러나 당뇨병에 관한 개념이나 지식이 없었던 시절이었고 요당이나 혈당을 측정할 수 없었기에 누가 당뇨병 환자인지 알 수 없었을 것이다. 당뇨병 환자 중에서도 병세가 심한 사람에서 나타나는 다음, 다뇨 및 체중 감소 등의 증상이 사람들의 주목을 받게 되었을 것이고 이에 대하여 언급한 것을 역사 기록에서 찾아 볼 수 있다. 고대부터 현대까지 당뇨병은 계속 존재했지만 19세기까지 제2형 당뇨병은 일반인에게 흔한 질병은 아니었고 많이 먹고 비만해질 수 있는 왕족이나 부자의 질병으로서 명맥을 유지하였을 것이다. 약 100여년 전 이전까지 농경 민족의 주식은 정제되지 않은 당질인 잡곡, 현미, 전분 등과 당도가 낮은 자연산 과실과 채소 등이 주류였다. 섬유질을 제거한 백미나 밀가루를 만들려면 노동력과 비용이 무척 많이 들었기에 흰 쌀밥이나 흰 빵은 부자들만 먹을 수 있었다. 그러나 산업 혁명 이후 곡류를 도정하고 정제하는 기술이 발전하고 비용이 저렴해지면서 서민의 주식도 정제 당질로 바뀌게 되면서 부자에서 생기는 제2형 당뇨병은 점차 일반 국민의 병으로 자리를 옮기게 되었다(표 3). 산업화가 가장 먼저 이루어진 서유럽과 미국의 경우 19세기 말부터 제2형 당뇨병 환자가 늘기 시작하여 20세기 초반에는 인구의 약 5~7%정도가 당뇨병 환자가 되는 현상을 보이게 되었다. 우리나라를 포함한 후 개발국가들은 20세기 중반까지 당뇨병 환자가 많지 않았지만 20세기 후반기에 경제개발이 이루어지면서 빠른 속도로 당뇨병 환자가 늘기 시작하여 21세기 들어서서 선진국 수준인 5~7%의 당뇨병 유병률을 보이고 있다. 싱가포르, 홍콩 및 중국의 일부

지역에서는 당뇨병이 폭발적으로 늘어나서 지역에 따라 당뇨병의 유병률이 약 10%를 넘는다는 보고도 있다.

【표3】 서구화로 인한 산업화와 음식문화의 변화

서구화 – 산업적인 측면	서구화 – 영양학적인 측면
산업화와 농업생산성의 증가	(저렴한) 총칼로리 섭취의 증가
축산업의 발달과 육류 생산의 증가	3대 영양소 섭취에서 당질의 증가
식품제조기술의 발달	육류의 지방함유량 증가
가공식품과 냉장식품의 등장	지질의 성분변화 (포화지방산 증가 등)
종자와 품종의 개량	미량영양소 섭취의 감소
단일품종 경작물의 대량생산	섬유질 섭취의 감소
낙농의 발달과 유제품의 보급	음식의 산/염기 비율 증가
외식문화의 발달	음식의 나트륨/칼륨 비율 증가
음식문화의 세계화	

피마인디언의 역사와 당뇨병에 관하여 잠시 살펴보자. 아메리카 인디언들은 한국 사람들과 같은 북방 아시아의 몽골족의 후손이며 약 3만년 전 및 빙하기 말기에 베링 해협이 육지로 연결되었을 때 시베리아에서 아메리카로 건너가게 되어서 현재 남북 아메리카에 있는 토착 인디언의 조상이 되었다. 북미의 인디언 중 서부개척 이후 인디언 보호구역으로 옮겨진 부족도 있는데 이 중 한 부족이 피마(Pima)인디언이다. 피마인디언들은 미국 중서부 보호구역에서 정착 생활을 하게 되면서 날씬하던 사람들이 비만해지기 시작하여 현재는 전체 부족민의 90%가 고도 비만이며 50%는 당뇨병을 가지고 있다. 이는 매우 놀라운 현상으로서 의학적 관심을 불러일으켜서 피마인디언은 비만과 당뇨병과의 관계를 연구하는 중요한 모델이 되었다. 학자들은 피마인디언들이 비만해진 원인을 다음과 같이 설명하고 있다. 피마인디언들은 시베리아에 거주할 당시에는 맘모스

와 같은 동물을 사냥하면서 지내고 있었다. 이러한 대형 동물 수렵생활의 특징은 사냥을 하여 포식한 후 다음 사냥감이 잡힐 때까지 굶으면서 버티는 생활이며 한번에 최대한 많이 먹고 체내에 에너지를 비축하여서 최대한 버티는 것이 생존 전략이었다. 피마인디언은 캐나다 지역에 넘어와서는 순록을 사냥하면서 대형 동물 수렵생활을 계속 유지하였으며 이후 북미의 빙하가 녹으면서 중부지역에 생긴 회랑 지대를 수직으로 남하하여 미국의 중남부에 정착하게 되었는데 여기서 또 다시 들소를 만나면서 대형 동물 수렵생활을 19세기까지 유지할 수 있었다. 그러나 20세기 초에 피마인디언들은 인디언 보호구역에 들어가 정착하면서 정부에서 무상으로 제공하는 음식을 먹고 활동량은 줄어들어서 주민의 대부분이 비만해지고 당뇨병도 만연하게 되었다. 수렵생활에 오랜 기간 적응된 고대인이 갑자기 현대 문명사회에 노출이 된다면 비만해지면서 당뇨병이 생긴다고 하는 예를 지금 피마인디언에서 찾아 볼 수 있는 것이다. 이러한 현상을 의학적으로 절약유전자가설(Thrifty Genotype Hypothesis)이라고 한다. 지금 현대인의 식생활 문화는 인류의 에너지 대사 유전자가 변화하여 적응하기에는 너무 짧은 시간 동안에 빠른 속도로 변화한 것이다. 이러한 유전자와 환경의 부조화로 인하여 현대인에게 문명병의 일종인 비만, 고지혈증, 고혈압 및 당뇨병이 나타난다는 것을 피마인디언이 극적으로 보여 주고 있다.

성인병이란 일반적으로 고혈압, 당뇨병, 비만, 고지혈증 및 동맥경화증을 지칭한다. 성인병을 구성하는 당대사 이상, 이상지질혈증, 고혈압 및 동맥경화증은 원래 서로 다른 각각의 질환이지만 최근 의학의 발전은 이들 질환을 바라보는 관점을 바꾸고 있다. 지난 50년간의 연구 결과들은 이 질환들의 근본 원인으로 인슐린 저항성을 지목하고 있다. 인슐린 저항성이란 인체에서 인슐린을 췌도세포가 분비하지만 신체 각 부위에서 인슐린의 작동이 안 될 때를 이야기 한다. 인슐린 저항성이 생기면 혈당이 높아지므로 이 신호가 췌도세포에 다시 전해져서 인슐린을 더 많이 분비하게 되어 혈액의 인슐린 수치가 높아진다. 인슐린 저항성이 있는 사람의 혈액을 검사하여 보면 인슐린이 정상치 보다 2~10배 가량 높아져 있는데 이를 고인슐린혈증이라고 부른다. 인슐린 저항성으로 인한 고인슐린혈증은 단백질과 지방대사 및 세포 성장에 나쁜 영향을 미치게 된다. 고인슐린혈증은 간과 지방세포에서 중성지방의 합성을 과도하게 촉진한다. 중성지방이 간세포 내에 축적이 되면 간세포의 지방 변성화와 염증을 유발하며 결국 간세포의 괴사까지 생기게 된다. 이를 지방간이라고 하는데 고인슐린혈증으로 인한 지방간은 최근에 들어서 생긴 신종 문명병이다. 고인슐린혈증은 복부의 내장지방도 늘린다. 내장지방량의 증가는 비만과 고지혈증을 동반하게 되고 고혈압도 유발된다. 또 이러한 상태가 오래 지속되어서 인슐린의 과잉 분비가 소진된다면 혈당조절 능력을 상실하게 되어서 결국 당뇨병도 발병된다. 비만, 고지혈증, 고혈압 및 당뇨병 등의 조합이 지속되면 심혈관계에 영향을 미쳐서 마침내 동맥경화증이 생기게 된다. 이러한 과정의 핵심 원인은 인슐린 저항성과 고인슐린혈증인데 이로 인하여 수반되는 고지혈증, 고혈압, 당뇨병 및 동맥경화증의 질병 조합과 상태를 총칭하여 대사증후군(Metabolic Syndrome), 인슐린 저항성 증후군(Insulin Resistance Syndrome) 또는 X 증후군(Syndrome X)이라고 의사들은 부르고 있다. 최근의 늘어난 제2형 당뇨병 환자는 대사증후군이 동반되어 있는 경우가 많은데 그러한 환자들은 혈당만 치료하는 것이 아니고 대사 증후군의 요소인 비만, 고혈압 및 지질대사 이상 등도 같이 관리하여야 한다. 대사증후군 치료의 핵심은 원인으로 지목되는 인슐린 저항성과 고인슐린혈증을 우선적으로 개선해야 한다는 점이다. 인슐린 저항성을 감소시키는 방법에는 여러 가지가 있다. 인슐린 저항성을 개선하는 당뇨병 약제들도 개발되어 있지만 이는 제대로 된 치료가 아니고 식단의 변화, 열량 섭취의 제한, 체중감소와 운동량의 증가로 후천적인 인슐린 저항성을 감소시키는 것이 대사증후군의 가장 바람직한 치료가 된다.

10 한국인과 당뇨병

경제가 발달하고 생활양식이 서구화되면서 당뇨병이 증가하는 현상을 개발도상국에서 볼 수 있지만 특히 우리 나라, 싱가폴, 대만, 중국과 같이 경제가 급속히 발전을 한 경우에는 당뇨병이 매우 빠르게 증가하였다. 1970년대에는 전국민의 1% 미만이라고 추정되던 국내 당뇨병 환자수가 1990년대에는 약 3%로 증가되었으며, 2000년대에는 5%를 넘게 되었다. 2011~2013년도 국민건강보험 공단에 보험 청구된 통계를 보면 376만 명의 국민이 당뇨병으로 진료를 받았고 동기간에 인구 수 4,589만명으로 나누어 보면 국내 당뇨병의 유병률은 7.6% 정도가 된다. 당뇨병 진료를 받고 있지 않는 환자수를 더 추가한다면 실제 당뇨병 환자수는 이보다 더 많을 것이다. 또한 당뇨병 전단계인 내당능장애자 또한 많이 있을 것이므로 당대사에 장애가 있는 모든 사람들의 수는 인구의 10%를 넘을 것으로 예상이 된다.

한국인은 단일민족으로 서구인과 유전적 특성이 다르고 기후와 풍토 및 문화 환경이 다르기 때문에 당뇨병에서 서구인과 다른 점들이 있다. 가장 큰 특징은 제1형 당뇨병의 발생율이 전세계에서 가장 낮다는 점이다. 핀란드에서는 1년에 취학아동 10만 명당 30~40명 꼴로 제1형 당뇨병이 발생하는데 비하여 우리나라에는 10만 명중에 약 1.0~1.5명이 발병하는 것으로 조사되었다. 제1형 당뇨병은 성인에서도 발병이 되어서 소아 연령대 보다 2배 이상 더 많은 환자가 존재한다. 둘째로는 제1형 당뇨병도 아니고 제2형 당뇨병도 아닌 중간형 당뇨병 환자가 전체 당뇨병 환자의 약 10%까지 존재한다. 이러한 당뇨병을 제1.5형, 제3형 또는 영양실조형 당뇨병으로 분류하기도 하였으나 최근의 당뇨병 분류를 적용한다면 기타 당뇨병에 속한다. 기타 당뇨병은 각 개인마다 당뇨병 유발 요인이 다른 매우 다양하거나 희귀한 발병 요인을 가지고 있는 환자군이다. 셋째, 최근까지 거론되었던 이야기로 한국인 당뇨병은 서구에 비해 비만한 사람이 적다는 점이다. 서구인 당뇨병 환자의 70~80%는 비만한 것에 비하여 우리나라 당뇨병 환자는 오히려 비만하지 않고 마른 당뇨병 환자가 70~80% 정도를 차지하였었다. 이는 1980년대 이전에 당뇨병이 많지 않았던 시절에 나타났었던 현상으로 한국인은 인슐린 분비능력이 서구인에 비하여 감소되어 있어서 당뇨병 유발 환경인자에 취약하여 저체중에도 쉽게 당뇨병이 발병하는 현상으로 설명하기도 하였다. 그러나 21세기에 들어서면서 당뇨병 환자가 늘어나면서 제2형 당뇨병 환자 중에서 비만한 사람의 비율이 점차 늘어났다. 비만의 기준을 서구인의 것으로 적용한다면 비만한 환자가 많지 않으나 한국인의 비만 기준을 적용한다면 제2형 당뇨병 환자 중에서 비만한 사람이 50% 이상이 된다. 따라서 당뇨병 환자의 비만도는 향후 서구인의 비율과 유사해질 것으로 예상이 된다. 넷째, 당뇨병의 치료 측면에서 다른 점이 있다. 한국사람의 당뇨병이라고 해서 당뇨병 치료 약제가 다르지는 않다. 우리나라 의료진이 당뇨병 환자를 진료할 때 전세계 공통의 당뇨병 치료약제와 권장안을 사용하고 있다. 다만 음식문화가 다르므로 식사요법의 내용이 서구인과는 다르다. 식사요법의 원칙은 같지만 미국인 당뇨병 환자에게 하는 식사 교육 내용을 한국인에게 적용할 수는 없고 한국인의 식사 내용에 맞게 고안된 것을 사용하여야 한다. 지금 국내에서 사용되고 있는 식사요법 권고안은 한국인에게 맞도록 대한당뇨병학회에서 고안한 것이다.

  20세기 이후 대한민국의 경제발전과 서구화가 우리나라의 음식문화를 어떻게 변화시켰고 당뇨병에 위험한 환경을 조성하였는지를 간략히 살펴보도록 하자. 우리나라는 전통적으로 수 천년 동안 농경 문화를 유지하여 왔다. 우리나라 기후와 풍토의 특성상 밀이나 다른 작물은 재배가 잘 되지 않는 관계로 쌀농사를 주로 지었으며 하얀 쌀밥을 지어 먹는 것을 최고의 기쁨으로 여기는 백반위주의 음식문화를 이루었다. 그러나 재래식 농사 방법과 기술 수준으로는 모두가 배불리 먹을 수 있는 충분한 양의 쌀을 생산하지 못하였기에 주식을 다 쌀로 채우지 못하고 보리 등의 잡곡으로 모자람을 보충하였다. 일반 서민들에게 계절에 따라 풍요로움이 있기도 하였지만 일부 부유층을 제외하면 영양실조와 굶주림은 항상 존재하였다. 쌀밥이 주식으로 정착한 뒤로 쌀밥을 맛있게 먹기 위하여 소금이나 간으로 처리된 반찬과 국이 필요로 하였으므로 장이나 젓갈 반찬 및 국물을 중요시 하는 음식 문화가 자연스럽게 발달하였다. 또한 삼면이 바다라서 해산물이 풍부하고 산림이 많으며 사계절이 뚜렷한 까닭에 토속음식 재료들도 많이 발달하였는데 계절에 따라 산출량이 제한적이고 보관과 유통 등의 문제로 제한된 음식이었다. 우리나라 서민들이 서구 음식을 접하게 된 것은 일제 강점기 이후이다. 그러나 빈곤과 가난은 계속되었으며 6.25 전쟁의 커다란 전화를 겪고 나서 미국의 밀가루가 무상 원조되면서 본격적으로 서구식 음식문화가 도입되기 시작하였다. 경제 성장과 더불어 쌀의 생산량도 늘어나서 1983년도에 처음으로 쌀의 자급자족이 가능해졌으며 지금은 오히려 쌀이 남아 돌고 있다. 맛있는 쌀밥을 지향하는 음식문화에서 쌀의 자급자족이 가능해지고 가격이 저렴해짐에 따라 도정된 곡물(백미)로 인한 당질 섭취량의 증가는 영양실조를 해소하고 국민영양과 체력을 향상시키는데에 크게 기여를 하였다. 그러나 백미 섭취의 증가는 서서히 당뇨병의 위험요소로도 작용하기 시작하였을 것으로 생각된다. 또한 경제의 발전과 국민소득의 증가로 새로운 요리의 개발, 퓨전 요리의 등장 및 외식문화가 급속히 발달하였고 세계적인 식품과 음식 업체들이 국내에 진출하게 되었다. 이에 따라 밀가루, 설탕 및 유제품의 소비량이 급격히 늘어났으며 동물성 단백질의 소비량도 늘어나게 되었다. 특히 설탕의 소비량이 많이 늘어났는데 설탕은 직접 설탕을 먹는 것 뿐만아니라 가공식품, 유제품, 각종 과자와 빵 등의 제조 과정에서 첨가되고 있으며 요리 과정에서도 불고기, 조림, 무침 등 각종 요리의 신맛, 매운맛 및 짠맛을 중화시키기 위하여 첨가되고 있다. 설탕은 심지어 고유의 맛을 가지고 있는 토산 식품에도 맛을 배가하기 위하여 첨가되고 있다. 결과적으로 현재 우리나라 음식문화에서 주식, 간식 및 기호 식품에서 당질이 차지하는 비중이 상당히 늘어났고 당질의 내용에서 백미(흰밥), 백분(흰 밀가루) 및 백설탕 등의 정제 당질이 주류를 이루게 되었다. 이러한 음식문화는 빈곤과 영양실조를 추방하고 풍요로움을 가져왔지만 인체의 에너지 대사측면에서 인슐린의 요구량을 늘리고 작용을 방해하는 작용을 하게 되어 비만을 유발하고 당뇨병까지 일으키는 환경을 구성하고 있다(표 4).

【표4】 우리나라 음식문화의 변화

선사시대 ~ 근대화 이전	근대화 이후 ~ 현재
농경문화	1950년 이전
쌀농사 위주, 밀과 잡곡은 보조적 백미의 맛을 선호하는 백반위주의 식사 보조 역할의 양념, 장, 젓갈, 국이 발달 육류의 소비는 제한적	백반위주의 식사, 근검절약 식생활 인구증가와 기근으로 궁핍과 영양실조 서양음식의 소개
토산음식	1950년 이후
계절에 따른 다양한 임산물 보관과 수량 및 지역적 한계	밀가루의 무상 보급 미국식, 서구화의 급격한 시작 경제 성장의 시작
수산물	1980년 이후
3면 바다에 따른 다양한 수산물 전근대적 어업의 생산 한계 보관과 유통의 한계	농업기술 발달과 쌀의 자급자족, 생산물 과잉 양식, 양돈, 양계업, 낙농 및 목축업의 발달 하우스 재배로 4계절 야채와 과일 공급 새로운 단품, 퓨전, 일품 요리의 개발 저렴한 가격의 술과 소비량 증가 설탕 소비량 증가, 간식 문화의 발달 대기업 가공 식품의 일반화 외식 문화/산업의 발달 다국적 대기업 식품/음식회사의 등장

제2장

합병증 알아보기

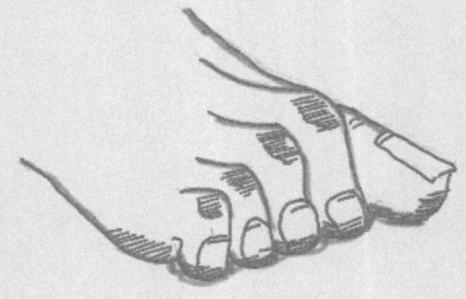

혈당이 높은데 치료를 안하고 악화되면 극심한 고혈당으로 기력이 없어지며 탈수되어 사망할 수 있는데 이것이 당뇨병의 급성 합병증이다.

혈당이 높은데 치료를 안하고 오래 동안 방치하면 혈관이 손상되고 파괴된다. 인체의 혈관 중에서 고혈당에 특히 취약한 부위에 여러 가지 증상이 나타나는데 이것이 당뇨병의 만성 합병증이다.

01 당뇨병의 합병증

합병증은 어떤 질병이 생기고 난 후에 그 질병으로 인하여 생기는 이차적인 질환들을 말한다. 당뇨병의 합병증은 당뇨병 환자에서만 생길 수 있는 질환이다. 고혈당이 갑자기 심해지면 급성 합병증이 생기고 고혈당이 오래 경과하면 만성 합병증이 생기므로 합병증은 당뇨병의 연속된 또는 후속된 질병이라고 생각할 수 있다. 당뇨병과 관련이 없는 타 질병들 중에는 당뇨병 환자에서 더 잘 생기는 질환들이 있는데 이 질환들은 합병증은 아니고 당뇨병에 자주 동반되는 질환으로 구분한다.

당뇨병의 급성 합병증은 갑작스럽고 빠르게 진행이 되며 초기에 치료하지 않고 방치한다면 생명에 위험을 줄 수 있다. 급성 합병증은 당뇨병 자체가 극심하게 악화된 최종 결과라고 생각하면 이해가 쉽게 된다. 제2형 당뇨병 환자에서 혈당이 급작스럽게 높아지거나 또는 서서히 높아지더라도 혈당이 너무 높게 올라가면(600 mg/dl 이상) 몸의 상태가 나빠지면서 의식이 혼미해진다. 이 상태가 급성 합병증의 하나인 고혈당성 혼수이다. 제1형 당뇨병 환자에서 당뇨병이 급성으로 악화되면 고혈당뿐만 아니라 케톤산이라는 물질이 다량으로 생성되어 상태가 악화되면서 의식이 혼미해지는데 이를 당뇨병성 케톤산혈증이라고 한다. 당뇨병을 치료하다 보면 혈당강하제가 너무 과도하게 투입이 되거나 환자가 식사를 거르는 경우도 생길 수 있다. 이러한 경우 혈당이 너무 떨어지는 저혈당이 생길 수 있는데 심한 저혈당이 생기면 의식이 혼미해진다. 이 세 가지의 공통점은 혼수 상태인데 갑자기 의식이 혼미해진 당뇨병 환자가 응급실에 온 경우 의료진은 혼수의 원인이 고혈당성인지, 케톤산혈증인지 또는 저혈당성 혼수인지를 빨리 구별하고 즉각 치료를 하여야 한다.

당뇨병의 만성 합병증은 오랜 기간의 고혈당으로 인하여 인체의 크고 작은 혈관이 손상되어서 나타나는 증상이다. 수도관 속에 오물이 많으면 수도관이 부식되는 것처럼 혈액에 포도당의 농도가 높아져 있으면 혈관 내면에 손상이 생기게 된다. 인체의 모든 조직에는 혈관이 분포하고 세포는 혈액 순환을 통하여 영양분을 공급받고 노폐물을 배출한다. 혈관이 없는 머리카락이나 손발톱 조직은 당뇨병의 합병증이 생기지 않는다. 동맥, 정맥 및 모세혈관 등의 모든 혈관은 내벽을 싸고 있는 한 겹의 세포가 있는데 이를 혈관 내피세포라고 한다. 혈관을 따라 흘러가는 혈액에 녹아 있는 포도당이 약 200 mg/dl보다 더 높아지면 당독성으로 인하여 혈관 내피세포는 손상을 받기 시작한다. 고혈당이 어떻게 내피세포를 손상시키는 지에 대하여서는 의학적으로 자세하게 연구가 되어 있다. 어쨌든 고혈당으로 혈관 내피세포가 손상을 받으면 혈관 기능에 이상을 가져오고 혈관은 결국 막히거나 확장되면서 출혈이 일어나고 해로운 물질이 혈관 주변으로 흘러나가게 된다. 혈관이 손상되면 조직과 기관의 기능에 지장이 생기고 변형이 초래된다. 이러한 과정이 축적된 결과로서 환자는 발이 저리거나 시력이 나빠지는 등의 만성 합병증 증상을 느끼게 된다.

혈관은 인체 여러 곳에 분포하지만 각 부위마다 특성이 다르고 혈관 내 피세포의 내구성도 각각 다르다. 혈관 내피세포가 고혈당에 의해 쉽게 손상되는 부위가 있는 반면 손상이 잘 생기지 않는 부위도 있다. 당뇨병 환자에서 혈관 손상이 가장 일어나기 쉬운 곳은 눈의 안쪽에 위치한 망막 모세혈관, 신장 안쪽 부위에 있는 사구체 모세혈관 그리고 말초신경의 기다란 가지인 축색돌기에 분포하는 신경 모세혈관이다. 신경 합병증도 신경이 먼저 손상되는 것이 아니고 신경 조직에 분포하는 미세혈관에 먼저 손상이 생기고 이에 따라 이차적으로 신경의 구조가 손상되고 변형이 생기는 것이다.

당뇨병의 만성 합병증은 합병증이 발생한 혈관의 크기에 따라 미세혈관 합병증과 대혈관 합병증으로 분류한다. 모세혈관이 주로 분포되어 있는 눈의 망막, 콩팥, 신경에 생기는 합병증은 미세혈관 합병증으로 분류하고, 뇌동맥, 심장 동맥 및 하지 동맥에 합병증이 발생하면 대혈관 합병증이라고 한다. 당뇨병성 합병증의 분류와 종류를 알기 쉽도록 표 5와 그림1에 정리하였다. 이러한 분류는 현대의학이 당뇨병의 합병증을 이해하기 시작하면서 복합한 합병증을 알기 쉽도록 임상적 관점에서 구별하여 놓은 것이다.

【표5】당뇨병성 합병증의 분류

급성 합병증	케톤산혈증 고삼투압성 고혈당 상태 저혈당
만성 합병증	미세혈관 합병증 　　망막증: 비증식성 망막증, 증식성 망막증, 황반부종 　　신증: 미세알부민뇨기, 현성 단백뇨기, 신장기능저하, 　　　　　말기 신부전증 　　신경병증: 전신성 대칭성 다발신경병증(하지) 　　　　　　단일성 및 다발성 단일신경병증(안구신경) 　　　　　　자율신경병증(식도, 위, 장, 방광, 심장, 혈압) 대혈관 합병증 　　심혈관질환(협심증, 심근경색) 　　뇌혈관질환(뇌출혈, 뇌경색) 　　하지동맥질환(하지 동맥협착, 하지 동맥 폐색)
잘 생기는 감염증	방광염, 신우신염, 기포성 신우신염, 신농양, 패혈증, 피부 진균증, 부비동 진균증, 악성 외이도염, 폐결핵, 폐렴
잘 동반되는 질환	백내장, 녹내장, 골다공증, 골관절염

【그림2】당뇨병의 만성 합병증과 자주 동반되는 질환

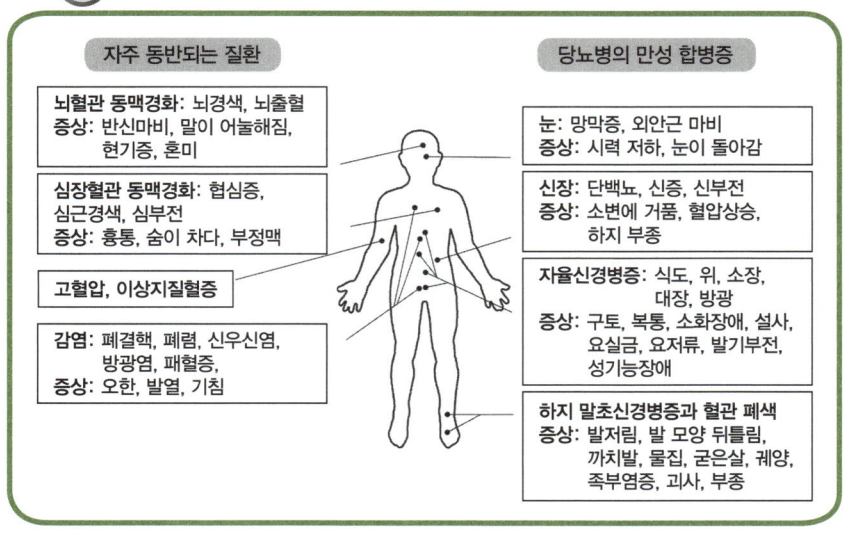

제2장 합병증 알아보기

당뇨병이 처음 발병했을 때의 증상인 다음, 다뇨, 다식 및 체중 감소 등의 증상이 좋아지면 환자들은 당뇨병이 치료된 것으로 생각하고 혈당 조절을 소홀히 하는 경우가 있다. 당뇨병은 급성 질환이 아니고 단기간에 완치되지 않는다. 현재 느끼는 증상이 없고 아픈 곳이 없다고 해서 당뇨병 관리를 안하고 지내면 합병증이라는 결과가 발생할 수 있다. 합병증은 증상이 없는 상태에서도 진행이 될 수 있으므로 당뇨병 환자는 정기적인 검진을 하여 합병증 유무를 확인하도록 하고 합병증 발생 전 또는 초기 단계에서 치료하는 것이 최선의 방법이다. 이미 통증이나 증상이 발생한 단계에서 합병증을 발견한다면 합병증은 상당히 진행된 상태일 수도 있다. 만성 합병증은 발병하면 계속 진행이 되고 완치법은 없지만 여러가지 약제와 치료 방법들이 개발이 되어 더 이상의 악화를 방지하는 치료가 가능해졌다. 현재 50세 당뇨병 환자인데 만성 합병증으로서 당뇨병성 신증이 진단되었지만 그 진행 경과를 늦추어서 30년간 큰 문제 없이 살 수 있다면 실제적으로 합병증 관리는 성공했다고 볼 수 있다. 병원에서 당뇨병 환자에게 혈당 검사뿐만 아니라 합병증에 대한 검사를 정기적으로 시행하는 것은 혈당관리와 함께 합병증을 조기에 진단하기 위해서 필요하다. 당뇨병의 만성 합병증은 당뇨병이 오래 경과할수록 또 혈당 조절 정도가 불량할수록 비례하려 발생한다. 혈당, 당화혈색소 및 고지혈증의 당뇨병 관리 목표치는 합병증의 발생을 최소화하는 것을 염두에 두고서 설정된 것이므로 환자들은 목표치에 도달하도록 최선을 다하여 당뇨병을 관리하여야 한다.

당뇨병에서 어떠한 합병증들이 발생하는지, 합병증의 증상은 어떠한 것인지를 당뇨병 환자가 미리 알고 있으면 당뇨병 자가 관리에 도움이 된다. 당뇨병은 평생 더불어 관리해야 하는 질병이므로 환자들이 자신의 몸을 둘러보고 미리 조심할 수 있는 지식이 있다면 당뇨병을 이겨내고 극복할 수 있다. 당뇨병의 중요한 합병증에 대하여 알아보도록 하자.

02 급성 케톤산혈증

　인슐린 주사제가 개발되기 전까지 소아 또는 제1형 당뇨병 환자에서 케톤산혈증이 생겼다면 곧 죽음이 다가왔다는 것을 의미하였다. 그러나 병원에서 적절한 치료를 받으면 케톤산혈증은 99% 치료와 회복이 되므로 더 이상 무서운 합병증은 아니다. 다만 케톤산혈증이 발생한 것을 모르고 지내거나 병원 치료가 너무 늦게 시작되면 생명에 지장을 주거나 사망할 수도 있으므로 주의를 게을리해서는 안 된다. 케톤산혈증은 제1형 당뇨병 환자가 인슐린 주사 치료를 하지 않고 지냈을 때에 생기거나 치료를 받고 있더라도 심한 스트레스가 생겼을 때 발생할 수 있다. 케톤이란 지방산이 간에서 분해되어 형성되는 영양소이며 건강한 사람이 정상적인 식사를 할 때에 케톤은 생기지 않는다. 그러나 금식을 오래 하거나 단식을 한다면 케톤이 생기게 된다. 단식 중인 사람에서 케톤은 포도당의 대체에너지로 사용되어서 기아에 더 오래 버티게 하는 이로운 영양분으로 작용한다. 기아 상태에서 생기는 케톤산혈증은 기아를 버티는 생리적인 생존전략이지만 당뇨병성 케톤산혈증에서는 기아와 달리 케톤산이 엄청나게 다량으로 생성된다. 다량의 케톤산은 산으로 작용하여 인체의 체액을 산성으로 만들어 인체의 세포기능을 마비시킨다. 우리 몸의 모든 효소와 세포는 중성 환경에서 정상적인 기능을 하는데 몸이 산성으로 변하면 신체 기능에 심각한 장애가 발생하게 된다. 당뇨병성 케톤산혈증은 소아의 제1형 당뇨병에서 주로 발생하지만 제2형 당뇨병 환자에서도 드물게 발생한다. 케톤산혈증의 초기 증상은 메스껍고, 구토가 나며, 입맛이 없어지게 되고 기운이 없어지면서 숨이 차기도 하는데 종종 복통이 동반되기도 한다. 환자는 안절부절 못하는 등의 불안감을 보이고 숨을 가쁘게 쉬게 된다. 입술은 바짝 말라 붙어 있으며 피부는 거칠고 습기가 없이 말라있다. 환자가 내쉬는 숨에서 특징적인 아세톤 냄새가 나게 되는데 이는 혈액 속에 다량으로 생긴 케톤체가 폐에서 아세톤 기체로 바뀌어 뿜어져 나오기 때문이다. 이 상태에서 시간이 더 지나가면 환자의 의식에 장애가 오기 시작하고 환자는 헛소리를 하거나 꿈을 꾸는 듯한 가면 상태가 된다. 의식의 변화가 있다면 케톤산혈증이 더 심해진 것이고 생명에 지장을 초래할 수 있는 단계에 도달했다는 표시가 된다. 이 시점에서도 치료를 하지 않으면 24시간 이내에 혈압이 떨어지고 심장이 불규칙하게 뛰다가 멈추어 환자는 사망하게 된다. 케톤산혈증은 한번 시작되면 저절로 회복이 되지 않으므로 케톤산혈증이 의심이 된다면 환자는 자연히 좋아지기를 기다리지 말고 반드시 병원진료 또는 응급실로 방문을 하여야 한다. 다음과 같은 경우에 케톤산혈증이 발생할 수 있으므로 당뇨병 환자는 주의를 하여야 한다.

【요점7】 제1형 당뇨병에서 케톤산혈증이 생기는 경우

① 당뇨병이 생겼는데 모르고 지내다가 케톤산혈증이 생길 수 있다.
② 인슐린 치료를 하다가 임의로 중단한 경우
③ 인슐린 펌프 치료를 하던 중 펌프가 고장 난 경우
④ 인슐린 치료를 받고 있지만 독감, 부상 및 중병 등으로 스트레스가 심한 경우
⑤ 종기, 농양, 폐렴 또는 폐혈증 등의 감염이 생긴 경우
⑥ 심한 정신적인 스트레스

 【요점8】 제2형 당뇨병에서 케톤산혈증이 생기는 경우

① 기도원, 수용소 등에서 단식이나 금식 등의 고행을 할 때
② 양로원 등에서 당뇨병 치료와 관리가 제대로 안 되었을 때
③ 혼수 상태를 가져올 정도의 심한 음주를 한 후에

　제1형 당뇨병 환자는 케톤산혈증을 예방하기 위하여 인슐린 치료를 임의로 중단하는 일이 없어야 한다. 케톤산혈증의 증상과 유사한 증상을 느끼게 된다면 조속히 병원을 방문하여 케톤산혈증으로 진행되는 것을 초기에 막아야 한다. 당뇨병성 케톤산혈증이 자주 발생하거나 위험성이 높은 환자의 경우라면 케톤산혈증이 의심될 때 소변검사를 하거나 케톤산 검사 기능이 있는 간이혈당측정기를 이용하여 케톤산혈증 유무를 검사해 볼 수 있다. 당뇨병성 케톤산혈증의 치료는 부족한 인슐린을 즉시 보충하고, 수액주사로 탈수된 신체를 회복시켜 고혈당과 케톤을 감소시키고, 산성화된 몸과 전해질의 불균형을 교정하는 과정으로 이루어진다. 이러한 치료는 반드시 내과의사 또는 내분비내과의사의 진료와 함께 중환자실 규모의 시설을 갖춘 병원에서 하여야 하며 완전히 회복될 때까지 1주일 이상의 시간을 필요로 한다.

03 급성 고혈당성 혼수

　고혈당성 혼수 또는 고삼투압성 고혈당 상태는 제2형 당뇨병 환자에서 혈당관리를 소홀히 하여 생길 수 있는 당뇨병의 가장 극심한 형태이다. 보통 혈당이 300 mg/dl 이상이 되면 고혈당이라고 하는데 고혈당성 혼수 환자에서는 혈당이 600 mg/dl 이상이며 심한 경우에는 1,000~2,000 mg/dl까지 되기도 한다. 당뇨병 환자에서 갈증, 다뇨, 체중감소 등의 고혈당 증상이 지속되면서 기력이 점차 없어지고 정신이 맑지 못하다면 고혈당성 혼수 상태가 시작되었다고 의심해 보아야 한다. 고혈당이 지속되면 신체가 탈수되어 피부가 건조해지며 혀와 입술이 마르고 식욕이 없어지게 된다. 갈증이 심하지만 환자는 기운이 없어서 물을 마실 기력조차 없어지게 된다. 아무것도 먹지 않게 되면 탈수는 더 악화되어 의식이 없는 혼수상태까지 이르게 된다. 갈증과 혼미의 증상은 케톤산혈증과 비슷한 양상이지만 진행되는 속도는 느려서 수일에서 수주에 걸쳐 진행이 된다. 의식 혼탁이 생길 때 일부 환자에서는 간질발작이나 일시적인 마비증상이 나타나서 뇌졸중으로 오인되는 경우도 있다. 고혈당성 혼수는 수분 섭취를 적절히 할 수 없는 고령의 환자, 뇌졸중 환자 또는 신장기능에 장애가 동반된 당뇨병 환자에서 종종 발생한다. 환자의 대부분은 노인들이며 기존에 중풍이 있거나 양로원 수용자 등의 경우처럼 거동이 불편한 경우에는 발생 가능성이 커진다.

고혈당성 혼수는 서서히 진행되므로 가족 또는 주변의 사람들이 환자의 변화를 조기에 알아차리고 인슐린 치료와 함께 수분을 공급한다면 진행을 막을 수 있다. 조기 진단의 필수는 혈당이 평소보다 많이 높은 것을 조속히 발견하는 것인데 400 mg/dl 이상의 고혈당이 지속되면서 탈수 증상이 나타난다면 빨리 담당 의료진에 연락하여 조언을 구하거나 병원을 방문하여 치료를 받아야 한다. 또한 의식의 변화가 있거나 집에서 자가로 측정한 혈당이 계속 500 mg/dl 이상이면서 환자의 상태가 개선이 안 되는 경우는 즉시 응급실로 내원하여야 한다.

고혈당성 혼수의 의학적 치료는 수액과 전해질 및 인슐린을 투여함으로써 환자의 탈수와 고혈당 상태를 회복시키는 것이다. 병원 응급실을 방문하여 치료하더라도 발견을 너무 늦게 하거나, 치료가 늦어진 경우, 저혈압에 의한 쇼크가 동반된 경우, 심신이 허약한 경우, 기존에 중풍 또는 심장병 및 신장 합병증 등이 있는 경우에는 회복이 안되고 사망할 가능성이 높아진다. 환자의 연령이 높다면 회복율이 떨어져서 약 10~20%의 환자가 사망할 수 있고 치료 도중에 폐렴이나 패혈증이 동반된다면 사망률이 50% 이상에 이른다.

04 망막증 – 눈 합병증

　신체의 모든 부분이 다 중요하지만 눈도 가장 소중한 신체 기관 중 하나이다. 당뇨병이 오래 경과하면 눈에 합병증이 생길 수 있고 당뇨병과 무관한 안과 질환도 생길 수 있다. 눈은 구조와 기능은 카메라와 유사하고 크기는 작지만 매우 정밀한 구조이며 망막은 카메라의 필름과 같은 역할을 하고 있다. 망막은 모세혈관과 시신경이 분포하여 투영된 물체의 상을 대뇌로 전달하는 기능을 하는 곳으로서 매우 정밀한 신경조직이다. 눈의 가장 안쪽에 있는 망막은 육안으로는 볼 수 없고 검안경으로 들여다 보아야 볼 수 있다. 당뇨병의 만성 합병증인 망막증은 망막 모세혈관 내피의 손상으로부터 시작이 된다. 망막의 모세혈관이 고혈당에 오랜 기간 노출이 되면 막히거나 터져서 미세출혈이 생기게 되지만 이 단계에서 환자의 증상은 없다. 망막 주변에 출혈된 혈액은 흡수되어 치유되기도 하지만 혈관 손상이 계속 진행되고 출혈 부위가 확대되면 시신경이 손상을 받게 되면서 시력이 저하된다. 망막 출혈량이 갑작스럽고 그 양이 많으면 혈액이 시신경 앞을 가로 막아 눈앞에 물체가 떠다니는 것이 보이면서 시력이 갑자기 저하된다. 이러한 단계에서 망막증 치료를 안하고 방치하면 시신경에 점차 영구적인 손상이 생기고 섬유화가 진행되어 결국 실명을 하게 된다(그림 3).

당뇨병 환자가 망막증의 유무를 확인하려면 안과의사의 진료를 받아야 한다. 최신의 광각 디지털 안저 카메라로 망막을 촬영하면 망막증 유무가 바로 확인이 된다. 당뇨병 환자에서 시력에 아무 증상이 없다고 하더라도 당뇨병이 오래 경과하면 미세한 망막증은 조금씩 생길 수 있다. 조사된 바로는 당뇨병성 망막증이 없던 당뇨병 환자에서 해마다 약 5% 정도에서 망막증이 새로 발생한다고 한다. 당뇨병이 20년 이상 경과된 환자에서 시력에 지장이 없더라도 망막 검사를 하여 보면 망막 모세혈관에 꽈리 같은 미세동맥류가 있고 점상 출혈과 혈액 삼출액이 망막에 산재되어 있는 상태 즉 비증식성 또는 배경성 망막증이 있는 것을 종종 발견 할 수 있다(그림 4).

당뇨병을 진단 받은 지 5년 이상 지난 제1형 당뇨병 환자나 처음 진단된 제2형 당뇨병 환자는 시력에 이상이 없더라도 1~2년에 일회 이상 정기적으로 안과 검진을 받도록 한다. 아주 초기에 발견된 배경성 망막증은 치료가 필요없지만 주기적 관찰은 필요하다. 배경성 망막증이 어느 정도 진행이 되었거나 증식성 망막증으로 진행될 위험이 있으면 레이저 기기로 망막의 주변 부위에 광응고술을 시행하여 망막증의 진행을 억제한다. 최근에는 망막 혈관 증식을 자극하는 혈관성장인자를 방해하는 항체 주사제가 개발되어 이를 망막증 치료에 사용하고 있다. 이 주사는 망막 혈관의 증식을 효과적으로 억제하여 증식성 망막증으로의 진행을 차단한다. 일단 망막증이 증식성 망막증의 단계로 들어서서 실명의 위험이 있다면 안과 전문의의 판단에 따라 초자체 절제술이라는 수술을 할 수 있다. 이 수술은 시력을 회복시키기 보다는 현재의 시력과 안구를 보존하는 효과를 가지고 있다.

[그림3] 안구의 구조와 망막 혈관의 출혈

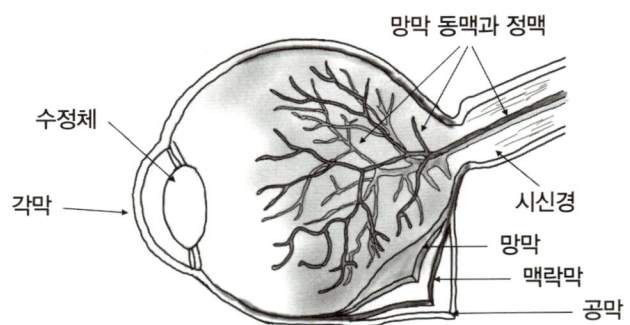

안구의 구조와 혈관
안구의 안쪽 막망층에는 시신경이 분포하고 있는데, 시신경의 영양공급과 노폐물 제거를 위한 망막 혈관이 시신경 사이 사이로 정교하게 그물망처럼 배치되어 있다. 그림에는 망막 동맥과 정맥이 표시되어 있지만 더 가느다란 망막 모세혈관이 망막 전체에 뒤덮혀서 분포하고 있다. 망막 혈관은 지속적인 고혈당에 의하여 손상을 받기 쉬우며, 그 손상의 시작은 망막 혈관의 출혈과 막힘으로 나타난다. 일단 출혈과 막힘이 생기면 후속 반응으로 출혈의 재흡수와 반흔조직 생성이 뒤따르게 되고 이 과정이 반복되면 시신경이 손상되어 시력은 점차 나빠지게 된다.

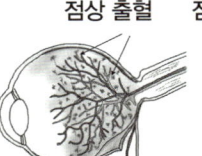 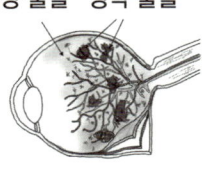 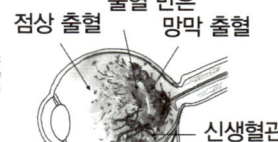

초기 망막증
가장 초기 병변으로 망막의 점상 출혈이 생기지만 시력의 변화는 아직 없다.

진행된 망막증
망막의 출혈 부위가 커지게 되면 시력 저하가 나타나게 된다.

말기 망막증
망막의 출혈 부위가 재흡수 되면서 반흔 조직이 생기고 신생 혈관이 증식하여 망막의 구조를 파괴하고 시력이 완전히 상실된다.

【그림4】 당뇨병성 망막증의 실제 망막 사진

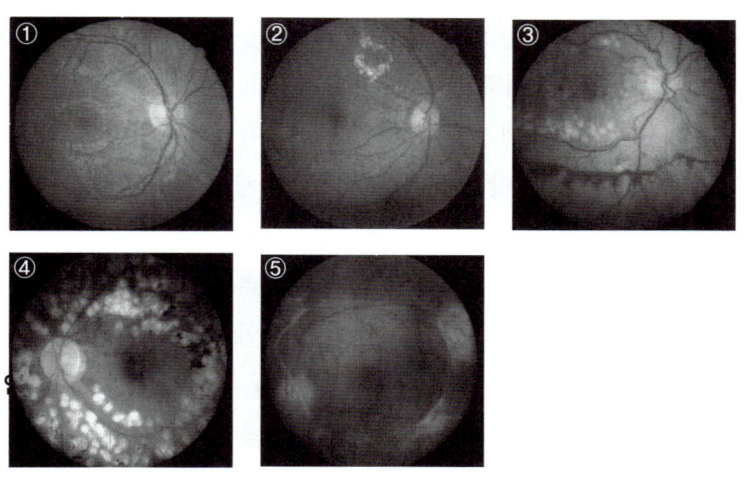

① 정상 망막: 망막의 우측 시신경판에서 망막동맥이 나와 가지를 치면서 망막으로 퍼져 나가는 것이 보인다.
② 배경성 망막증: 초기 망막증으로 망막 출혈이 흡수되어 생긴 삼출성 액체가 망막 상부에 보인다. 점상 출혈은 있을 것이지만 크기가 작아서 일반 망막 사진에서는 확인이 되지 않는다.
③ 망막 출혈: 망막증의 치료로 레이저 광응고술을 한 흔적이 한얀 점상으로 모여 있으며 망막의 하부에 빨래줄 처럼 출혈된 혈흔이 보인다.
④ 망막 레이저 치료: 반복적으로 레이져 치료를 한 흔적이 망막 면적의 50%를 차지하며 출혈은 흡수되어 거의 보이지 않는다.
⑤ 망막 주변부 섬유화와 반흔: 망막 출혈이 오래 경과하여 섬유화와 반흔 조직을 만들어서 시력에 장애를 주는 상태이다.

안구의 수정체가 뿌옇게 되면 마치 시야는 더러운 유리창 밖의 경치를 보는 것처럼 되어 잘 안보이게 된다. 이렇게 수정체에 혼탁이 생기는 질환이 백내장이다. 백내장의 주 원인은 노화이므로 노인들이 주로 백내장

수술을 하게 된다. 만약 당뇨병이 오래 되고 혈당조절이 잘되지 않았다면 당뇨병 환자는 일반인 보다 백내장이 더 잘 생기게 된다. 백내장의 치료는 시력이 저하되어 일상생활이 불편하게 될 때까지 기다렸다가 수정체를 빼내고 인공 수정체로 교체하는 수술을 하는 것이다. 당뇨병 환자는 백내장 수술을 하기 전에 혈당 조절이 잘되어야 한다. 혈당이 높으면 수술 후에 상처가 잘 낳지 않고 교체한 인공 수정체에 염증이 생길 수 있다.

당뇨병 환자는 일반인에 비하여 녹내장이 생길 확률이 높다. 녹내장은 눈 안의 압력, 즉 안압이 높아지는 질환이며 축구공에 비유하자면 공기를 너무 많이 넣어서 축구공 가죽이 지나치게 압력을 받는 상태, 즉 망막에 가해지는 압력이 높아서 시신경에 손상이 생기는 질환이다. 간혹 당뇨병 환자에서 갑자기 한쪽 눈의 움직임이 둔화되면서 복시가 생기는 경우가 있다. 이는 중풍이 아니고 안구의 움직임을 조절하는 3, 4 또는 6번 뇌신경에 손상이 생겨서 안구 근육에 마비가 생기는 것이다. 이는 당뇨병의 합병증의 분류상 단일 신경마비 합병증에 해당한다. 단일 신경마비는 신경 약물치료를 하면 수개월 내에 대개 회복이 된다.

05 신증 – 신장 합병증

　신장(콩팥)은 신사구체에 있는 모세혈관에 의해서 혈액을 걸러서 신체의 노폐물을 소변으로 내보내는 기능을 하고 있다(그림 5). 즉 신장은 정수기와 같은 역할을 하고 있으며 몸의 수분과 전해질을 조절하고, 혈압을 유지하는 기능도 하고 피를 만드는 조혈 호르몬과 칼슘을 조절하는 활성 비타민 D의 대사도 조절하고 있다. 신장기능이 저하되면 우선적으로 노폐물, 수분 및 염분 등이 몸에 축적되는 요독증이 발생한다. 신장기능이 거의 없어진 말기 신부전에 이르면 투석 또는 신장이식을 하여 신장기능을 대신하여야 하며 이러한 치료를 안 한다면 인체는 생명을 유지할 수 없다.

　당뇨병 환자에서 신장에 생기는 만성 합병증을 당뇨병성 신증이라고 한다. 말기 신부전으로 투석을 받고 있거나 신장이식을 받은 환자에서 신부전을 생기게 한 선행 원인질환을 조사해 보면 사구체 신염, 고혈압성 신질환, 기타 만성 신질환 및 당뇨병성 신증 등이 있는데 이중 당뇨병성 신증이 원인인 경우가 약 60% 정도가 된다. 과거에는 제1형 당뇨병 환자의 경우 20~40%에서, 제2형 당뇨병 환자의 10~20%에서 당뇨병성 신증의 합병증이 생겼지만 최근에는 더 좋은 당뇨병 약제가 개발되었고 환자들도 당뇨병 관리를 잘 하고 있어서 당뇨병성 신증의 합병증이 생기는 비율은 점차 낮아지고 있다.

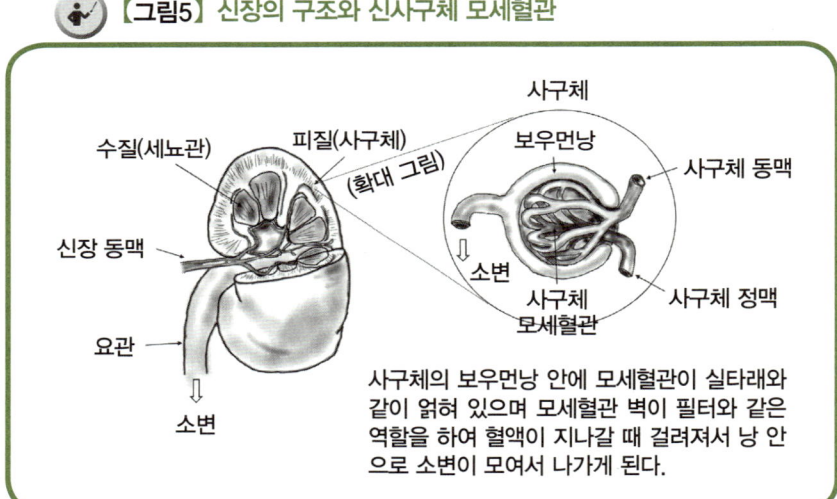

【그림5】 신장의 구조와 신사구체 모세혈관

사구체의 보우먼낭 안에 모세혈관이 실타래와 같이 얽혀 있으며 모세혈관 벽이 필터와 같은 역할을 하여 혈액이 지나갈 때 걸려져서 낭 안으로 소변이 모여서 나가게 된다.

당뇨병 환자의 신장기능은 발병 초기에 약간의 변화가 오지만 정밀 검사를 하지 않는 이상 일반 검사에서는 정상으로 나온다. 혈당관리가 미흡하여 고혈당이 5년 이상 지속이 되면 신장 사구체 모세혈관의 내피세포에 손상이 시작될 수 있다. 내피세포에 손상이 생기면 사구체 기능에 이상이 생기는데 가장 먼저 혈액 내의 단백질이 노폐물과 같이 소변으로 빠져나

가기 시작한다. 소변에 단백뇨가 생겼다면 이미 신증이 시작된 것이며 신증의 진행과 정도는 소변에 나오는 단백뇨의 양을 측정하여 알 수 있다. 단백뇨가 많이 나온다면 그만큼 신장 손상이 크고 진행이 되었다는 뜻이다. 소변으로 빠져 나올 수 있는 단백질은 종류별로 감마글로불린, 알부민, 세포단백질 등 여러 가지가 있는데 당뇨병성 신증에서는 주로 알부민이 나오므로 검사할 때 뇨알부민을 측정한다. 소변의 알부민 1일 배설량은 30mg 이하가 정상이다. 이보다 더 많이 배출되어 30~300mg 사이인 경우를 미세 알부민뇨 단계 혹은 초기 신증 단계라고 하고, 300mg 이상이 되면 거대 단백뇨 단계라고 한다. 신증이 계속 진행되면 단백뇨의 양이 1,000mg을 넘어서서 일일 5,000~100,000mg까지의 단백뇨가 나올 수 있다. 만약 5~10g의 단백뇨가 매일 빠져 나간다면 이는 달걀 한 개 정도의 단백질이 매일 소변으로 손실되는 것이다. 단백뇨가 지속이 되면 신장의 사구체 구조는 파괴되고 내부가 기능을 하지 못하는 경화된 조직으로 대체되면서 신장기능이 감소하여 고혈압이 악화되고 다리가 붓는 증상이 나타난다. 이런 증상들은 신장기능이 정상의 50% 이하로 떨어졌을 때부터 나타난다. 신장기능이 20% 이하로 되면 숨이 차고 빈혈이 생기고 피부가 검어지는 등의 증상이 나타나는데 이 단계를 말기 신부전이라고 한다. 말기 신부전증 환자는 생명 유지를 위하여 반드시 투석을 하거나 신장이식을 하여야 한다(그림 6).

【그림6】 당뇨병성 신증: 신사구체 모세혈관의 손상과 단백뇨

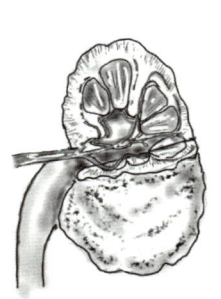

당뇨병 신증이 생긴 신장의 구조 변화: 사구체가 퇴화되어 신장의 크기가 작아 진다.

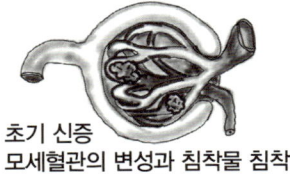

초기 신증
모세혈관의 변성과 침착물 침착

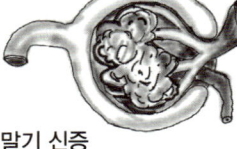

말기 신증
모세혈관이 퇴화되고 섬유화

사구체 모세혈관의 벽이 두꺼워지고 침착물 물이 생기면서 필터 기능이 안되어서 소변으로 단백질이 새어 나가 단백뇨가 생기게 된다.

신증이 더 진행이 되면 모세혈관이 섬유화 조직으로 대치되고 사구체의 기능은 완전히 소실된다.

소변에 단백뇨가 많으면 환자들은 소변에 거품이 생긴다고 호소한다. 소변의 거품은 정상적으로 흔하게 생기는 현상이므로 소변에 거품이 많다는 것만 가지고 신증이 생겼다고 걱정할 필요는 없다. 당뇨병 유병기간이 길고 신증이 의심된다면 병원에서 단백뇨 검사를 하면 당뇨병성 신증이 생겼는지를 바로 확인할 수 있다. 당뇨병성 신증은 서서히 진행하므로 초기에 발견하면 진행을 멈추게 하거나 어느 정도 회복시키는 것도 가능하다. 미세 알부민뇨가 있는 단계에서 당뇨병성 신증이 발견되었다면 치료하여 거대 단백뇨 단계로의 진행을 막도록 해야 한다. 이미 발견된 신증은 진행 속도를 최대한 늦추게 하는 것이 치료의 목표가 된다. 일단 당뇨병성 신증이 있다면 최선의 치료책으로 혈당관리를 더 엄격하게 하도록 한다. 혈압약의 한가지 종류인 안지오텐신 전환효소 억제제 및 안지오텐신 수용체 차단제는 신증을 치료하는 약제로 현재 가장 널리 사용되고 있다. 이 약제들은 고혈압약제이지만 신장조직 세포와 혈관을 보호하는 효과가 있다. 또한 신증 환자는 단백질 섭취를 제한하는 식사요법을 병행할 수도 있다. 단백질 즉 고기 성분은 대사가 되면 질소 성분이 생기는데 이것이 요소로 바뀌어 소변으로 배출된다. 단백질은 필요한 영양소이지만 과다한 양을 먹게 되면 소변의 요소 배출이 많아지고 신장기능을 더 많이 사용하게 되므로 신증의 진행을 가속화 시킬 수 있다. 당뇨병 환자는 양질의 단백질을 필요한 양만 섭취하고 건강을 유지하면서 신장의 과도한 사용을 줄여서 신증을 예방하도록 한다.

06 신경병증 – 신경 합병증

　당뇨병 환자에서 고혈당이 장기간 지속되면 신경세포가 손상을 받아 신경병증이라는 합병증이 생기게 된다. 당뇨병 환자에서 생기는 만성 합병증 중에서 신경병증이 제일 흔하다. 신경병증은 근육을 움직이는 운동신경과 감각신경뿐 아니라 자율신경에 이르기까지 여러 종류의 신경에서 광범위하게 생길 수 있다. 의학지식이 없는 당뇨병 환자는 너무도 다양하게 나타나는 신경병증 증상의 원인이 신경손상이라는 것을 알지 못하고 흔히 혈액순환 장애나 관절통 등으로 생각하게 된다. 신경계는 해부학적으로 감각신경, 운동신경 및 자율신경으로 나눌 수 있는데 감각신경에 신경병증이 생기면 대표적인 증상으로 발의 저림 증상이 나타나고, 운동신경에 신경병증이 생기면 마비와 발 모양의 뒤틀림이 나타나고, 자율신경에 신경병증이 생기면 내장기능에 이상이 생기게 된다.
　신경병증의 손상기전은 다음과 같다. 가느다란 말초신경계는 영양공급과 노폐물 제거를 위하여 미세한 혈관이 분포되어 있다. 이 혈관 내피 세포에 고혈당으로 인한 손상이 먼저 생기면 혈관이 막히게 되고 그 다음 신경조직에 영양분 공급이 안되어서 기능이 떨어지고 구조가 변형되고 마침내 신경조직이 퇴화된다(그림 7).

 【그림7】 말초 신경의 구조와 신경 합병증의 진행

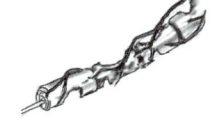
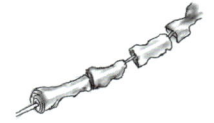

정상 말초 신경의 구조
말초 신경은 전기선과 유사하여 동선에 해당하는 축삭을 절연체인 수초가 싸고 있는 구조이며 영양분을 공급하는 신경 혈관이 신경에 같이 붙어 있다.

당뇨병성 신경 병증 초기
신경 손상은 신경 혈관에서 시작이 된다. 혈관이 막히면 신경 수초에 퇴행성 변화가 오고 신경 전도 기능이 떨어져서 발 근육이 약해지고 저림감을 느끼게 된다.

당뇨병성 신경 병증 말기
신경 혈관이 완전히 막혀서 없어지면 신경의 수초와 축삭의 퇴행성 변화가 더 심해지고 신경은 기능을 못하게 된다.

가장 많이 호소하는 감각신경 손상은 대개 다음과 같은 경과를 취한다. 발바닥 혹은 발가락 끝이 저리거나 화끈거린다. 증상은 발가락부터 시작하여 발바닥 전체로 점차 발목 위로 진행하지만 무릎 위로는 진행이 되지 않는다. 손은 발에 비하여 저린 증상이 잘 안 생기지만 손바닥 전체가 저릴 수도 있다. 환자에 따라서 처음에는 발이 저리고 아프며 찔리는 듯한 통증을 느끼다가 감각이 둔해져서 걸으면 마치 솜 위를 밟거나 자갈밭을 걷는 것 같다는 표현을 한다. 이러한 증상은 낮에 활동할 때 보다는 주로

밤에 자기 전이나 가만히 있을 때 증상이 심해져서 잠을 설치기도 한다. 이 증상의 정확한 의학적 진단명은 당뇨병성 원위부 대칭성 다발성 신경병증이다. 저린 증상이 발 끝에 가장 먼저 생기는 이유는 말초신경이 척추에서부터 하지로 내려가는데 신경의 끄트머리인 발가락 부위가 제일 취약하여 가장 먼저 신경합병증이 생기기 때문이다. 당뇨병 관리가 잘되면 신경병증이 천천히 회복이 되어 증상이 좋아지기도 하지만 신경병증이 심해져서 신경이 완전히 파괴되면 오히려 저린 증상이 없어지기도 한다. 이런 단계가 되면 발바닥이 못에 찔리거나 불에 데어도 아픔을 느끼지 못하게 되어 본인도 모르는 사이에 상처가 생기거나 화상을 입기도 한다.

운동신경 손상은 다음과 같은 증상으로 나타난다. 감각신경에 비하면 운동신경은 더 크고 굵어서 고혈당 손상을 덜 받으므로 근육이 마비되거나 근력이 저하되는 증상은 잘 나타나지 않는다. 대신에 가느다란 운동신경은 고혈당에 취약하여 갑자기 마비가 올 수 있다. 안구를 움직이는 외안근에 분포하는 신경에 마비가 오면 한쪽 방향으로 안구의 움직임이 둔화되어 복시가 생기고, 발의 비골신경에 신경병증이 생기면 엄지발가락을 올리지 못하는 마비가 온다. 이러한 마비는 시간이 지나면 대개 저절로 회복이 되므로 크게 걱정하지 않아도 된다. 야간에 발생하는 다리 근육의 쥐는 당뇨병성 운동신경병증과 관련이 있을 수 있다. 매우 드물게 나타나는 형태로서 신경병증이 척추신경 근처에서 생겨서 마치 목과 허리 디스크로 인한 증상과 유사하게 사지 근육의 힘이 빠지고 근육의 위축이 오는 근위축성 신경병증이 발생하기도 한다.

발 근육에 분포하는 고유신경에 손상이 생기면 다음과 같은 증상이 나타난다. 인체의 발은 여러 개의 작은 근육과 힘줄 및 뼈들로 이루어져 있으며 충격을 흡수하고 균형을 잡아주며 체중을 분산시키는 기능을 하고 있다. 발바닥은 적당히 굴곡이 이루어져서 체중과 충격을 흡수하고 탄력도 있어야 하는데 이를 담당하는 것이 발의 내부근육이고 내부근육의 장력을 조절하는 신경이 발의 고유신경이다. 마치 발의 굴곡과 탄력을 자동차의 충격흡수 스프링에 비유한다면 이 스프링의 강도를 조절하는 것이 발의 고유신경이다. 이 고유신경이 신경병증으로 인하여 손상이 되면 발 모양이 점차 틀어지게 된다. 당뇨병이 오래되어 신경병증이 생긴 환자의 발 모양을 관찰하여 보면 마치 까치발처럼 틀어져 있는데 이렇게 되면 걸을 때 신발에서 받는 발의 압력 부위가 달라지게 된다. 발에 작용하는 압력이 변하게 되면 압력이 세어진 부위에는 굳은 살이 박히거나 헐고 물집이 생기게 되며 오랜시간이 경과되면 궤양이 생기게 된다(그림 8).

 【그림8】 당뇨병 환자에서 신경병증으로 인한 발모양의 변화

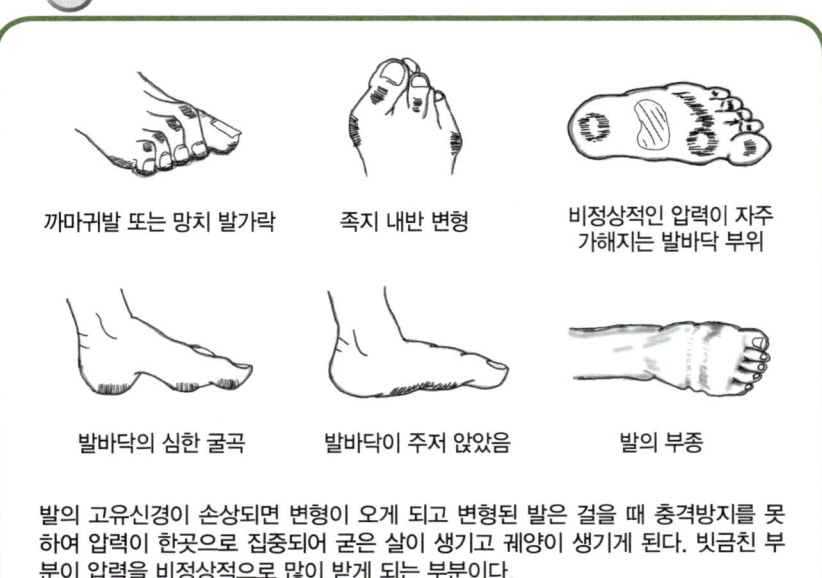

까마귀발 또는 망치 발가락   족지 내반 변형   비정상적인 압력이 자주 가해지는 발바닥 부위

발바닥의 심한 굴곡   발바닥이 주저 앉았음   발의 부종

발의 고유신경이 손상되면 변형이 오게 되고 변형된 발은 걸을 때 충격방지를 못하여 압력이 한곳으로 집중되어 굳은 살이 생기고 궤양이 생기게 된다. 빗금친 부분이 압력을 비정상적으로 많이 받게 되는 부분이다.

자율신경이 손상되면 다음과 같이 증상들이 나타난다. 자율신경계는 우리가 인위적으로 조절하지 않아도 알아서 몸의 기능을 유지하여 주는 자동시스템으로써 뇌에서부터 시작하여 내장과 혈관에 분포하고 있다. 혈관에 분포하는 자율신경에 장애가 생기면 누웠다 일어날 때 피가 아래로 몰리며 혈압이 감소하여 갑자기 어지럽고 눈 앞이 창백해지는 기립성 저혈압이 발생한다. 심장에 분포하는 미주신경에 장애가 생기면 몸의 상태에 따라 심장 맥박수가 자동적으로 증가 또는 감소되는 능력이 소실되어 심장 맥박이 항상 빠르게 된다. 소화관에 분포하는 자율신경에 장애가 생기면 식도 운동이 저하되어 음식물을 삼키기 어렵거나 위장 운동이 감소하여 소화불량이 자주 생기게 된다. 당뇨병 환자에서 소화관의 기능장애가 생기면 탄수화물 흡수에 영향을 주어 혈당변동이 심해지거나 예측이 어려워지게 된다. 소장과 대장신경에 이상이 생기면 당뇨병성 설사가 생기기도 한다. 방광에 분포하는 자율신경에 신경병증이 생기면 방광 수축기능에 문제가 생겨서 소변을 보기 어렵거나 소변을 본 후에도 방광에 소변이 남아 있게 되고 방광염이 자주 생기게 된다. 눈의 동공 크기를 조절하는 신경에 손상이 생기면 어두운 곳에서 시력이 적응하기 어려워 진다. 더워도 땀이 나지 않거나 상체와 머리에 지나치게 땀이 많이 나는 증상도 자율신경병증의 증상 중 한가지로써 당뇨병 환자에서 나타날 수 있다.

신경병증의 가장 흔한 증상인 손발 저림은 환자의 증상과 의사의 발진 찰만으로도 진단을 내릴 수 있다. 옷솔이나 이쑤시개 같은 가느다란 줄 끝으로 발바닥의 피부를 가볍게 눌러 보면 당뇨병 환자는 감각이 떨어져서 못 느끼는 것을 관찰할 수 있다. 병원에서 시행하는 정밀검사에는 신경전도 검사, 근전도 검사 및 감각신경 역치 검사 등이 있으며 신경 손상의 정도와 특징을 부위별로 검사할 수 있다. 당뇨병 환자에서 증상은 있는데 원인과 이유를 잘 알지 못하였거나 다른 질환이라고 오인하였던 경우에 정밀검사를 통하여 당뇨병성 신경병증이라고 밝혀지는 경우도 종종 있다.

  신경병증의 예방과 치료에서 역시 기본은 혈당조절이다. 고혈당은 신경세포의 전기생리기능에 이상을 가져오고 시간이 경과하면 가느다란 축색돌기에 구조적인 변화와 파괴를 가져온다. 엄격한 혈당관리는 신경세포 축색돌기의 더 이상의 변형을 막고 어느 정도 재생할 수 있는 환경을 신경세포에게 줄 수 있지만 신경의 구조적인 변화가 회복되는 데에는 많은 시간이 필요하다. 발이 저림을 호소하는 당뇨병 환자가 혈당조절을 잘 하면서 기다려 보지만 증상의 개선이 없다고 조바심을 가지게 되는 경우가 종종 있다. 신경병증은 당뇨병의 합병증 중에서 혈당조절의 효과를 단기간에 보기 어려운 합병증이다. 신경병의 회복에는 장시간이 필요하다는 점을 이해하고 꾸준히 혈당조절을 잘 한다면 결국 신경병증은 개선이 된다. 신경병증을 직접 치료하는 약제가 그 동안 여러 가지 개발되었었지만 실제로 치료 효과는 그리 크지 않았고 부작용으로 퇴출된 약제도 있었다. 신경병증의 치료제로 현재 사용되고 있는 약제는 신경비타민 B12, 축색돌기에 효과가 있는 항산화제, 축색돌기의 성분인 필수 지방산, 혈관확장제인 프로스타글란딘 주사약 및 혈액순환 개선제 등이 있다. 이들 약제의 치료 효과는 개인별로 차이가 크다. 신경병증의 특성상 통증이 실제로 환자에게 제일 큰 문제가 되므로 신경 통증만 해소하는 일명 신경진통제가 가장 많이 사용되고 있다. 현재 사용되고 있는 신경 통증에 대한 약제에는 항경련제, 항우울증제, 일반 진통제 및 신경병증 통증 억제제 등이 있다.

07 당뇨발 – 발 합병증

　당뇨병 환자가 가장 두려워하는 합병증은 발가락이나 다리가 괴사되어 절단하게 되는 당뇨발 합병증이다. 사람의 발에는 혈관과 신경이 분포하고 있는데 당뇨병의 발합병증은 혈관에서 시작할 수도 있고 신경에서 시작할 수도 있다(그림 9). 과거에 당뇨병은 다리가 썩어서 절단하는 병으로 알려지기도 하였었다. 인간을 제외한 포유 동물은 네다리로 걷고 있어 하중이 네 개의 발에 골고루 분포한다. 그러나 인간은 직립보행을 하므로 양발에 걸리는 하중이 크다. 따라서 걷거나 뛸 때 체중을 효과적으로 분산시키고 충격을 완화시키기 위해 발 모양과 기능이 특수하게 진화하여 현재의 사람 발 모양이 완성되었다. 발은 혈액순환이 잘 안되더라도 산소 부족에 비교적 잘 견디며 추운 곳에 노출되더라도 다른 장기에 비하여 오랜 시간 동안 견딜 수 있다. 이를 반대로 생각하면 발은 신체의 악조건에 적응하여 잘 버티고 있지만 그 조건이 조금이라도 더 나빠지면 문제가 생길 수 있는 한계점에 이미 도달해 있다. 당뇨병이 오래 경과한 환자들의 발을 살펴보게 되면 정상인과 다른 점을 발견할수 있다. 발바닥이 납작한 평발이 되기도 하지만 발가락이 오그라들고 발바닥의 굴곡이 심해지는 까치발 변형이 잘 생긴다. 발가락, 발바닥 앞부분 및 뒤꿈치에 굳은살이 생기기도 하고, 발가락의 색이 어둡게 변하기도 하며 발 전체 또는 일부분에 부종이 생기기도 한다. 당뇨병 환자에서는 이러한 발의 변형으로 인하여 당뇨발이라고 하는 합병증이 생기게 되는 것이다(그림 10).

【그림9】 발에 분포하는 혈관과 신경

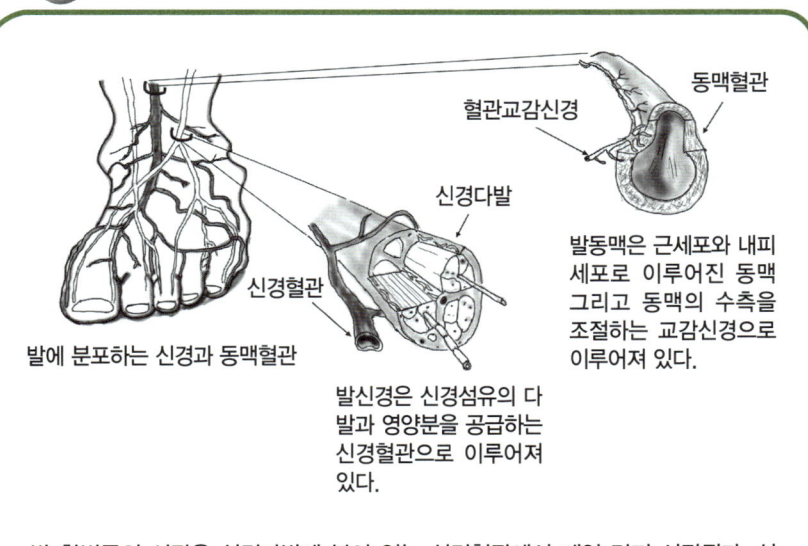

발동맥은 근세포와 내피세포로 이루어진 동맥 그리고 동맥의 수축을 조절하는 교감신경으로 이루어져 있다.

발신경은 신경섬유의 다발과 영양분을 공급하는 신경혈관으로 이루어져 있다.

발 합병증의 시작은 신경다발에 붙어 있는 신경혈관에서 제일 먼저 시작된다. 신경혈관이 손상되면 신경섬유가 손상을 받게되어 발 모양의 변형, 화끈거림, 저림 등의 증상과 굳은 살, 물집, 궤양 등이 생길 수 있다. 발의 동맥에 분포하는 교감신경이 손상되면 동맥의 수축과 확장에 지장이 생겨서 발이 차가워지고 부종이 생기기도 한다.

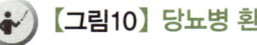
【그림10】 당뇨병 환자의 발 합병증 실제 사진

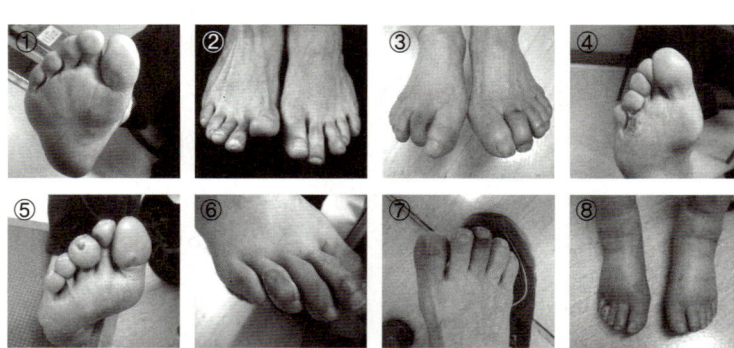

① 발바닥이 납작한 평발
② 좌측 엄지발가락 신경의 마비
③ 발가락이 까치발처럼 오그라들었음
④ 발바닥 앞부분에 굳은 살
⑤ 3번째 발가락의 변형과 굳은 살
⑥ 발가락의 물집
⑦ 동맥의 협착으로 가운데 발가락의 색 변화
⑧ 하지 동맥의 폐쇄와 자율신경병증으로 인한 발의 부종

　당뇨발이 썩는 합병증은 발의 신경병증 또는 하지 동맥경화증의 합병증이 있는 상태에서 발을 지나치게 혹사시키거나 화상이나 창상 등으로 세균이 감염되어서 염증이 낫지 않고 급격히 진행이 되는 과정을 거치면서 생기게 된다. 당뇨병 환자는 정상인에 비하여 다리를 절단할 확률이 10배 이상 높지만 발에 생기는 합병증은 환자가 평상시에 스스로 발 관리를 잘 함으로써 예방이 가능하다. 당뇨병 환자는 어떠한 상태가 당뇨발 위험요소가 되는지? 당뇨발의 초기 증상은 무엇인지? 평상시에 무엇을 주의 깊게 관찰하는지? 등에 대하여 이해하고 발관리 요령을 숙지하고 있어야 한다.

【요점9】 당뇨병 환자의 발이 자주 문제가 되는 이유

① 당뇨병 환자의 발은 감각이 둔해져서 다치기 쉽고 상처가 생겨도 모르고 지나가게 되어 상처가 커질 수 있다.
② 발의 피부가 건조하여 갈라지기 쉽고 그 부위가 세균이 침범하는 통로가 되기 쉽다.
③ 신경 손상은 발과 발가락의 모양에 변형을 가져와 걸을 때 발이 받는 압력 부위가 달라져서 물집과 굳은 살이 생기거나 궤양이 생기기 쉽다.
④ 오래 동안 걷게 되면 신발 속에서 발가락은 더욱 압력을 받아 혈액 순환이 차단되고 괴사가 생길 수 있다.
⑤ 혈액순환 장애로 발 조직의 영양 공급이 적어지게 되고 고혈당은 세균을 잡아먹는 백혈구의 이동에도 장애를 가져오므로 상처 치유에 시간이 오래 걸리거나 아예 낫지 않는 상처도 생긴다.
⑥ 발에 생긴 상처는 시간이 지나면서 이차적으로 세균이 증식하여 세균성 염증으로 발전하게 되는데 혈액순환 장애와 고혈당으로 인하여 세균이 번식하기에 유리하여 단시간 내에 상처가 곪을 수 있고 넓은 부위에 괴사가 생길 수 있다.

 【요점10】 당뇨병 환자의 당뇨발 위험인자

① 담배를 피는 사람
② 오랜 시간 서서 일하는 사람
③ 당뇨병이 10년 이상인 환자
④ 발의 맥박이 잘 만져지지 않는 환자
⑤ 평상시 발이 차가운 사람
⑥ 시력 장애가 있는 환자
⑦ 당뇨병성 신경병증이 있다고 진단을 받은 사람
⑧ 말초혈관 장애가 있다고 진단을 받은 사람
⑨ 발의 형태가 변형되거나 기형적인 발을 가진 사람
⑩ 과거에 발에 궤양이 있었던 사람
⑪ 다른 만성 합병증이 있는 경우

【요점11】 당뇨병 환자의 발에 나타나는 증상

① 발의 이상감각(저리거나 화끈거림)
② 발의 감각소실(무감각)
③ 발의 냉감
④ 발 피부의 건조함과 갈라짐
⑤ 발톱 무좀(발톱이 두껍고 색이 변한다)
⑥ 발 상처 부위의 염증
⑦ 발 피부의 굳은 살
⑧ 발 피부의 궤양
⑨ 발과 발가락 모양의 변형, 평발과 까치발
⑩ 발 상처 부위 염증의 확대로 인한 봉와직염(피하조직의 염증)
⑪ 발 상처 부위 염증의 확대로 인한 뼈의 골수염
⑫ 발가락의 색깔이 붉게 변하고 통증이 오는 허혈성 증상
⑬ 발가락의 색깔이 검게 변하고 말라가면서 썩는 괴사

 【요점12】 당뇨병 환자의 발에서 살펴볼 점

① 발에 감각 이상은 없는가? 너무 뾰족하지 않은 침으로 발을 찔러 보아 통각의 이상 여부를 확인하고, 솜을 이용해서 촉각의 이상 여부를 확인해 본다.
② 근육 상태는 정상인가? 하지와 발 근육의 힘이 약하고 위축되어 있지는 않은지 확인해 본다.
③ 발의 색깔과 온도는 어떠한가? 차갑고 창백하며 통증은 없는지, 따뜻하고 붉으며 감각이 둔하지는 않은지 확인해 본다.
④ 땀의 상태, 피부의 건조도, 굳은살은 없는지 등을 세밀하게 살펴본다.
⑤ 발의 모양은? 튀어나온 뼈, 평발 및 정상적인 굴곡이 있는지를 관찰한다.

[요점13] 당뇨병 환자의 평상시 발 관리 요령

① 매일 발을 관찰한다. 굳은살, 찰과상, 피부균열, 수포, 염증 등 상처가 없는지 살핀다.
② 따뜻한 물로 매일 씻고 잘 건조시킨다.
③ 담배를 끊는다. 흡연은 혈관을 수축시켜 피가 잘 안 통하게 한다.
④ 발 마사지를 자주 한다. 발이 건조하면 피부가 갈라지고 염증이 생기기 쉬우므로 습윤성 크림을 바른다.
⑤ 맨발로 다니지 않고 면양말을 신어 땀이 흡수되게 하고 통풍이 잘 되도록 한다.
⑥ 몸에 꼭 끼는 옷은 금지한다. 발에 끼는 양말과 신발은 부분적으로 압박을 가할 수 있으며 몸을 조이는 벨트나 속옷도 다리로 가는 동맥을 압박할 수 있다.
⑦ 다리 혈액 순환에 압박을 가하는 자세는 금한다. 다리를 꼬거나 책상 다리를 하지 않는다.
⑧ 발에 잘 맞는 신을 신는다. 새 신발은 하루 1~2시간씩 조금씩 신어 서서히 적응토록 하고 두 개의 신발을 번갈아 신는 것도 바람직하다.
⑨ 손/발톱은 바짝 깎지 않는다. 발톱이 살을 파고드는 것을 특히 주의해야 한다.
⑩ 굳은살이나 티눈 치료는 병원에서 한다. 작은 부위는 티눈 연고를 집에서 사용할 수 있지만 부위가 크다면 병원치료를 받도록 한다.
⑪ 신발 속에 이물질이 없는지 확인하고 털어서 신는다. 감각이 둔화되면 신발 속의 이물질을 모르고 지나가게 된다.
⑫ 신발을 자주 벗어 발을 부드럽게 주물러 주는 마사지를 하여 혈액순환을 좋게 한다.
⑬ 등산을 할 때는 발을 보호하기 위해 발에 맞는 등산화와 두꺼운 양말을 신도록 한다.
⑭ 상처가 생겼을 경우는 소독하고 곧바로 의사와 상담한다. 특히 고름이 나오는 화농성 상처는 세균에 감염되었다는 신호이므로 반드시 치료를 한다.

【요점14】 당뇨병 환자의 신발 고르는 요령

① 앞이 뾰족하고 뒤가 높은 하이힐은 발의 변형을 초래하므로 신지 않는다.
② 밑창이 두꺼운 통굽 구두는 보행에 지장이 생기므로 신지 않는다.
③ 신발 크기는 성인인 경우 자기 발보다 1.2cm, 청소년인 경우 1.5cm 정도 여유가 있어야 한다.
④ 신발 모양은 앞쪽의 폭이 넓고 둥그런 신발 형태가 좋다.
⑤ 뒷굽의 높이는 가능한 3.5cm 높이의 굽을 선택한다.
⑥ 발바닥의 중앙에 움푹 들어간 아치 부위를 받쳐 주는 아치 지대가 있는 것이 좋다.
⑦ 신발을 구입할 때는 오전 보다 저녁때 발이 부었을 때 고르는 것이 좋다.
⑧ 반드시 양쪽을 다 신어 걸어보고 편히 걸을 수 있는 것을 고른다.
⑨ 신발은 두 가지 종류 이상을 날마다 교대로 신는 것이 좋다.
⑩ 발바닥의 형태에 따라 밑창을 맞추어 주는 신발은 가격이 비싸지만 당뇨병 환자에게 권장된다.

08 지방간

정상적인 인체 간의 색은 신선한 선홍색인 반면에 지방간은 누렇게 보인다. 지방간의 원인에는 여러 가지 종류가 있으며 다음과 같이 나눈다. 비만과 과식에 의한 지방간, 과음에 의한 알코올성 지방간, 심한 고혈당으로 인한 지방간 및 약물중독이나 산후 지방간처럼 특수 형태의 지방간 등이 있다. 알코올성 지방간이나 약물에 의한 지방간은 치료하여야 하는 심각한 질병이지만 건강한 사람에서도 생기는 비알콜성 지방간은 심각한 질환이 아닌 것으로 인식되어 왔고 과거에는 드물었기에 의사들도 별 관심을 두지 않았었다. 그러나 비알콜성 지방간 환자수가 최근에 급격히 늘어나서 건강검진에서 흔하게 발견되고 있으며 비알콜성 지방간도 심해지면 간세포의 손상과 섬유화가 진행되어 간경변이 올 수 있다는 것이 알려지게 되면서 비알콜성 지방간도 치료를 하여야 하는 질병으로 인식이 바뀌게 되었다.

술을 전혀 마시지 않는 사람에서 약물이나 다른 질병이 없이 식생활습관으로 인하여 지방간이 생겼을 경우 비알콜성 지방간이라고 한다. 고혈압, 당뇨병, 심장병 및 뇌졸중 등은 증상이 나타나므로 환자가 질병이 생겼다는 것을 인식하게 되지만 비알콜성 지방간은 증상이 나타나지 않는다. 오로지 초음파 검사나 혈액 검사를 하여야만 지방간이 있다는 것을 알 수 있다. 혈액 검사를 하게 되면 SGOT와 SGPT의 두 가지 간장효소 수치가 증가하게 된다. 이 두 가지 효소는 간장 세포에 안에 있어야 하는 것으로 수치가 증가하였다는 것은 간세포에 손상이 생겨 세포 내용물이 혈액으로 누출이 되고 있다는 것이며 수치가 높을수록 간세포 손상의 정도가 심한 것이다. 혈액 검사 외에도 복부 초음파 검사를 하면 지방간의 정도를 영상으로 확인 할 수 있다.

당뇨병 환자에서는 지방간이 생기기 쉬운데 이는 두 질환이 생활습관의 위험인자를 공유하기 때문이다. 당뇨병 환자에서 지방간이 있다면 비만하거나 과식을 하고 있고 운동이 부족하다는 간접적인 표시가 될 수 있다. 당뇨병 환자의 지방간은 인슐린 저항성을 증가시켜 혈당조절을 어렵게 하고 동맥경화증과 같은 대혈관 합병증의 위험도를 증가시킨다. 당뇨병 환자에서 생긴 지방간에 대하여 간장약과 같은 약제 치료를 권하지 않는다. 대신에 혈당조절과 함께 당뇨병의 근본적인 치료인 식사와 운동요법으로 체중을 관리하면 지방간은 치료가 된다.

알코올성 지방간은 지속적인 과음으로 인하여 생기는 간장 질환이다. 알코올은 섭취 후에 몸에서 분해되고 대사가 된다. 알코올의 중간 대사물인 아세트알데하이드는 간세포에 독성을 나타내고 알코올의 칼로리로 인하여 생성된 ATP는 간세포에 지방을 축적시킨다. 알코올 중독자가 될 정도의 지속적 과음은 알코올성 지방간, 알코올성 간염 및 알코올성 간경변의 순서를 거치면서 말기 간경변으로 진행이 된다. 말기 간경변 단계가 되면 간경변의 여러 증상으로 고생을 하다가 결국 사망하게 된다. 그러므로 알코올성 지방간이 진단된 사람은 반드시 금주 하여야 한다. 중년 남성의 경우 당뇨병이 있음에도 직업상 또는 습관상 과음을 하고 있는 경우를 자주 보게 된다. 이러한 사람들은 알코올성 지방간과 비알콜성 지방간 같이 동반되어 있어서 간세포에 이중으로 해를 끼치게 된다. 술을 좋아하는 당뇨병 환자가 혈액검사나 초음파 검사에서 지방간이 있다고 한다면 본인의 건강을 위하여 반드시 금주하도록 한다.

09 고지혈증(이상지질혈증)

　이상지질혈증과 고지혈증은 의학적 의미가 조금 다른 말이다. 고지혈증은 고혈당처럼 혈액에 지질 성분이 많다는 의미이다. 신체의 구성 성분이면서 영양소인 지질은 주로 피하에 지방조직으로 저장되고 있는데(체중의 15~30%) 매일 섭취하는 음식의 지질 성분은 식후에 피하지방으로 이동되고 반대로 공복 시에는 피하지방에 저장된 지질 성분이 지방산의 형태로 혈액으로 순환되면서 세포의 에너지로 쓰이게 된다. 지질 성분은 매일 혈관 속을 이동하고 있는데 혈액의 지질에는 크게 3가지 종류, 콜레스테롤, 중성지방 및 지방산이 있다. 고지혈증은 고콜레스테롤혈증, 고중성지방혈증 및 두 가지가 다 높은 혼합성 고지혈증으로 나눈다. 총콜레스테롤은 LDL-콜레스테롤, HDL-콜레스테롤 및 중성지방에 포함된 콜레스테롤 등의 3가지로 되어 있는데 당뇨병 환자와 대사증후군 환자는 (나쁜)LDL-콜레스테롤은 증가하지만 (좋은)HDL-콜레스테롤은 낮아지게 된다. 콜레스테롤의 수치도 중요하지만 콜레스테롤 입자의 특성도 중요한데 당뇨병 환자의 콜레스테롤은 동맥경화를 더 잘 유발하는 작은 크기의 해로운 콜레스테롤 입자로 변하게 된다. 따라서 당뇨병 환자에서는 수치만 높은 고지혈증이 아니라 혈관에 해로운 이상지질혈증이 문제가 된다.

콜레스테롤은 일반인들에게는 해로운 것 또는 피해야만 하는 것으로 알려져 있지만 콜레스테롤의 좋은 점도 있다. 동물세포는 콜레스테롤이 없으면 살 수가 없다. 콜레스테롤은 동물의 몸에서 소량이 존재하지만 매우 중요한 생체기능을 하고 있다. 콜레스테롤은 모든 세포의 세포막을 안정화시키는 기능을 하고 있다. 또한 콜레스테롤은 간에서 원료로 이용되어 담즙산이 되고 부신에서는 스테로이드 호르몬으로 변화되며 비타민 D의 원료가 되기도 한다. 이러한 여러 가지 생체기능을 수행하기 위하여 콜레스테롤 분자는 혈액순환을 통하여 체내의 여러 곳으로 이동되고 있는데 만약 콜레스테롤이 혈관 벽에 붙어 쌓여서 혈액순환을 방해하게 되면 이를 동맥경화증이라고 한다.

동맥경화증은 모든 혈관에 다 생기는 것은 아니고 특히 잘 생기는 부위가 있다. 수도관도 특정 부위에서 잘 터지는 것처럼 인체의 혈관도 콜레스테롤이 잘 쌓이는 곳이 있는데 심장혈관, 뇌혈관, 하지동맥 혈관 및 대동맥 등에 동맥경화증이 잘 생긴다. 심장 관상동맥이 막히면 심근경색(심장마비 또는 협심증), 뇌혈관이 막히면 중풍 및 다리 혈관이 막히면 다리가 저리거나 다리가 썩는 괴저가 생기게 된다.

동맥경화증이 의심되면 혈관촬영을 하여 진단할 수 있지만 혈관촬영은 쉽게 할 수 있는 검사가 아니다. 증상이 강력히 의심되거나 뇌졸중이나 심근경색증의 응급사태가 발생하였을 때에는 즉시 혈관검사를 하고 필요하면 막힌 혈관을 뚫거나 스텐트 삽입 시술을 하여야 한다. 당뇨병 환자에서 동맥경화증이 잘 생기기 때문에 이를 미리 간편하게 예측하는 검사가 있다면 매우 유용하게 사용될 수 있다. 실제로 임상에서 가장 많이 사용되는 동맥경화증 예측 검사는 바로 이상지혈증에 대한 혈액 검사이다. 혈중 콜레스테롤 수치, 엄밀히 말하면 혈관 내를 이동 중인 콜레스테롤의 농도를 측정하여 동맥경화증의 위험도를 예측할 수 있다. 나쁜 콜레스테롤인 저밀도 콜레스테롤이 높으면 동맥경화증의 위험도가 높고, 고밀도 콜레스테롤이 많으면 동맥경화증의 위험도가 낮게 된다. 만약 건강검진에서 콜레스테롤치가 높다는 통보를 받았다면(이 때는 대개 저밀도 콜레스테롤 또는 나쁜 콜레스테롤만을 지칭한다) 본인은 남들보다 심장병에 걸릴 확률이 3~4배 높다고 생각하면 된다. 최근 국내에서 전국 18개 종합검진센터에서 건강검진을 받은 40만여명을 대상으로 10년간 추적 관찰한 연구(Korean Heart Study) 결과, 총콜레스테롤 농도가 200 mg/dL 이상인 경우 그 이하인 경우보다 관상동맥질환의 위험도가 높았고, HDL-콜레스테롤이 높을수록 심뇌혈관질환의 위험도가 낮아지는 것이 확인되었다. 우리나라 성인의 총 콜레스테롤치 평균은 최근에 189 mg/dl로 7년 동안 약 5~6 mg/dL가 증가하였다. 한국인의 이상지질혈증 진단 기준은 총콜레스테롤이 200 mg/dl를 넘으면 경계, 240 mg/dL를 넘으면 높다고 하고, LDL-콜레스테롤은 130 mg/dL이 넘으면 경계, 160 mg/dL 이상은 높음, 190 mg/dL 이상은 매우 높음이라고 하며, HDL-콜레스테롤은 40 mg/dL이하면 낮음, 중성지방은 150 mg/dL이상이면 경계, 200 mg/dL이상이면 높음, 500 mg/dL이상이면 매우 높음이라고 한다. 기준치에서 경계 이상인 경우에 동맥경화증의 위험이 높아지므로 주위를 요하는데 치료의 기준은 기존에 심혈관질환이 있는지 여부와 기타 위험인자 (당뇨병, 고혈압, 연령, 가족력, 흡연) 동반 여부에 따라 다르다.

혈액의 중성지방은 콜레스테롤처럼 혈관에 직접 쌓이지는 않기 때문에 동맥경화증의 강력한 위험 요소는 아니다. 그러나 당뇨병 환자에서 중성지방 수치가 높으면 동맥경화를 미약하지만 촉진시킬 수 있다. 중성지방의 한국인 평균치는 남자는 153 mg/dl, 여자는 112 mg/dL 이며, 남자에서 여자에 비해 중성지방수치가 높은 사람이 2배 정도 많다. 중성지방은 500 mg 이상인 경우 약물치료를 하며, 200~500 mg/dL 사이인 경우에는 LDL-콜레스테롤 수치 및 Non-HDL-콜레스테롤수치에 따라 약물치료를 한다. 혈당조절이 안 되는 환자는 중성지방 수치가 500~1,000 mg/dl까지 올라갈 수도 있는데 이때에는 피부에 발진이 생기거나 급성 췌장염과 같은 합병증이 생길 수도 있다.

최근 국내 자료에 의하면 당뇨병 환자의 약 80%가 이상지질혈증을 동반하고 있다. 당뇨병 환자의 실제 주요 사망원인은 심혈관계 질환인데 당뇨병과 이상지질혈증이 있으면 비당뇨인보다 동맥경화증에 걸린 확률이 4~8배까지 높아진다. 우리나라의 경우 과거에는 당뇨병 환자의 합병증으로 감염이나 미세혈관 합병증(망막증, 신증 및 신경병증)이 주로 문제가 되었는데 점차 대혈관 합병증(동맥경화증)이 생기는 비중이 커지게 되었다. 당뇨병 환자의 경우 최소 1년에 한번 이상지질혈증에 대한 혈액검사를 받도록 권장한다. 당뇨병 환자는 당뇨병 자체만으로도 심혈관질환의 위험성이 높아지므로 비당뇨인 보다 이상지질혈증에 대하여 더 적극적인 관리를 요한다.

10 고혈압

혈압은 동맥 혈관의 내부 압력이다. 동맥은 심장과 연결되어 심장이 박동칠 때마다 압력이 올라갔다가 다시 낮아지기를 반복하므로 혈압을 이야기할 때에는 제일 높은 압력(수축기 혈압)과 낮은 압력(이완기 혈압) 두 가지를 같이 언급한다. 혈압이 120에 80이라고 이야기하는 것은 수축기 혈압이 120 mmHg 이완기 혈압이 80 mmHg 이라는 것이며 이를 측정하는 위치는 팔의 상완 동맥을 기준으로 한다.

혈압 측정에는 다음과 같이 주의할 점들이 있다. 첫째, 고령이 될수록 혈압은 조금씩 올라간다. 혈압이 140/90 mmHg 이면 20세에서는 고혈압으로 간주되지만 70세에서는 정상이다. 둘째, 운동을 할 때에는 맥박이 빨리 뛰면서 혈압도 같이 올라간다. 건강한 사람이 달리기를 한 후 바로 혈압을 측정하면 수축기 혈압이 180~200 mmHg 까지 올라간다. 셋째, 흥분을 하거나 긴장을 하면 가슴이 두근거리면서 혈압이 올라가는데 이런 경우는 고혈압이 아니고 긴장 혈압이다. 따라서 혈압을 측정할 때에는 가만히 앉아서 30분간 안정을 취한 다음 앉은 자세에서 혈압을 측정해야 한다. 환자 중에는 안정을 취하여도 병원에 왔다는 긴장감으로 가슴이 두근거리면서 혈압이 올라가는 사람이 있는데 이것을 병원고혈압이라고 한다. 넷째, 자동혈압기는 편리하게 혈압을 측정하지만 대개 측정방식이 소음측정 방식으로 위치와 자세에 따라 예민하게 반응하므로 측정할 때 마다 혈압 차이가 많이 나게 된다. 자동혈압계와 수동혈압계를 동시에 측정하였다면 청진기를 이용한 수동혈압이 더 정확한 혈압이 된다.

혈압이 정상인 당뇨병 환자도 있고 당뇨병 없이 고혈압만 있는 환자는 있으므로 당뇨병과 고혈압은 각각 별개의 질환이다. 그러나 당뇨병 환자는 당뇨병이 없는 사람에 비하여 고혈압이 더 잘 생긴다. 조사한 바에 따르면 당뇨병이 환자에서는 고혈압이 2~3배 정도 더 많다. 당뇨병이 있는 인체의 생리적 요소들은 혈압을 올리는 특성을 가지게 된다. 고혈당은 직접 혈관벽에 작용하여 혈관의 탄력과 수축성을 감소시킨다. 비만한 당뇨병 환자에서 자주 동반되는 인슐린 저항성은 혈관벽의 비정상적인 비후화를 촉진하며 염분의 체내저류와 동맥의 수축을 증가시킨다. 또한 당뇨병 환자에서 자주 동반되는 비만과 내장지방의 증가도 혈압을 올리는 요소가 된다.

제1형 당뇨병 환자는 발병 시 나이가 젊은 경우가 많아 혈압이 대개 정상이지만 10~20년이 지나면 당뇨병성 신증이 생기고 혈압이 상승하면서 고혈압 환자가 된다. 제2형 당뇨병 환자는 당뇨병으로 진단 받을 당시에 혈압이 정상인 경우도 있고 이미 고혈압을 동반하고 있는 경우도 있다. 당뇨병에서 고혈압이 동반되는 빈도는 50세 미만에서는 남자가 여자에 비하여 높고, 50세 이후에서는 여자의 빈도가 더 높으나 60세 이상이 되면 남녀 간에 비슷해지며 이후에는 노화에 따라 증가한다. 당뇨병이 10년 이상 오래되었거나 신장 합병증인 단백뇨와 신증이 동반되면 고혈압의 빈도는 더 증가하게 된다.

당뇨병 합병증의 기본은 고혈당으로 인한 혈관벽의 손상이다. 여기에 고혈압이 동반된다면 당뇨병의 합병증은 더 악화되거나 가속화 된다. 당뇨병 환자에서 고혈압은 망막증을 악화시키고 뇌혈관질환, 심혈관질환 및 심부전 등도 악화시킨다. 고혈압은 신장 사구체 모세혈관의 손상을 촉진하여 당뇨병성 신증을 더 악화시킨다. 고혈압은 경동맥이나 뇌혈관의 동맥경화를 빨리 촉진시켜서 언어장애, 마비 등의 중풍이 올 수 있고 뇌동맥의 약한 부분이 터져서 뇌출혈이 생길 수 있다. 고혈압은 심장의 관상동맥에 협착을 촉진시켜 협심증이나 급성 심근경색을 더 잘 생기게 한다. 따라서 당뇨병환자에서 혈당 관리와 함께 혈압의 조절은 여러 가지 합병증을 예방하고 관리하는 데에 큰 도움이 되는 필수적인 요소이다.

11 심장 질환

당뇨병 환자의 사망원인 1, 2위는 뇌혈관 질환과 심혈관 질환이다. 당뇨병 환자에서 심장질환이 많은 이유는 당뇨병 환자는 고혈당뿐만 아니라 비만, 이상지지혈증 및 고혈압 등이 같이 동반되어 있는 경우가 많아서 혈관의 손상이 더 잘 생기고 동맥경화증 발생이 촉진되기 때문이다. 당뇨병 환자에서 잘 생기는 심혈관계 합병증은 관상동맥 질환(협심증, 심근경색증), 심부전증 및 자율신경계 기능부전 등이 있다. 관상동맥이란 심장에 혈액을 공급해주는 동맥을 말하는데 이 혈관의 모양이 왕관(월계관) 모양과 유사하여 관상동맥이라 일컫는다. 심장은 일생 동안 쉬지 않고 일을 하므로 심장근육은 산소와 영양분이 많이 필요한데 이를 공급해주는 혈관이 심장근육에 분포하는 관상동맥이다. 관상동맥은 심장에 바로 위 대동맥에서 우측과 좌측으로 한 줄기씩 나오는데 좌측에서 나온 큰 가지는 심장의 앞쪽과 뒤쪽을 공급해주는 좌전하행지와 우회전동맥으로 나뉘고 우측에서 나온 큰 가지는 우심실과 좌심실 일부에 혈액을 공급하여 준다.

관상동맥질환이란 관상동맥에 동맥경화가 생겨서 혈관내벽이 좁아지고 혈액순환이 줄어 들어서 심장근육에 산소 부족을 일으키든가 혹은 완전히 막혀서 심장근육의 괴사를 일으키는 질환이다. 전자를 관상동맥 협착에 의한 협심증이라 하고 후자는 관상동맥 폐색에 의한 심근경색증이라 한다. 협심증이라는 것은 심장근육으로 가는 혈액량이 모자랄 때 생기는 가슴의 통증을 강조하는 병명이다. 평상시 심장 맥박이 정상일 때에는 증상이 없다가 운동을 하거나 흥분 시에 심장근육에 산소가 더 필요하게 되는데 관상동맥이 좁아져 있으면 이 때에 심장근육에 허혈성 통증이 생기게 된다. 겨울에 실내에서 바깥으로 갑자기 나가 찬공기를 쏘였을 때 협심증이 유발되기도 한다. 협심증의 통증은 안정을 취하면 가라앉기도 하지만 통증이 지속된다면 이는 심근경색증으로 진행이 되는 신호이다. 심근경색은 일반적으로 심장마비라고 하는데 가슴의 통증이 극심하고 혈압이 떨어지는 쇼크 및 부정맥으로 인하여 발작 수시간 이내에 약 30~50%가 사망하므로 매우 위중한 응급 상황이다.

당뇨병 환자는 관상동맥 질환이 정상인 보다 3배 더 많이 발병하며 당뇨병이 오래될수록 위험도는 더 높아진다. 일반인에서 생기는 관상동맥 질환은 3개의 동맥 중에서 한두 군데가 막히지만 당뇨병 환자는 두세 군데가 막히거나 손상받는 부위가 더 넓은 경향을 보인다. 또한 당뇨병 환자는 심근경색증이 생기면 심근 손상의 범위가 커서 쇼크, 부정맥 및 심부전증 등의 심각한 합병증이 자주 동반되고 사망률도 높아지게 된다. 간혹 당뇨병 환자에서 협심증이 있어도 통증을 못 느끼는 무통성 심근경색을 보이는 경우가 있어서 조기 진단이 어려운 경우도 있다.

당뇨병 환자에서 관상동맥은 정상이면서 호흡곤란 등 심부전증의 증상을 호소하는 환자들이 있다. 이는 심장근육에 콜라겐이 축적되어서 섬유화가 생기고, 미세혈관이 손상되고, 칼슘대사 장애로 인하여 심장근육의 수축력이 감소하는 당뇨병성 심근병증이 발생한 경우이다. 당뇨병성 심근병증은 관상동맥 질환과 함께 심부전증의 발생을 가중시키게 된다.

당뇨병 환자에서 심장 자율신경에 이상이 올 수 있는데 심장과 혈관의 생리적 반사기능이 없어져서 운동을 할 때 숨이 차고 안정 시에도 맥박이 비정상적으로 빠르게 뛸 수 있다. 갑자기 일어날 때 중력의 작용으로 다리로 내려가는 혈액을 받쳐 주는 하지 정맥의 기능이 없어져서 어지러움을 느끼게 되는 기립성 저혈압이 생기기도 한다. 이러한 심장혈관 자율신경계에 장애가 있는 당뇨병 환자는 급사의 위험성이 증가하게 된다.

병력이 오래되고 비만, 고지혈증 및 고혈압 등이 동반되어 있으며 흡연을 하는 등의 혈관 위험인자가 있는 당뇨병 환자는 관상동맥 질환에 대한 사전 검사가 필요하다. 협심증이 의심되면 먼저 심전도 검사를 한다. 심전도는 심장 맥박이 뛰고 심장근육이 수축할 때 생기는 전기적 활성을 그래프로 보는 것이다. 심장근육의 혈액 순환이 모자라면 심전도에 변화가 온다. 심전도 검사는 간단하지만 증상이 있을 때에만 심전도에 변화가 오는 경우가 많아서 통증이 없을 때에 한 검사는 정상일 수도 있다. 또한 심전도에 전혀 이상이 나타나지 않는 비전형적 협심증 환자들도 있다. 심전도 검사에서 이상이 나타나지 않는다면 운동부하 심전도 검사를 하여 협심증을 찾아낼 수도 있다. 심전도 측정기를 몸에 부착한 상태에서 런닝머신 위에서 뛰면서 점점 운동의 단계를 높이면서 심전도의 변화를 관찰한다. 평상시의 심전도는 정상이지만 운동시에 이상이 나타나는 환자는 이 검사에서 이상을 찾아낼 수 있다. 환자가 고령이거나 다리 관절에 문제가 있어서 운동부하 검사가 어려우면 특수한 약을 주사한 다음 심장의 핵의학 영상을 보면 운동부하 검사와 유사한 결과를 얻을 수 있다. 핵의학 검사는 비용이 많이 들고 특수 시설이 있는 대학 병원에서만 가능하다. 이들 검사에서 협심증 의심 또는 진단 소견이 나오더라도 마지막으로 관상동맥 조영술을 실시하여야 관상동맥 질환을 확진할 수 있다. 관상동맥 조영술은 입원하여 검사하기도 하지만 환자의 상태가 양호하면 일일 입원 또는 외래에서 검사할 수 있다. 환자의 팔목 동맥이나 대퇴부 동맥에 국소마취를 한 다음 가늘고 긴 관을 동맥 안으로 삽입하여서 관끝이 심장 근처의 관상동맥 입구에 도달하도록 한 다음 혈관 조영제를 주사한다. 조영제가 관상동맥을 지나가는 수초 동안에 엑스선 동영상을 찍어서 심장의 움직이는 모습과 관상동맥의 모양 및 막혀있는 위치와 정도를 영상으로 파악할 수 있다(그림 11). 만약 관상동맥이 좁아져 있다면 그 부위를 확장시키는 시술을 할 수 있다. 관상동맥에 삽입한 특수관을 이용하여 막혀있는 부위에서 풍선 부풀리기를 하여 좁아진 부위를 강제로 넓힐 수 있다. 또한 철망같이 생긴 기구를 혈관 안쪽 벽에 끼워 넣고 우산이 펴지듯이 확장시키면 혈관의 좁은 부위가 넓혀지게 되는 스텐트 시술을 할 수 있다. 만약 관상동맥의 좁아진 부위가 광범위하고 여러 군데일 때에는 이러한 시술을 할 수 없고 다리의 혈관을 떼어 내어 심장의 관상동맥에 이식하는 관상동맥우회 혈관이식술이라는 수술을 해야 한다.

 【그림11】 관상동맥 협착증을 검사하는 컴퓨터 단층 현관촬영과 혈관조영술

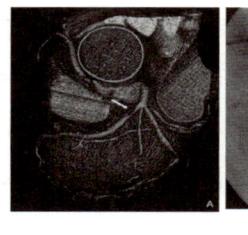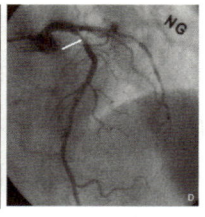

심장의 관상동맥이 동맥경화증으로 좁아진 협착증(화살표), 좌측은 컴퓨터 단층촬영사진이며 우측은 혈관조영술 사진이다.

다른 합병증과 마찬가지로 당뇨병 환자에서 심혈관계 합병증을 예방하기 위해서는 엄격한 혈당조절이 매우 중요하다. 혈당조절을 잘 하면 심혈관 질환이 적게 발생한다는 것은 모두 다 알고 있는 상식적인 이야기라고 생각할지 모르지만 과거에는 의사들 사이에 의견이 달라서 일부 의사들은 혈당조절과 심혈관 합병증은 별개라고 주장하였다. 환자의 혈당조절과 심혈관계 합병증의 관계는 단기간에 걸쳐서 나타나지 않는다. 혈당조절은 눈에 바로 보이는 수치이만 심혈관 질환은 무증상으로 진행이 되다가 어느 날 갑자기 나타나는 것이므로 두 질환의 연관성을 과학적으로 증명하기가 쉽지 않았었다. 미국과 영국 당뇨병학회의 주도로 당뇨병의 혈당조절과 합병증이란 대규모 임상연구(DCCT: Diabetes Control and Complication Trial, 1993, UKPDS: United Kingdom Prospective Diabetes Study, 1998)에서 당뇨병 발병 초기부터 엄격히 혈당조절을 잘 한다면 10~20년 뒤에 심혈관계 합병증의 발생빈도가 감소한다는 것이 실제로 증명이 되었다.

혈당 다음으로 심혈관 질환의 예방을 위하여 유의해야 할 것은 혈압과 이상지질혈증의 조절이다. 여기에 추가하여 개인이 심혈관 질환의 예방을 위하여 중요한 것으로 금연이 있다. 흡연이 인체에 미치는 피해는 폐암과 기관지염 등등 아주 많지만 특히 관상동맥 질환에 큰 영향을 미친다. 당뇨병이 있으면 심장병이 2~3배 많이 생기는데 흡연을 하게 되면 심장병이 추가로 2~3배 많이 생긴다. 당뇨병 환자가 흡연을 한다면 심장병이 생길 확률은 3~6배로 증가하게 되므로 당뇨병 환자는 반드시 금연하도록 한다. 적당한 운동은 이상지질혈증을 개선시키고 심장혈관을 훈련시키고 튼튼히 하여 심혈관 질환의 예방에 도움이 되는데 당뇨병 환자도 예외는 아니다. 당뇨병 환자의 심혈관계 합병증을 완전히 예방할 수는 없지만 체계적이고 꾸준한 치료에 의하여 얼마든지 합병증의 발생빈도를 줄이고 발생시기를 늦출 수 있다. 적극적인 자세를 가지고 꾸준히 노력하여야 당뇨병과 심혈관 합병증과의 싸움에서 이길 수 있다.

12 뇌졸중

　중풍과 뇌출혈을 합쳐서 뇌졸중이라고 하며 의학적으로는 뇌혈관이 막히는 뇌경색과 뇌혈관이 터지는 뇌출혈로 구분한다. 뇌졸중은 전세계적으로 암 및 심장질환과 더불어 3대 질병 사망 원인을 차지하고 있다. 뇌졸중의 빈도는 당뇨병 환자에서 당뇨병이 없는 사람에 비해 3배 정도 높은데 그 이유는 뇌졸중은 뇌혈관의 질병이고 당뇨병 환자에서 생기는 합병증도 혈관의 질병이기 때문이다.
　뇌경색은 뇌혈관이 막히게 되어 그 혈관으로부터 혈액을 공급 받는 뇌의 특정 부위가 괴사되고 기능이 없어지는 것을 말한다. 심장에서 나온 대동맥에서 경동맥이 가지를 쳐서 나와서 목 부위를 지나고 두개골 안으로 들어가면서 대뇌동맥이 되고 대뇌동맥은 뇌 속에서 계속 작은 동맥으로 나뉘어 진다. 뇌동맥의 동맥경화증은 머리 속 뇌동맥에서 시작이 되기도 하지만 경동맥에서 먼저 시작이 되기도 한다. 동맥의 안쪽에 콜레스테롤이 처음에는 점으로 침착이 되다가 부위가 점점 커지는데 이를 죽상경화반이라고 한다. 죽상경화반이 점점 커지면 경동맥은 좁아지고 뇌로 가는 혈액 순환에 장애가 생겨 환자는 갑자기 가벼운 어지럼증이나 말이 어눌해지는 증상이 생길 수 있다. 죽상경화반은 성상이 불안정하여서 압력이 높은 경동맥 내에서 조각이 떨어져 나가기 쉽다. 떨어진 조각은 혈액을 타고 흘러가다가 더 가느다란 뇌동맥의 끝을 막아 버리게 된다. 이 조각이 어느 부위 혈관을 막느냐에 따라 뇌경색의 증상은 달라진다. 뇌는 좌우로 나뉘어져 있으므로 뇌경색은 대개 한쪽에 발생하여 반신 마비가 오게 된다. 조그만 동맥의 끝이 막혀서 뇌경색이 생기면 이를 열공성 뇌경색이라고 한다. 열공성 뇌경색은 뇌의 중심부인 중뇌와 뇌간에서 주로 발생하는데 이 부위는 뇌신경의 줄기가 밀집되어 있어 조그마한 손상이라도 신경학적 증상이 크게 나타난다. 열공성 뇌경색은 여러 부위에 생기기도 하고 순차적으로 계속 생기기도 한다. 열공성 뇌경색은 무증상인 경우도 있으며 말이 어눌해지거나, 음식물을 삼키기가 곤란해지거나, 걸음걸이가 이상해지거나, 반신마비가 오거나 등등 증상이 다양하다.

    뇌출혈은 뇌혈관이 동맥경화로 인하여 파열되어 혈액이 뇌세포 사이에 피멍처럼 퍼지게 되는 것을 말한다. 뇌출혈은 바로 응급상태가 되며 출혈 즉시 환자는 심한 두통을 잠시 호소하다 토하고 의식을 잃게 된다. 뇌출혈 직후에 사망하는 수도 있지만 심장정지까지 수시간에서 수일 정도가 걸리므로 환자는 대개 응급실까지는 오게 된다. 병원으로 조속히 옮겨져서 전문치료를 받을 수 있다면 출혈 부위와 정도에 따라 혈액을 제거하는 뇌수술을 할 수 있다. 수술이 불가한 경우는 중환자실에서 인공호흡 치료를 받다가 사망하거나 다행히 회복이 되어 깨어나더라도 뇌출혈은 심각한 후유증을 남기게 된다.

뇌졸중이 의심되는 환자는 뇌 CT(전산화 단층촬영), MRI(핵자기 공명촬영) 등의 영상검사와 뇌혈관 조영술 등을 하여 진단한다. 뇌경색으로 혈관이 막힌 지 4시간 이내에 신경과/신경외과 전문의와 시설을 갖춘 병원 응급실을 방문하여 뇌혈관 조영술과 MRI를 촬영하여 막혀있는 부위가 확인 된다면 응급치료로서 혈전 용해제를 주사하여 막혀 있는 혈관을 다시 뚫을 수 있다. 이렇게 된다면 뇌경색은 후유증 없이 치료가 될 수 있다. 뇌경색에 대한 응급치료를 받은 환자는 더 이상의 뇌경색 악화가 없도록 혈압을 조절하고 혈전 및 혈소판 억제제, 칼슘통로 차단제 등으로 치료를 한다. 그러나 뇌경색이 발생하고 시간이 많이 경과하여 뇌신경이 이미 많이 손상되었다면 다시 원래대로 회복되기 어렵다.

당뇨병 환자에서 현재 뇌졸중의 증상이 없다고 하더라고 당뇨병이 오래 되었고, 나이가 65세 이상, 고혈압이 있고 고지혈증이 있는 등 위험요소가 여러 개라면 뇌졸중 검사를 미리 하여 볼 필요가 있다. 가장 널리 사용되는 선별 검사인 경동맥 초음파와 도플러 검사를 하면 경동맥에 죽상경화반이 있는지를 살펴 보고 좁아진 부위를 확인 할 수 있다. MRA 검사와 같이 컴퓨터로 혈관 조영술을 하면 두개골 내의 미세 동맥혈관까지 살펴 볼 수 있다.

뇌졸중의 예방 전략은 혈관질환의 일반적 관리에 준하며 혈당 조절, 고혈압 조절 및 이상지질혈증 등을 잘 조절하는 것이다. 당뇨병 환자가 일상생활에서 뇌졸중 예방을 위하여 주의할 점들은 다음과 같다. 일반적으로 담배를 피우는 사람은 담배를 피우지 않는 사람에 비하여 뇌졸중 발생률이 3배 높다. 흡연은 직접적으로 뇌혈관에 장애를 주는데 특히 고령에서는 뇌혈관이 동맥경화증으로 좁아져 있는 상태이므로 반드시 금연하여야 한다. 음주와 흡연을 같이 하면 뇌졸중의 위험도가 더 증가하므로 주의하여야 한다. 음주하면서 흡연을 하면 혈액 점도가 증가되고 음주에 의하여 반사성으로 혈소판의 응집성이 증가하여 뇌졸중이 더 잘 유발된다. 성격이 급하고, 공격적이고, 경쟁적이며, 잘 참지 못하고, 일하기를 좋아하고, 방심하지 않으며, 불안하고, 얼굴근육이 계속 긴장되어 있는 성격의 소유자들은 뇌졸중이 더 잘 발생한다. 서두르지 않고, 잘 참으며, 여유 있는 생활을 하고, 현대인의 최대의 적인 스트레스를 어떻게 해소하느냐가 뇌졸중 예방에 한가지 중요한 변수가 된다. 노인들은 목욕할 때 장시간 열탕에서 땀을 빼는 것을 삼가 하는 것이 좋다. 사우나에서 냉탕과 열탕을 오가면 혈액 순환이 잘되면서 땀을 배출하고 시원함을 느끼면서 몸과 기분이 상쾌해 진다. 당뇨병과 고혈압이 있다면 이 때 급성으로 뇌혈관 또는 심장혈관 사고가 생길 수 있으므로 주위를 하여야 한다. 뇌졸중은 4계절 중 추운 계절인 11월에서 3월 사이에 자주 발생하므로 주의를 요한다. 만약 다음과 같은 증세가 발생하면 뇌졸중의 가능성을 의심해야 한다. 일시적인 운동장애나 지각장애 및 언어장애 등이 있을 경우, 갑자기 발생한 경련이 있을 경우, 평상시 심장 이상이 있거나 맥박이 고르지 않을 경우, 갑자기 두통이 생겼을 경우, 갑자기 한쪽 눈이 안보이거나 물체가 두 개로 보이는 경우, 갑작스러운 현기증이나 이명 및 청력장애 등이 나타나면서 뇌졸중이 의심된다면 즉시 병원을 방문하도록 한다.

13 감염과 피부 질환

감염이란 외부 또는 우리 몸에 붙어 있는 세균이나 바이러스가 몸의 무균구역으로 침투하여 야기되는 질환이다. 사람의 신체는 감염에 대하여 여러 면역체계를 동반하여 몸을 방어하는데 당뇨병 환자는 균에 의하여 감염되기 쉽고 침범한 균을 제거하는 면역기능도 약해져 있다.

당뇨병 환자에게 자주 발생하는 감염으로는 요로 감염, 기종성 담낭염, 진균증, 외이도염, 폐렴 및 결핵 등이 있다. 요로 감염이란 소변을 만드는 콩팥, 요관, 방광 및 요도 등에 균이 침범한 경우이다. 요로 감염의 합병증으로 매우 드물게 생기는 신장의 유두 괴사나 기종성 요로 감염이 당뇨병 환자에서 종종 발생할 수 있고 신장 주위에 농양도 잘 생길 수 있다. 정상인은 수일 내에 회복되는 감기의 경우에도 당뇨병 환자에서는 폐렴과 같은 합병증으로 진행이 될 수도 있다.

결핵균에 대한 방어에서 세포면역이 중요한 역할을 하므로 당뇨병 환자는 결핵 감염에 취약하다. 최근 영양상태의 호전과 보건위생의 발전으로 결핵 환자가 많이 없어졌지만 병원에 내원한 당뇨병 환자에서 고혈당이 심한 경우에 검사를 하여보면 폐결핵이 종종 발견되기도 한다. 혈당 조절이 불량한 당뇨병 환자에서 결핵이 발생하면 잘 낫지 않고 심한 경과를 거치게 된다. 우리 나라는 외국에 비하여 결핵의 유병률이 높으므로 당뇨병 환자 중에 고혈당이 심하면서 기침, 가래, 체중 감소 등의 증상이 있는 경우에는 결핵 검사가 필요하다.

당뇨병 환자는 신경병증으로 인하여 피부 감각이 둔해져 있고 망막증에 의하여 시력이 감소되어 있는 경우도 있으므로 피부에 상처가 나기 쉬워 종기, 농양 및 진균증 등이 잘 생기게 된다. 혈액 순환이 당뇨병의 합병증에 의하여 저하되어 있다면 피부의 상처부위에 혈액 공급이 원활히 되지 않는다. 또한 항생제를 투여해도 상처나 염증부위에 약이 잘 도달하지 못하고 방어 역할을 하는 백혈구 및 림프구와 항체의 활성이 감소되어 있어 상처가 치유되기까지 시간이 많이 걸리게 된다.

당뇨병 환자에서 자율신경의 이상으로 땀의 분비가 줄어드는데 이는 피부의 건조증을 유발하고 소양감도 발생할 수 있다. 피부 소양감은 대개 전신적으로 나타나며 항문이나 성기부위에 국한되어 나타나기도 한다. 이러한 경우 보습제 등을 사용하여서 피부가 건조하지 않도록 한다. 당뇨병 환자에서 발톱이 누렇게 변색되고 두꺼워지는 발톱 무좀인 조갑진균증도 자주 보게 된다. 조갑진균증은 경구용 항진균제를 6개월 이상 투약하여 치료하는데 두터운 무좀 발톱을 밀어내고 새 발톱이 자라나면서 엄지 발톱의 모서리가 살을 파고들면서 곪게 되는 염증이 생길수 있으므로 주의를 요한다.

14 위장 질환

당뇨병 환자에서 위장관의 자율신경계에 이상이 생기게 되면 여러 가지 소화기 증상이 반복적으로 나타난다. 대표적인 증상으로는 삼키기 곤란한 증상이나 소화불량, 오심, 구토, 변비, 설사 및 변실금 등이 있다. 연하곤란은 당뇨병성 신경병증의 한 가지 종류로서 식도운동 기능에 장애가 생긴 경우이다. 삼키기 곤란한 증상이나 가슴앓이 등이 생기기도 하나 일반적으로는 경미하고 증상이 없는 경우도 많다. 위에서 십이지장으로 음식물이 제때에 넘어가지 않는 정체로 인하여 이차적으로 역류성 식도염이 잘 발생하여 연하곤란 증상이나 삼킬 때 통증이 생기기도 한다. 치료는 하부 식도괄약근을 약화시킬 수 있는 약제와 흡연, 음주 및 오렌지 주스 등을 피하고 역류성 식도염이 심한 경우에는 치료 약제를 복용한다.

혈당조절이 불량한 노인 당뇨병 환자가 갑자기 음식물을 삼키는 못한다면 식도 진균증이 생겼을 가능성이 있다. 내시경 검사를 하여 식도 표면에 흰색 물질이 덮여 있는 것을 발견한다면 식도의 내면에 곰팡이가 번식하고 있는 것이다. 식도 진균증은 항진균제를 사용하면 치료가 된다.

당뇨병 환자에서 자율신경병증에 의해 위무력증이 생기기도 한다. 위무력증이 생기면 음식물이나 약물의 흡수가 장애를 받기 때문에 식후 혈당조절이 불량하게 된다. 식도와 위의 운동기능 이상은 방사성 동위원소를 이용한 위배출시간 측정이나 위 내의 압력을 측정하여 진단할 수 있다. 위무력증의 치료로서 식습관을 먼저 개선하여야 하며 소화가 안 되는 섬유소 혹은 기름진 음식은 피해야 한다. 저녁 늦게 식사하는 것은 아침에 구토가 발생하게 되는 원인이 될 수도 있다. 가급적 섬유소와 지방이 적은 음식을 소량으로 자주 섭취하며 죽과 같이 소화가 잘되는 유동식을 섭취하는 것이 좋다.

당뇨병성 위병증은 당뇨병 환자에서 드물게 나타나지만 만성적이고 반복적인 복통과 구토를 유발하는 고질적인 합병증의 하나이다. 특히 상복부 통증은 일반적인 복통 치료제에 반응하지 않고 정도가 심하여 일상 생활에 심각한 장애를 초래하게 된다. 일반적인 내시경, 초음파 및 복부 CT 등의 검사를 하여도 이상 소견이 없으며 증상의 악화와 호전이 반복되면서 환자를 괴롭힌다. 당뇨병성 위병증은 20~30대의 여성 제1형 당뇨병 환자에서 주로 생기며 그 원인으로 자율신경계의 중추에서 기원하는 미주신경과 교감신경계의 장애가 생겼을 것으로 추측되고 있지만 아직까지 효과적인 치료 방법은 없는 실정이다.

변비는 당뇨병과 관계없이 생길 수 있는 흔한 증상이지만 당뇨병 환자에서는 자율신경기능 장애로 인하여 기존의 변비가 악화될 수 있다. 변비가 있는 환자는 대변양을 증가시키는 충전제나 대변을 부드럽게 해주는 미네랄 오일과 같은 완화제를 사용해 볼 수 있다. 당뇨병 환자는 변비를 유발할 수 있는 약제(항우울제, 알루미늄이나 칼슘을 함유하는 제산제, 철분제, 칼슘 통로 차단제와 같은 고혈압 치료제)를 가능한 피하도록 한다. 변비가 심해져서 변이 장기간 나오지 않는 경우에 장검사를 하여 보면 대장이 확장되어서 변이 가득 차 있는 것을 보게 되는데 이는 당뇨병 환자한테서 가끔 볼 수 있는 거대대장병증이다.

당뇨병 환자에서 원인을 알 수 없는 만성 설사를 하는 경우가 있다. 설사는 일정하지는 않으나 수주에서 수개월 동안 지속되고 중간에 간헐적으로 변비가 생길 수 있다. 당뇨병성 설사가 계속되는 이유로서 췌장의 기능부전, 장운동의 변화, 장내 세균의 과잉 성장, 담즙산염의 변화 및 자율 신경병증에 의한 장액의 분비 증가 등이 원인이 될 수 있다.

노인 당뇨병 환자에서 대변이 본인도 모르게 조금씩 나오는 변실금이 생기기도 한다. 변실금의 빈도는 환자마다 다르고 설사가 동반되는 경우 더 심해진다. 항문의 괄약근에 이상이 생겨서 이러한 증상이 나타난다. 치료는 대개 설사와 동반되므로 설사의 증상을 치료하는 보존적 치료를 먼저 하며 만약 항문의 괄약근 이상이 동반되었다면 외과 전문의의 진료가 필요하다.

15 방광 질환

 방광은 하복부에 위치하며 신장에서 내려오는 소변이 모여있다가 그 양이 약 350~500cc 정도가 되면 요도가 열리고 방광 근육이 수축되어 소변이 나오게 된다. 이러한 모든 과정에는 자율신경과 체신경이 관여한다. 소변을 보는 행위의 시작은 의식적으로 하지만 소변이 나오는 실제 과정은 자율신경이 관여하고 있다. 당뇨병 환자의 방광에 생길 수 있는 합병증은 기능 이상인 당뇨병성 방광병증과 감염성 질환인 방광염으로 분류할 수 있다.

 당뇨병성 방광병증이 생겼을 때 방광기능의 이상은 서서히 나타난다. 방광에 소변이 가득 차서 소변을 보고 싶은 것을 정상적으로 느껴야 하는데 이를 느끼지 못하는 현상이 생기게 된다. 소변을 정상적으로 보지 않고 뜸하게 보게 되면 한번에 보는 양이 많아지고 방광이 늘어나서 방광의 수축력이 떨어지고 소변줄기가 약해진다. 이 때부터 환자는 소변을 시원하게 보지 못하며 소변을 보고 난 후에도 묵직한 증상을 느끼게 된다. 소변을 자주 보는 빈뇨, 야간에 자주 보는 야간 빈뇨, 갑자기 소변이 보고 싶은 절박뇨, 소변을 보고 싶어도 늦게 나오는 배뇨지연 및 소변이 조금씩 흐르는 요실금 등의 증상도 나타날 수 있다. 이러한 증상이 나타나면 비뇨기과 전문의의 진료를 받아야 하며 요역동학적 방광기능 검사를 하여 당뇨병성 방광병증이 확인이 되면 방광근육 이완제나 자율신경 억제제 등의 약제를 사용하여 볼 수 있다. 방광병증이 심하게 진행되어 방광기능이 거의 없어진 경우에는 하복부에 관을 삽입하여 주머니로 배출되도록 하는 수술적 치료를 하기도 한다.

　방광은 세균이 없는 무균상태이다. 소변이 비록 노폐물을 함유한 오줌이지만 방광에 내려와서 고여있을 때까지 세균이 없는 상태를 유지한다. 이후 소변이 요도를 통하여 밖으로 배출될 때에 비로소 요도의 끝과 피부에 상주하는 일반 세균이 소변에 첨가될 수 있다. 만약 방광으로 세균이 침범하여 염증이 생기면 방광염이라고 한다. 방광염의 증상은 하복부가 아프고 불편하며 묵직하고 소변을 보고 나서 또 소변을 보고 싶은 것을 느끼지만 소변은 조금씩 나오며 소변의 색이 탁하거나 때로는 소변에 피가 섞여서 나오기도 한다. 방광이 정상적으로 기능을 한다면 방광염은 잘 생기지 않는다. 그러나 당뇨병성 방광병증으로 기능에 이상이 생기고 소변이 제때에 배출되지 않고 고여있다면 세균이 증식할 가능성이 높아진다. 또한 당뇨병 환자의 소변에는 포도당이 들어 있어 세균이 증식하기에 유리하다. 방광염을 일으키는 세균은 대개가 대장균인데 대변에 섞여 나온 대장균이 항문 근처 피부에 묻어 있다가 요도를 타고 방광으로 들어가서 방광염을 일으킨다. 여자는 남자에 비하여 요도의 길이가 짧아서 방광염이 잘 생기므로 요도와 항문 주위를 청결히 하는 것이 필요하다.

방광염이 생겼으면 의사의 진료를 받고 소변검사를 하여 방광염임을 확인하고 항생제 치료를 시작한다. 방광염은 비교적 치료가 잘 되고 증상도 심하지 않으므로 입원하지 않고 외래 통원치료가 가능하다. 만약 통증이 등허리 쪽으로 있고 오한과 열이 난다면 방광염이 아니고 신장에 염증이 있는 신우신염일 가능성이 높다. 여성은 방광염도 잘 생기지만 신우신염도 잘 생긴다. 신우신염은 입원치료를 하여야 하며 대부분 잘 회복이 되지만 당뇨병 환자는 신장농양 등의 합병증이 생길 수도 있으므로 초기에 입원 치료를 받는 것이 좋다.

16 성기능 장애

　남성 음경의 발기는 여러 가지 자극과 복잡한 내적 과정을 거쳐서 이루어 진다. 성적 자극이 뇌를 의식적으로 흥분시키면 뇌의 자율신경 중추에서 신호가 척수신경을 거쳐서 음경으로 전달되고 음경 말단 자율신경에서 분비되는 신경전달물질이 음경동맥의 근육을 이완시켜 스펀지 형태의 음경해면체에 혈액이 충만되어 발기가 이루어진다. 당뇨병이 오래 경과하면 음경에 분포하는 자율신경과 혈관에 장애가 생기게 되는데 이러한 장애는 천천히 조금씩 진행이 되어서 처음에는 부부관계에서 발기가 유지되는 것이 어렵다가 시간이 지날수록 아예 시작마저도 힘들어지고 결국 발기가 불가능하게 된다.
　당뇨병 환자에서 발기부전이 있다고 하여 모두 다 당뇨병의 합병증이라고 단정지을 수는 없다. 당뇨병 이외에도 심리적 요인에 의한 발기부전과 복용하고 있는 약제의 부작용으로 생기는 발기부전도 있으므로 먼저 비뇨기과 전문의의 진료와 검사를 받는 것이 좋다. 만약 심리적 원인에 의한 것이라면 정신과 의사의 도움을 받아야 된다.

발기부전의 일반적인 치료에는 발기부전 치료제, 혈관확장제의 복용과 자가주사법 및 음경진공흡입 치료법과 보형물 삽입 등의 수술적 치료가 있다. 약물은 대부분의 환자들이 가장 선호하는 치료법이며 쉽게 시도할 수 있다. 발기부전 치료제는 비아그라 계열과 시알리스 계열이 있으며 정제, 가루약 및 구강용해제 등의 여러 가지 제형이 있다. 당뇨병이 오래 되었거나 고령인 사람은 심장 질환 유무를 확인하고 발기부전 치료제를 복용해야 한다. 발기부전 치료제의 복용은 낮은 용량부터 시도해 보고 효과가 부족하다면 전문의사와 상의하여 용량을 늘려 보도록 한다. 발기부전 치료제에 효과가 없다면 다음 단계로 자가주사, 기구를 이용한 방법 또는 수술적 치료를 할 수 있지만 환자들이 선호하지 않아 잘 시행되지는 않는다.

여성은 남성과 달리 당뇨병에 의한 성기능 장애는 잘 생기지 않는다. 대개는 폐경기 후에 질액이 마르거나 성교통이 조금 생길 수 있는 가벼운 정도의 증상으로 실제로 문제가 되지 않는다. 혈당조절이 불량한 경우에 효모균에 의한 질염이 생겨서 냉이 많고 가려운 증상이 생길 수 있고 이에 따라 성교통이 생길 수 있지만 질염을 치료하면 회복이 된다.

17 치과 진료

당뇨병 환자는 잇몸 질환인 치주 질환과 구강점막 감염이 잘 생긴다. 사람의 입 안에는 정상적으로 잡균들이 기생하고 있는데 당뇨병 환자의 침과 잇몸의 분비액에는 포도당이 증가되어 있으므로 세균들이 증식하기가 쉬워서 구강 내 감염과 치주 질환이 잘 생기게 된다. 당뇨병 환자는 또한 상처 치유에 필요한 교원질의 대사가 저하되어 있어 치은염과 치주염도 자주 발생한다. 치태 및 치석의 양은 일반인과 차이가 없지만 같은 치태조절 상태에서도 당뇨병 환자는 치아와 잇몸의 부착이 약해지거나 치조골의 소실이 자주 발견된다.

당뇨병 환자는 침의 양이 감소하여 입안이 건조하고, 입맛이 변하거나 또는 입안이 화끈거리는 증상을 호소하기도 한다. 구강 점막에 하얀 점 같은 것이 생기는 구강 캔디다증이 생길 수 있는데 특히 혈당조절이 불량한 환자에게서 잘 생길 수 있다. 당뇨병이 오래 경과되어 영양이 불량하거나 저체중 환자, 노인 환자 및 소아 당뇨병 환자에서는 영양결핍에 의한 증상이 구강에 나타날 수 있다. 입술과 입가에 상처가 생기거나 부르트는 경우 등은 비타민 B계열의 결핍과 관련이 있는 구각 구순염일 수 있으므로 영양이 불량하다고 판단되면 비타민제를 보충할 필요가 있다.

당뇨병 환자는 치과 치료를 받을 때 다음과 같은 주의가 필요하다. 치아의 표면을 치료하거나 간단한 치료는 문제가 될 것이 없지만 발치 또는 잇몸 수술 등의 기타 수술적 치료에서 당뇨병과 고혈압 환자는 몇 가지 불리한 점들이 있다. 혈당조절이 불량한 상태에서는 치료 후에 조직에 감염이 생길 가능성이 있고, 감염이 잇몸에만 국한되는 것이 아니고 세균이 혈관을 타고 심장이나 다른 장기로 이동하여 패혈증이 생길 가능성이 일반인보다 높다. 치과 치료 전엔 최소한 1주 이상 혈당조절이 잘 되어야 하고 예방 목적으로 항생제를 투여하는 것이 권장된다. 당뇨병 환자의 잇몸은 상처 치유에 문제가 있고 치료 후에 지혈이 잘 안 되고 출혈이 지속될 수 있어 치과 수술 시에 주의를 요한다. 고혈압 약제와 함께 혈액순환 개선제나 아스피린 등을 복용하는 환자는 지혈이 잘 안 되므로 담당의사와 상의하여 치료 받기 1주 전부터 해당 약제의 복용을 중단하여야 한다.

당뇨병의 여러 가지 합병증이나 심혈관계 질환이 본인도 모르게 무증상으로 있다가 치과 치료 중이나 후에 갑자기 증상이 발생 할 수 있다. 발치나 치과 수술의 경우 당뇨병 환자는 한번에 하지 말고 단계를 나누어 경과를 보아가며 단계적으로 치료하는 것이 좋다. 치과 진료 자체가 스트레스로 작용하여 혈당을 올릴 수 있으므로 혈당이 잘 조절되고 있는 짧은 시간 내에 치과 치료를 마치는 것이 좋으며 스트레스와 충격을 최소화할 수 있는 방법을 택해야 한다. 치과 치료를 전후하여 지속적으로 식사조절을 하고 약물도 계속 복용하며 혈당을 자주 측정해 보도록 한다. 저혈당을 방지하기 위해서는 치과 치료 당일의 아침식사는 되도록 먹도록 하고 진료시간은 몸 상태가 가장 좋은 오전 10시경이 가장 좋다. 병세가 심한 당뇨환자는 내분비내과 주치의 도움을 받아서 치료 전날에 인슐린 용량을 조절하거나 경구용 약제의 투여 횟수를 조절하는 것이 좋다.

제3장

당뇨병 자가관리

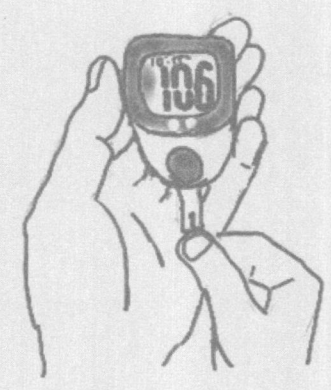

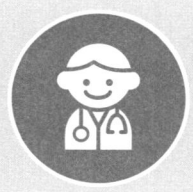

혈당강하제로 치료하여도 완벽한 혈당관리를 이루기 어렵다는 것을 의사들은 깨달았다. 그 이유는 바로 식사, 운동, 스트레스 및 일상생활 등이 혈당에 큰 영향을 주기 때문이다. 즉 당뇨병 관리의 절반은 환자 스스로 해야 하는 것이다.

01 관리 시작

　당뇨병이라고 진단을 받은 순간 "내가 당뇨병이구나 나의 인생은 이제 끝이 났다"라고 생각하면 이는 큰 오산이다. 당뇨병은 한번 발병하면 완치가 안되는 질환이라고 의학교과서에 나와있지만 최근의 당뇨병은 과거와 많이 달라져서 완치될 수도 있는 질환으로 변화되고 있다. 우리나라에 당뇨병이 폭발적으로 증가한 것은 최근의 식생활문화와 환경이 급격히 변하여 당뇨병을 유발하는 위험요소로 작용하고 있기 때문이다. 이러한 당뇨병 유발 요소들을 파악하고 철저히 교정한다면 당뇨병은 식사와 운동요법만으로도 관리가 잘 될 수 있다. 당뇨병 진단을 받았지만 혈당이 오르던 말던 신경을 쓰지 않고 내버려 둔다면 완치될 가능성은 점차 낮아진다. 당뇨병을 처음 발견했을 때에 낙담하지 말고 본인의 당뇨병 유발 요인들을 찾아내고 자가관리를 통하여 당뇨병을 극복해야 한다. 처음 진단 시에 고혈당이 심하지 않다면 약제 치료를 바로 시작하는 것이 아니고 잘못된 식생활 습관을 먼저 교정하도록 한다. 2~3개월간의 식사와 운동요법으로도 혈당조절이 잘 되지 않는 경우에 약제 치료를 시작하도록 한다. 당뇨병 약제 치료의 원칙도 약제를 소량부터 시작해서 단계적으로 증량하며 한 가지 약제로 혈당조절이 되지 않는 경우에는 다른 약제들을 병용 투여하는 단계적 절차로 되어 있다.

당뇨병으로 처음 진단된 환자에서 고혈당 증상과 체중감소가 심하고 혈당이 매우 높은 경우와 제1형 당뇨병이 의심되는 경우에는 처음부터 인슐린 주사 치료를 시작한다. 제1형 당뇨병이 아니라면 일정기간 동안 인슐린을 투여하여 당뇨병 증상이 완화되고 혈당이 정상화 되면 주사를 중단할 수 있다. 인슐린 치료는 한번 시작하면 평생 지속해야 한다고 알려져 있기도 하지만 이는 틀리는 말이다. 제2형 당뇨병 환자는 필요할 때에 인슐린을 사용하여야 하지만 혈당조절이 잘 된다면 다시 경구약제로 돌아 갈 수 있다. 혈당강하제를 사용하는 환자도 식사요법과 운동요법을 엄격히 시행하면 약의 용량을 점차 감소시킬 수 있고 더 나아가 약을 중단할 수도 있다. 당뇨병 치료는 항상 희망을 가지고 도전하도록 해야 한다.

당뇨병의 치료는 고정적인 것이 아니고 환자의 상태와 혈당에 따라 얼마든지 변경될 수 있다. 당뇨병이 오래 경과하면 혈당이 조금씩 증가하는 것이 일반적인 자연 경과이지만 당뇨병을 악화시키는 일이 생긴다면 일시적으로 혈당이 올라갔다가 다시 내려오기도 한다. 엄격한 식사와 운동요법을 충분히 하여도 혈당이 목표에 도달하지 못한다면 더 이상 기다리지 말고 적절한 혈당강하제 또는 인슐린을 사용하는 것이 최선의 당뇨병 관리방법이다. 혈당조절이 잘 되지 않아서 담당의사가 다음 단계의 약제를 권유함에도 불구하고 이를 거절하고 본인 생각대로 민간요법이나 특이한 방법을 고집한다면 고혈당과 합병증만 심해질 뿐이며 적절한 치료 시기를 놓칠 수도 있다.

당뇨병을 한번에 완치시키는 약제는 아직까지 개발되지 않았다. 현재 사용되는 당뇨병 약제들은 약의 효과가 작동하는 하루 동안만 혈당을 조절하는 혈당강하제이다. 따라서 현재의 약제로는 당뇨병의 완치는 불가능하므로 실제적인 당뇨병의 치료 목표는 완치가 아니고 혈당을 잘 조절함으로써 합병증을 예방하고 건강하게 장수하도록 하는 것에 맞추고 있다. 새로운 당뇨병 약제들이 계속 개발되고 있고 혈당측정기도 개량이 되어 과거보다 당뇨병 관리가 많이 수월해져서 당뇨병 환자들의 혈당조절도 잘 되고 있다. 최근의 당뇨병 환자들은 약제 치료와 자가관리를 꾸준히 하면서 일상 생활에 지장이 거의 없이 지내고 있으며 합병증의 발생도 매우 낮아져서 자기 수명대로 장수하고 있다. 당뇨병의 치료는 질병의 퇴치나 완치의 개념보다는 지속적으로 관리한다는 표현이 적절하다. 당뇨병 관리의 최종적인 목표는 당뇨병의 증상이 없도록 하고 합병증을 예방하는 것인데 이를 위하여 평상시에 준수하여야 할 구체적인 항목으로 혈당, 혈압, 지질 및 체중을 다음과 같이 잘 관리하여야 한다.

 【요점15】 당뇨병 관리의 구체적인 항목

① 혈당을 정상에 가깝게 유지한다.
② 혈압을 정상으로 유지한다.
③ 혈중 지질치(콜레스테롤, 중성지방 등)를 정상으로 유지한다.
④ 정상체중(표준체중)을 유지한다.

혈당을 정상에 가깝게 유지한다. 제2형 당뇨병 환자의 경우 공복 혈당은 80~120 mg/dl, 식후 2시간 혈당은 180 mg/dl 미만, 그리고 당화혈색소는 6.5% 이하로 유지하도록 한다. 이 수치는 오랜기간 동안의 임상연구 결과를 통하여 제시된 목표 수치이다. 혈당조절의 기준은 환자의 연령과 합병증의 유무 등에 따라 다소 변경될 수 있다.

【표6】 제2형 당뇨병 환자의 혈당조절목표

항 목	정 상	목 표
공복 혈당 (mg/dl)	< 100	80~120
식후 2시간 혈당 (mg/dl)	< 140	< 150~180
당화혈색소 (%)	< 5.7	< 6.5

혈압을 140/90 mmHg 미만으로 유지한다. 만일 뇌졸중 위험이 있는 경우나 젊은 환자에서는 수축기 혈압을 조금 더 낮게 130 mmHg 미만으로 유지할 것을 권장한다.

혈중 지질을 정상에 가깝도록 유지한다. 총콜레스테롤은 200 mg/dl 이하, 중성지방은 150 mg/dl 미만, LDL-콜레스테롤은 100 mg/dl 미만, HDL-콜레스테롤은 남자는 40 mg/dl, 여자는 50 mgdl 이상을 유지하는 것을 권장한다. 심근경색증이나 뇌졸중 등의 심혈관 질환이 있거나 심혈관 질환의 고위험군인 경우에는 저밀도지단백 콜레스테롤을 70 mg/dl 미만으로 더 낮게 조절한다.

체중을 정상에 가깝게 유지한다. 체중을 표준체중의 90~110% 사이로 유지한다. 복부비만을 예방하기 위하여 배꼽주위 허리둘레를 남자는 90cm, 여자는 85cm 이하로 유지한다.

당뇨병 관리 목표를 이루기 위한 실제적인 관리를 본 책자에서는 편의상 자가관리, 식사와 운동요법, 약물요법 및 특별 관리로 나누어서 설명을 하도록 한다. 자가관리와 식사 및 운동요법은 당뇨병 환자라면 누구나 시행해야 하는 기본적인 관리와 치료 방법이다. 당뇨병은 만성 질환이므로 평생에 걸쳐 꾸준한 자기 관리가 필요하다. 당뇨병을 스스로 관리하려면 우선 당뇨병에 대한 지식이 있어야 한다. 아는 게 힘이라는 말도 있지만 당뇨병이야말로 많이 아는 만큼 도움이 된다. 당뇨병에 대한 지식을 습득하고 관리 방법을 습관화하는 당뇨교육의 중요성은 아무리 강조해도 지나치지 않다. 의사나 간호사, 영양사 등 의료진의 역할은 상담, 조언 및 처방까지이다. 식사요법과 운동요법에 대하여 의사나 영양사가 방법을 가르쳐 줄 수는 있어도 실제로 실행하는 것은 환자의 몫이다. 인슐린 주사도 주사법을 배워서 본인이 직접 주사해야 하고, 갑자기 생길 수 있는 저혈당에 대처하는 방법도 알고 있어야 한다. 결국 의사의 지도에 따라 환자 자신이 관리하는 병이 당뇨병이기 때문에 당뇨병 환자는 스스로 반의사가 되어야 한다. 당뇨병 치료제가 처음으로 개발된 이후 한동안 당뇨병의 치료를 전적으로 약제에 의존하였던 시절도 있었지만 약제만 가지고 치료의 목표를 결코 이룰 수가 없다는 것을 의사들은 깨달았으며 20세기 중반부터 점차 당뇨교육의 중요성을 인식하게 되었다. 당뇨병은 다른 어떤 만성질병보다도 질병에 대한 교육 효과가 크다. 이에 따라 당뇨병 지식을 효과적으로 환자에게 전달하는 방법으로서 환자를 모아서 집중 교육을 하는 소위 당뇨교실이 20세기 중반에 미국에서 시작되었다. 우리나라도 1970년대에 대학병원을 중심으로 당뇨교실이 시작되었고 현재 대부분의 대학병원, 대형 종합병원, 보건소, 복지관 및 일부 개인병원에서 당뇨교실을 운영하고 있다. 당뇨병 환자와 가족들 사이에 당뇨교실 또는 당뇨교육이라는 용어가 많이 알려지게 되어 현재는 환자와 의료진 모두 당뇨교육이 당뇨병 관리에 필수적인 부분이라고 인식하고 있다. 당뇨교육은 환자들에게 당뇨병 관리의 개념을 정립해 줄 수 있는 중요한 과정이다. 당뇨교실 참가자들은 환자수준에서 당뇨병을 이해하고 관리에 필요한 내용들을 쉽게 익힐 수 있다. 당뇨교실을 담담하고 운영하는 구성원은 의사, 간호사, 약사, 복지사, 영양사, 심리상담사 및 운동전문가 등이다. 대부분의 당뇨교실은 주 또는 월 단위의 반복교육 형태로 운영되고 있으며 교육자재와 주사기 등의 실물을 사용하여 시청각 교육을 하고 있다. 표 7은 국내 한 병원에서 실제로 실시하고 있는 당뇨교실 프로그램의 일례이다. 당뇨교실에 대한 자세한 시간표와 교육 장소 등은 대한당뇨병학회 홈페이지(http://www.diabetes.or.kr/) 를 통하거나 의료기관 홈페이지를 조회하여 정보를 얻을 수 있다.

【표7】 당뇨교실 프로그램(예)

요일	시간	담당	교육내용
화요일	오후 1:00~1:30	당뇨병 전문의사	당뇨병의 이해: 정상, 진단, 합병증, 치료계획
	1:30~2:00	교육 간호사	자가관리와 간호: 혈당측정법, 인슐린 주사법, 노인간호
	2:00~2:30	교육약사	약제 복약지도: 주의점, 복용법, 부작용
목요일	오후 1:00~2:00	교육 영양사	식사요법 교육: 칼로리교육, 식단구성, 식습관 개선, 외식의 요령
	2:00~2:30	당뇨병 전문의사	운동요법 교육: 운동의 효과, 운동요령
	2:30~3:00	당뇨병 교육간호사	발 관리 교육

식사요법은 이론 교육만으로는 이해하기 어려운 경우가 많아 환자들

을 식당에 모아 놓고 질문과 답변을 하고 체험을 하는 식사모임 형태로 운영을 하기도 한다. 여름방학 기간에 개최되는 소아 당뇨병 환자를 위한 당뇨캠프는 제1형 당뇨병 어린이들에게 당뇨교육 및 식사와 운동요법을 체험하게 하고 인슐린 주사에 대한 두려움을 없애서 당뇨병을 잘 관리할 수 있는 기회를 제공하고 있다. 대한당뇨병학회, 사단법인 당뇨협회, 지역 의료기관 등에서 매년 걷기대회, 당뇨병 공개강좌 및 무료 혈당측정 등의 행사를 열어 국민들에게 당뇨병을 예방하는 홍보활동을 하고 있다. 보건 관련 각 기관과 의료 단체에서 발행하는 당뇨병 소식지, 뉴스레터, 당뇨병 잡지 및 본 책자와 같은 단행본 등이 많이 출간되고 있어서 환자들에게 당뇨병에 대한 교육 정보가 매우 풍부한 편이다. 인터넷이나 유튜브에서 여러 가지 당뇨병 교육 자료들을 접할 수 있으며 당뇨병 환자들로 구성된 동호회 모임들도 활성화되어 있다. 평상시 당뇨병으로 고민하고 있는 문제나 궁금한 점들에 대하여 컴퓨터나 스마트폰에서 손쉽게 답변을 얻을 수 있게 되어 당뇨병 환자들에게는 매우 좋은 일이 아닐 수 없다. 그러나 당뇨병 정보의 풍부함은 단점도 가지고 있다. 자료와 정보가 너무 범람하여 처음 접하는 사람에게 당뇨병의 실체가 무엇인지 오히려 혼동을 주고 있으며 그릇된 정보나 검증받지 않은 물건이나 약품을 팔려고 하는 상술이 섞여 있기도 하다. 당뇨병 관리를 시작하려면 당뇨병에 대한 공부를 하는 것으로 시작을 하자. 당뇨교육과 풍부한 자료를 적극적으로 수용하고 활용할 수 있는 마음가짐을 가지고 당뇨병에 도전해 나아가도록 하자.

02 혈당관리

환자는 스스로 자기의 혈당이 얼마나 관리되는지를 잘 파악하고 있어야 한다. 고혈당 증상인 다음, 다뇨 및 체중감소 등이 있다면 현재 혈당조절은 불량한 것이다. 당뇨병 관리를 가장 빠르고 정확하게 파악하는 방법은 환자가 본인의 혈당을 직접 측정하는 것이다. 혈당은 매 순간마다 변화하고 음식을 섭취하면 증가한다. 혈당을 여러 번 측정한다면 혈당의 변화를 자세하게 알 수 있지만 자주 측정하면 번거롭고 비용도 부담이 된다. 전통적으로 환자의 혈당을 측정한다면 아침 공복과 식후(점심 또는 저녁) 2시간째에 측정하는 것을 권장하여 왔다. 이 두가지 혈당치가 양호하다면 하루 종일 혈당조절이 잘 되고 있다고 생각하는 것이다. 제2형 당뇨병 환자에서 권장되는 혈당 목표치는 아침 공복 시에 80~120 mg/dl이며 식후 2시간 혈당은 150~180 mg/dl 미만이다. 이 목표치는 오랜 기간 동안 연구와 관찰을 통하여 당뇨병 환자에서 합병증이 생기지 않는 혈당치를 도출한 것이다. 그러나 혈당 목표치는 환자의 연령, 당뇨병의 병형 및 합병증에 따라 다르게 조정할 수 있으므로 담당 의사와 상의하여 개별적으로 설정하도록 한다. 식후 혈당의 측정 시간은 식사 시작 시간을 기점으로 하며 식후 30분, 1시간, 1시간 반, 2시간 또는 3시간 등 여러 시점에서 혈당을 측정할 수 있다. 식후 1 시간 정도에 혈당이 가장 많이 올라가지만 이 혈당은 음식의 종류와 식사에 걸리는 시간에 따라서 변화가 크다. 식후 2시간째 혈당은 소화가 거의 끝나서 높아진 혈당이 정상 상태로 내려오는 시점이며 비교적 변화가 크지 않으므로 이 때의 혈당 측정치를 혈당 조절의 지표로 주로 이용하게 된다.

매일 혈당을 측정하여 컴퓨터에 입력하거나 자동으로 저장되는 혈당 측정기를 이용하여 일주일 또는 한달 동안의 평균 혈당치를 계산할 수 있지만 번거롭지 않게 단 한번의 검사로 평균 혈당을 알아내는 방법이 있는데 바로 당화혈색소 검사이다. 당화혈색소 수치는 최근 2-3개월 동안의 평균혈당치를 반영한다. 혈액의 적혈구에는 혈색소(헤모글로빈) A 단백질이 있는데 여기에 포도당이 들러 붙게 된다. 건강한 사람의 혈당은 100~150 mg/dl 사이에 있게 되는데 이 정도의 혈당에서는 A혈색소의 약 4~5%에 포도당이 달라붙게 된다. 만약 혈당이 높아진다면 포도당이 들러 붙은 A혈색소의 비율은 혈당에 비례하여 높아진다. 혈색소는 수명이 약 120일이므로 당화혈색소는 지난 3개월간의 혈당조절 정도를 정확하게 대변하게 된다. 당화혈색소는 정상인에서 5.7% 이하이다. 당화혈색소가 6.5%를 넘으면 당뇨병으로 진단할 수 있고 6.0~6.5% 사이인 경우는 내당능장애에 해당된다. 건강검진을 하여서 갑자기 당뇨병이라고 진단이 되는 중년의 경우 당화혈색소는 보통 7.0~8.0% 정도가 된다. 고혈당 증상이 심한 상태로 진단이 되는 당뇨병 환자는 당화혈색소 수치가 9.0~10%를 넘게 된다. 응급실로 실려온 심한 고혈당 당뇨병 환자에서 혈당이 1,000 mg/dl 이상이면서 당화혈색소가 ~20%까지 나온 경우도 있었다. 당화혈색소 1.0% 변화는 평균혈당이 약 30~40 mg/dl 정도가 변하는 것을 의미한다. 당화혈색소와 평균 혈당치와의 관계는 다음의 표 8과 같다. 그날 그날의 혈당 수치도 중요하지만 당화혈색소도 중요하므로 당뇨병 환자가 병원에서 당화혈색소 검사를 하였다면 관심을 가지고 자기 수치를 확인하도록 하자.

【표8】 당화혈색소에 따른 평균혈당과 관리상태

당화혈색소 (%)	평균혈당 (mg/dl)	관리상태
6.0	126	매우 좋음
7.0	154	좋음
8.0	183	조금 나쁨
9.0	212	나쁨
10.0	240	
11.0	269	매우 나쁨

당화혈색소는 혈당조절 정도뿐만 아니라 향후의 합병증 발생을 예측하는 지표로도 사용된다. 혈색소에 포도당이 달라 붙어있는 만큼 혈관 내피세포에도 포도당이 붙어서 혈관변형이 생기므로 당화혈색소는 만성 합병증의 지표가 될 수 있다. 실제로 몇 %의 당화혈색소 수치를 유지하는 것이 당뇨병 환자에게 가장 도움이 되는지에 대하여 의사들은 연구를 하여 왔다. 결과에 따르면 합병증이 없이 건강한 생활을 유지하는 데에 가장 적당한 당화혈색소 수치는 6.5% 미만이다. 그러나 이 목표치는 일률적인 것은 아니고 환자의 상태에 따라 변동이 가능하여 제1형 당뇨병과 노인

당뇨병 환자는 이보다 높게 하며 7.0~7.5% 정도를 권장하며, 임신성 당뇨병의 경우는 더 낮아서 6.0% 이하를 목표로 권장한다. 그러나 치료를 받고 있는 당뇨병 환자에서 당화혈색소를 6.5% 미만으로 유지하는 비율이 전체의 1/3 미만인 것이 현실이다.

자가혈당측정기는 1970년대부터 개발되기 시작했으며 초창기에는 크기가 크고 정확도도 낮고 가격도 비싸서 개인이 사용하기에는 어려웠다. 그 동안 기술적인 진보와 개량이 이루어져서 지금은 휴대하기 편리하고 간편한 여러 가지 제품들이 많이 사용되고 있다(그림 12). 측정기계는 외국산과 국산 및 여러 가지 기능성 모델들이 있다. 구입시 요령은 사용의 편리함, 휴대성, 소모품의 공급과 애프터서비스, 가격 및 부가 기능 등을 검토하여 구입을 결정한다. 각 기계마다 모양과 사용 방법이 조금씩 다르지만 시험지 또는 스트립을 기계에 꽂고 혈액을 묻히면 혈당이 측정되는 원리에는 큰 차이가 없다. 스트립은 호환성이 없고 각 기계에 맞는 모델만 사용할 수 있으므로 품질 좋은 스트립을 안정적으로 생산하는 업체의 제품을 구입하는 것이 중요하다. 혈당측정기는 무엇보다도 본래의 기능인 혈당측정의 정확성과 재현성이 중요하다. 혈당측정치의 정확도를 변동계수(CV, Coefficient of Variation) 값으로 표시하는데 그 값이 5~7% 미만이어야 정확하다고 할 수 있다. 혈당측정기의 측정치 범위에는 한계가 있어 대부분의 기계는 최소 30~40 mg/dl 이하와 최대 500~600 mg/dl 이상은 측정할 수 없어 Low와 Hi로 표시된다. 혈당측정기 세트를 구입하면 기본 스트립의 란셋(채혈침), 란셋 디바이스(채혈침을 찌르는 기구), 일회용 알코올 솜 및 혈당검사 기록지 등의 소모품이 같이 제공되며 스트립의 소모품 등은 추가로 구매할 수 있다. 스트립은 습기에 민감하여 여름철에 통을 열어 놓거나 포장지를 개봉한 상태로 보관하면 변질이 되므로 주의하여야 한다. 유효 기간이 지난 스트립을 이용하면 잘못된 결과가 나올 수 있으므로 스트립을 한번에 다량으로 구입하기 보다는 적당량을 자주 구입하는 것이 좋다.

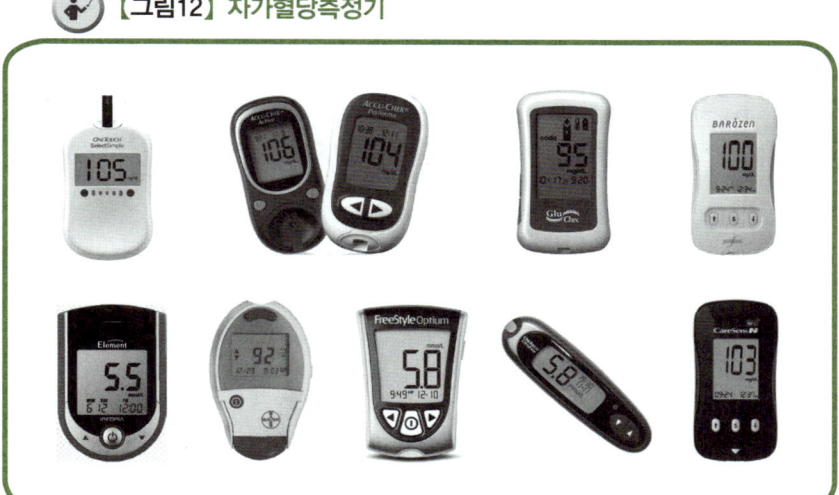

【그림12】 자가혈당측정기

혈당측정기의 일반적 원리는 손가락 끝에서 혈액을 한 방울 얻어 스트립에 묻히거나 떨어뜨리면 스트립과 연결된 기계의 전극이 작동하거나 스트립에 묻어있는 화학약품의 변색을 기계가 감지하는 방식이다. 기계에 따라 코드를 입력해 주거나 칩을 바꾸어 끼워야 하는 경우가 있는데 이는 각각의 스트립을 제조할 때 마다 묻어 있는 효소의 농도와 두께가 조금씩 달라지므로 이를 보정하는 수치를 기계에 입력하는 것이다. 자가혈당측정기를 사용하는 방법과 요령은 다음과 같다(요점 16, 그림 13).

【요점16】자가혈당측정기 사용 방법과 요령

① 채혈 전 손가락을 잠시 마사지하여 혈액순환을 원활히 한다.
② 손을 비누로 깨끗이 씻거나 알코올 솜으로 소독한다.
③ 알코올 솜으로 소독을 한 경우에는 알코올이 마를 때까지 기다린다.
④ 채혈 부위는 통증이 덜한 손가락의 끝의 양쪽 가장자리를 이용한다.
⑤ 채혈침의 깊이는 가능한 가장 짧게 조정한다.
⑥ 가능한 한 1회에 피 한 방울을 스트립에 떨어뜨리거나 묻힌다.
⑦ 침을 찌른 부위를 알코올 솜으로 눌러주어 소독과 지혈을 한다.
⑧ 사용한 스트립과 침은 밀폐된 비닐 봉지에 싸서 폐기한다.
⑨ 검사 결과가 너무 낮거나 높게 나온다면 한 번 더 측정한다.
⑩ 정기적으로 측정기와 스트립의 상태를 점검하고 동시에 측정한 병원 혈당 결과와 비교해 본다(10~15% 정도의 차이를 보일 수 있다).

[그림13] 자가혈당 측정방법

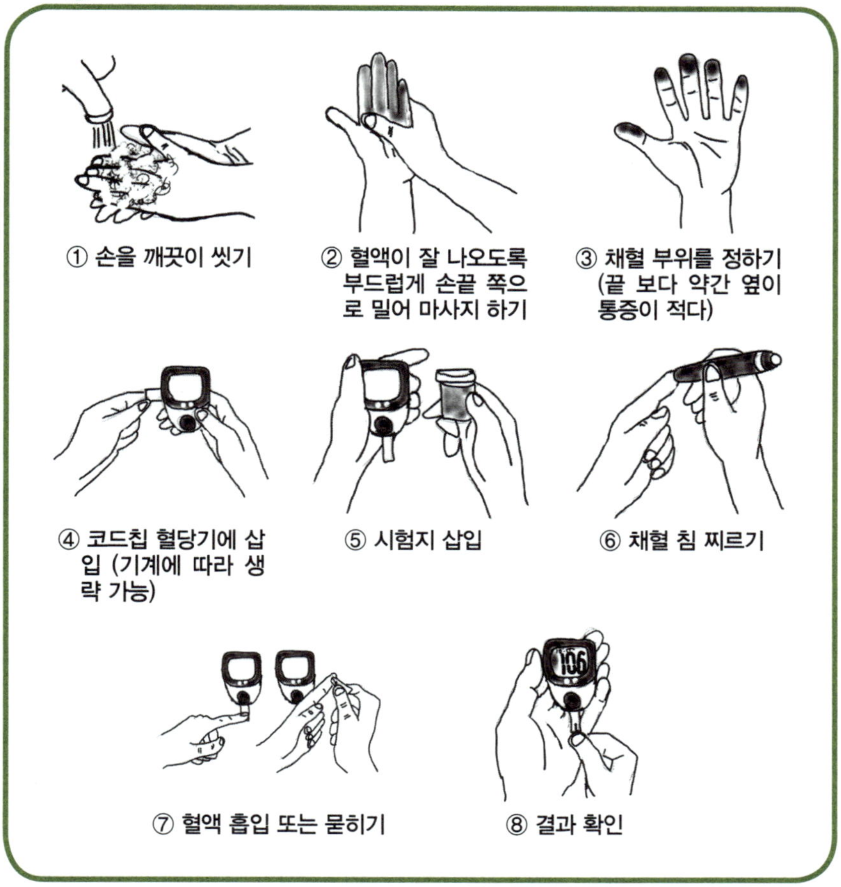

① 손을 깨끗이 씻기
② 혈액이 잘 나오도록 부드럽게 손끝 쪽으로 밀어 마사지 하기
③ 채혈 부위를 정하기 (끝 보다 약간 옆이 통증이 적다)
④ 코드칩 혈당기에 삽입 (기계에 따라 생략 가능)
⑤ 시험지 삽입
⑥ 채혈 침 찌르기
⑦ 혈액 흡입 또는 묻히기
⑧ 결과 확인

　자가혈당측정 시간과 횟수는 개인의 필요에 따라 또는 혈당조절 상태에 따라 적당히 조정한다. 매일 여러 번 측정할 수도 있고, 일주에 1~2회 측정할 수도 있으며 정기적인 측정 외의 추가로 측정할 수도 있다. 자주 측정하면 비용이 많이 들고 손가락에 통증이 생기게 되며 측정할 때마

다 달라지는 혈당값 때문에 스트레스를 받기도 하므로 너무 자주 측정하는 것을 권장하지 않는다. 인슐린 주사를 맞는 경우, 약을 새로이 처방 받은 경우, 임신성 당뇨병인 경우 또는 누워있는 노인 환자의 경우 등에서는 혈당측정을 자주 할 수 있다. 경구용 약제를 복용하거나 식사와 운동만으로 조절하는 경우 및 상태가 안정적인 제2형 당뇨병 환자는 주 2회 공복과 식후에 혈당을 측정할 것을 권장한다.

혈당측정기로 측정한 혈당수치는 병원이나 혈당측정기 판매자 또는 제약회사에서 제공하는 당뇨수첩에 기록을 한다. 혈당수치를 보기 좋게 정리하고 싶은 사람은 스프링 노트북을 이용하여 직접 줄을 긋고 시간과 혈당, 약용량 및 특이 사항을 같이 정리하여 기록하면 장기간의 혈당관리를 한눈에 파악할 수 있다. 컴퓨터를 사용하여 엑셀 파일로 입력하고 저장하면 혈당의 변화를 그래프로도 알 수 있고 평균 혈당치도 쉽게 계산할 수 있다. 또한 온라인이나 클라우드에 저장을 하면 스마트폰으로 열어 볼 수도 있다. 당뇨병 관련 사이트 중에는 혈당을 입력하면 자료가 누적되면서 보기 좋게 출력되는 서비스를 제공하는 곳도 있다. 스마트폰의 어플리케이션을 이용한 혈당기록 프로그램 또는 대한당뇨병학회에서 무료로 제공하는 혈당기록 프로그램을 이용할 수도 있으므로 본인의 취향에 맞는 것을 찾아서 적극적으로 활용해 보도록 하자.

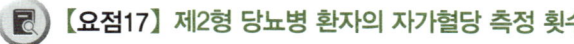
 【요점17】 제2형 당뇨병 환자의 자가혈당 측정 횟수

① 최소한 일주일에 1~2번 혈당을 측정하여 활용하도록 한다.
② 1일 1회 측정한다면 아침 공복 혈당이 당뇨병의 상태를 가장 잘 대변한다.
③ 식후 혈당을 1번 측정 할 때에는 점심 또는 저녁 식후 2시간에 한다.
④ 과식을 했을 때에 추가로 혈당을 측정하여 본다.
⑤ 음주 후에도 측정하여 혈당의 변화를 알아본다.
⑥ 운동을 하기 전후에 각각 측정하여 운동의 효과를 체험하여 본다.
⑦ 저혈당 증상이 있을 때는 즉시 검사한다.
⑧ 고혈당의 증상이 있다면 추가로 검사한다.
⑨ 몸이 심하게 아플 때에는 하루에 4회 이상 측정한다.

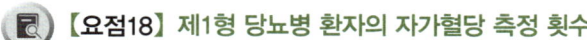
 【요점18】 제1형 당뇨병 환자의 자가혈당 측정 횟수

① 자주 측정하는 경우에는 1일 5회 정도 측정할 수 있으며 아침 식전, 아침 식후, 점심 식후, 저녁 식후 및 자기 전에 측정 할 수 있다.
② 혈당이 안정되어 있다면 측정하는 날을 주 1~2회까지 줄일 수 있다.
③ 기타 추가로 측정하는 경우는 제2형 당뇨병과 동일하다.

03 체중관리

  당뇨병 환자에서 체중은 혈당수치 다음으로 중요한 관리의 지표가 된다. 체중은 장기적인 혈당조절과 운동 및 식사요법의 종합적인 결과로 이루어지는 지표이다. 비만이란 체지방이 비정상적으로 증가함으로써 대사 장애가 유발될 가능성이 높은 상태를 말하며, 단순히 체중이 많이 나가는 것과는 다르다. 비만의 기준에는 여러 가지가 사용되고 있지만 가장 보편적으로 사용하는 기준은 몸무게(kg)를 키(m^2)로 나눈 체질량지수(BMI, Body Mass Index)이다. 이는 체지방을 직접 측정하지 않고도 간편하게 계산할 수 있어 가장 많이 사용되고 있다. 우리나라 성인 기준으로, 체질량지수가 23~25 kg/m^2를 위험체중 혹은 과체중이라고 하고, 25 kg/m^2 이상은 1단계(중등도) 비만, 30 kg/m^2 이상은 2단계(고도) 비만이 된다.

【표9】 체중에 대한 비만도 평가

분류	체질량지수 BMI (kg/m²)	동반질환 위험도		관리방법
		허리둘레 90cm 미만 (남) 80cm 미만 (여)	허리둘레 90cm 이상 (남) 80cm 이상 (여)	
저체중	18.5 미만	낮다	보통	영양보충+운동
정상	18.5~22.9	보통	증가	
과체중	23~24.9	증가	중등도	생활습관개선
1단계 비만 (중증도 비만)	25~29.9	중증도	높음	식사+운동
2단계 비만 (도도 비만)	30~39.9	높음	매우 높음	식사+운동+약물
	40 이상	매우 높음		수술고려

　체지방은 총량뿐만 아니라 분포가 또한 건강에 영향을 미친다. 체중은 정상이지만 사지가 가늘고 뱃살이 많아서 복부비만인 경우 전신비만에 비하여 당뇨병과 대사증후군과의 연관성이 크다. 복부비만을 알아보는 간단한 방법으로는 갈비뼈 가장 아래 부분과 골반뼈 엉덩이 위쪽 상부의 중간 점에서 허리둘레를 재는 것이다. 남자는 90cm, 여자는 80cm 이상이면 복부비만이다. 배꼽주위 둘레를 줄자로 재고 엉덩이의 제일 큰 부분을 재서 나누어 주는 허리/엉덩이둘레비를 계산하였을 때 남자의 경우 1.0 이상, 여자의 경우 0.9 이상이면 복부비만이라고 할 수 있다. 좀 더 정확한 방법으로 복부지방 컴퓨터단층촬영을 하면 해로운 지방인 내장지방면적을 구할 수 있으며 체성분 분석기를 사용하여서 내장지방량을 분석할 수도 있다.

　식사와 운동요법을 잘 하여서 체중감량을 한 것과 당뇨병이 심하여 체중이 줄어든 것에는 차이가 있다. 당뇨병이 심하면 체중이 한달 동안에 10kg까지도 감소할 수 있다. 당뇨병을 모르고 있던 발병 초기인 경우, 혈당관리를 하지 않으면서 무절제한 생활을 할 경우, 음주를 하면서 불규칙한 생활을 하는 경우, 가정이나 직장의 중요한 일로 인하여 심한 스트레스를 받고 있는 경우, 감기 몸살을 심하게 앓거나 큰 수술을 받은 후에도 체중이 많이 감소하게 된다. 이렇게 당뇨병이 심하여 체중이 감소하는 것은 의학적인 측면에서 이화작용으로 체중이 감소하는 것이며 체지방량도 감소하지만 근육과 같은 단백질 성분이 많이 줄어들게 된다. 이 상태에서 회복이 되어 다시 체중이 늘어나도 근육은 다시 늘지 않고 주로 지방으로만 체중이 늘어나게 된다. 이런 과정을 반복하게 되면 당뇨병 환자는 체중은 그 전과 차이가 없을지라도 신체의 조성이 당뇨병에 해로운 지방으로 대치되게 된다.

당뇨병 환자에서 체중감량을 하면 혈당, 혈압, 지방간 및 고지혈증 등 여러 가지 대사지표가 한번에 개선되고 장기적으로 수명도 연장이 된다. 장기간에 걸친 성공적인 체중감량을 위해서는 섭취열량의 제한과 함께 규칙적인 운동을 통한 신체 활동이 필수적이다. 체중감량의 목표는 표준체중에 맞추지 말고 현실적으로 성취와 유지가 가능한 적당 체중에 두도록 한다.

체중감량의 방법에는 생활습관개선, 비만 약물치료 및 수술적 비만 치료가 있다. 체중감량을 위한 식이요법은 칼로리 섭취를 제한하는 방법이며 가장 효과적인 체중감량 방법이다. 열량섭취 제한의 정도는 개인의 건강상태를 고려하여 개별화하며 적절한 단백질을 섭취하여 열량제한에 따른 체내 단백질 손실을 최소화하여야 한다. 예를 들어 칼로리 섭취를 1,200칼로리 이하로 제한하는 경우는 비타민과 무기질 등은 따로 보충하는 것이 좋다. 본인의 식습관을 분석하고 교정할 부분과 실제적인 방법은 영양사와 상담하거나 전문가의 도움을 받는 것이 좋다. 운동요법도 식사요법에 병행하여 규칙적으로 실시하여야 한다. 운동의 유형, 강도, 시간 및 빈도에 대하여 전문가의 도움을 받아서 계획을 세우고 꾸준히 관리를 한다면 체중감량의 효과가 더 좋아질 것이다. 체중감량을 목적으로 하는 운동으로는 유산소운동을 권하며 중간 정도의 강도로 하루에 30~60분 또는 20~30분씩 나누어 실시하고 주당 5회 이상 실시하도록 한다. 운동의 강도보다는 운동의 시간을 증가시키는 것에 더 중점을 두도록 한다.

비만의 행동치료로서 식사를 천천히 하고, 비만일기를 통해 자기를 관찰하고, 음식 구입은 배가 부를 때 한다거나 하는 등의 방법을 생활에 반영하고 가족으로부터 꾸준히 지지를 받는 방법 등을 활용하여 체중을 관리하도록 한다.

생활습관 개선의 보조적인 치료방법으로, 체질량지수가 25 kg/m^{2}이상 인 당뇨병 환자에서 약물치료를 시도할 수 있다. 비만 치료제로서 뇌에 작용하는 식욕억제 약제, 장에서의 지방흡수를 억제하는 약제 및 자율신경계에 작용하여 체지방 연소를 증가시키는 약제 등이 현재 사용되고 있다. 비만 치료약제는 전문의약품이므로 의사와 상담하고 처방을 받아야 하며 약의 효과와 부작용을 사전에 검토해야 한다. 약물치료 시작 후 3개월 내에 5% 이상의 체중감량이 없거나 동반 질환의 개선 효과가 없으면 약제를 변경하거나 중단하도록 한다.

수술적 비만 치료방법은 고도비만 환자에서 효과적이다. 위를 절제하거나, 위에 밴드를 삽입하는 방법 또는 위와 장을 함께 절제하는 방법 등 다양한 방법이 있다. 수술적 치료는 체중감량 효과뿐 아니라 장기간의 혈당 개선효과도 가지고 있다. 그러나 수술적 치료는 수술이라는 과정을 거쳐야 하고 수술에 따른 합병증이나 후유증이 생길 수 있으므로 의료진과 충분히 상담하여 사전에 신중하게 수술 여부를 결정하여야 한다.

04 저혈당 교육

　대부분의 당뇨병 치료약제는 혈당을 낮추는 혈당강하제이므로 치료가 상대적으로 과도한 경우에는 언제든지 저혈당이 발생할 수 있다. 예를 들어 인슐린의 용량이 지나치게 많게 투여되었거나 혈당강하제를 2배로 복용하였다면 저혈당이 발생할 수 있다. 약제 복용은 평상시와 다름이 없지만 식사를 제대로 못하여 당분의 섭취가 부족하거나 운동을 갑자기 많이 하여 칼로리 소모가 많아지는 경우에도 저혈당이 발생할 수 있다.

　사람의 뇌세포는 오로지 포도당만을 에너지원으로 사용한다. 정상인의 혈당은 공복 시 70~100 mg/dl, 식사 후 2시간 후에는 140 mg/dl를 넘지 않고 일정하게 유지된다. 혈액 내에 포도당이 70 mg/dl 이하로 감소하면 뇌기능이 저하되어서 우리의 몸은 전기 스위치를 내린 전자제품과 같이 위험한 상태에 이르게 된다. 뇌세포가 저혈당에 민감하게 반응하는 이유는 인체의 뇌조직은 다른 조직과 달리 당분이나 지방을 저장하는 부분이 따로 없어서 에너지의 100%를 혈액의 포도당 공급에 의존하고 있는데 만약 혈당이 0으로 된다면 10초 이내에 모든 뇌세포의 기능이 정지되는 급박한 상태가 된다. 저혈당은 저산소증과 유사하게 뇌세포에 손상을 가져오고 생명에 위협을 줄 수 있으므로 치료를 받고 있는 모든 당뇨병 환자는 저혈당의 증상에 대하여 반드시 교육을 받고 대처 요령을 숙지하고 있어야 한다.

1) 저혈당의 증상

사람에 따라 저혈당 증상이 나타나는 혈당치가 조금씩 차이가 있지만 대개 혈당이 50~60 mg/dl 정도가 되면 인체는 저혈당 증상을 느끼게 된다. 또 저혈당을 느끼는 수치가 상황에 따라 달라질 수 있는데 오랜 기간 동안 혈당이 높았던 사람은 혈당이 100 mg/dl 근처가 되더라도 저혈당 증세를 느끼게 되고 혈당이 400 mg/dl에서 200 mg/dl로 갑자기 감소하는 경우에도 저혈당 증세를 느낄 수 있다. 저혈당이 생기면 배가 고프고, 온 몸이 떨리고, 기운이 없으며, 식은땀이 나고, 심장이 뛰고 불안해지며 입술주위나 손끝이 저리게 된다. 이러한 증상은 우리의 몸이 위급하다는 경보 역할을 하는 교감신경이 저혈당에 반응하여 나타내는 증상이다. 뇌세포의 정상적인 기능이 감소함에 따라 어지러움, 피로감, 짜증스러움도 나타나고, 더 진행되면, 두통, 졸음, 물체가 두 개로 보이는 현상 등이 발생하며 경련을 하거나 의식이 혼미해지는 심각한 상황에 이르게 된다(그림 14). 저혈당을 자주 경험하는 제1형 당뇨병 환자나 노인 당뇨병 환자는 저혈당임에도 증상이 하나도 없다가 갑자기 의식을 잃는 경우도 있는데 이를 저혈당 인지장애 합병증이라고 한다. 수면 중에 저혈당이 생기게 되면 환자는 악몽을 꾸거나 헛소리 또는 몸부림을 치게 되며 소변을 보기도 한다. 잠에서 깨워난 후에 온몸에 식은 땀을 흘리고 있는 것을 가족이 발견하게 되는데 본인은 아무것도 기억을 못하거나 정신이 멍한 상태를 보인다. 저혈당이 심한 경우는 의식을 잃고 깨어나지 못하는데 이를 저혈당성 혼수라고 한다. 일단 혼수 상태는 매우 위급한 응급상황이다. 혼수 상태가 오래 지속되면 호흡과 심장박동이 정지하여 저혈당 쇼크로 환자는 사망하게 된다. 혼수 상태에서 응급 처치가 늦어져서 혼수 상태가 길어지면 뇌세포에 손상이 오게 되어서 깨어 나더라도 기억력 장애나 운동신경 장애와 같은 후유증이 남게 된다.

[그림14] 저혈당의 여러가지 다양한 증상

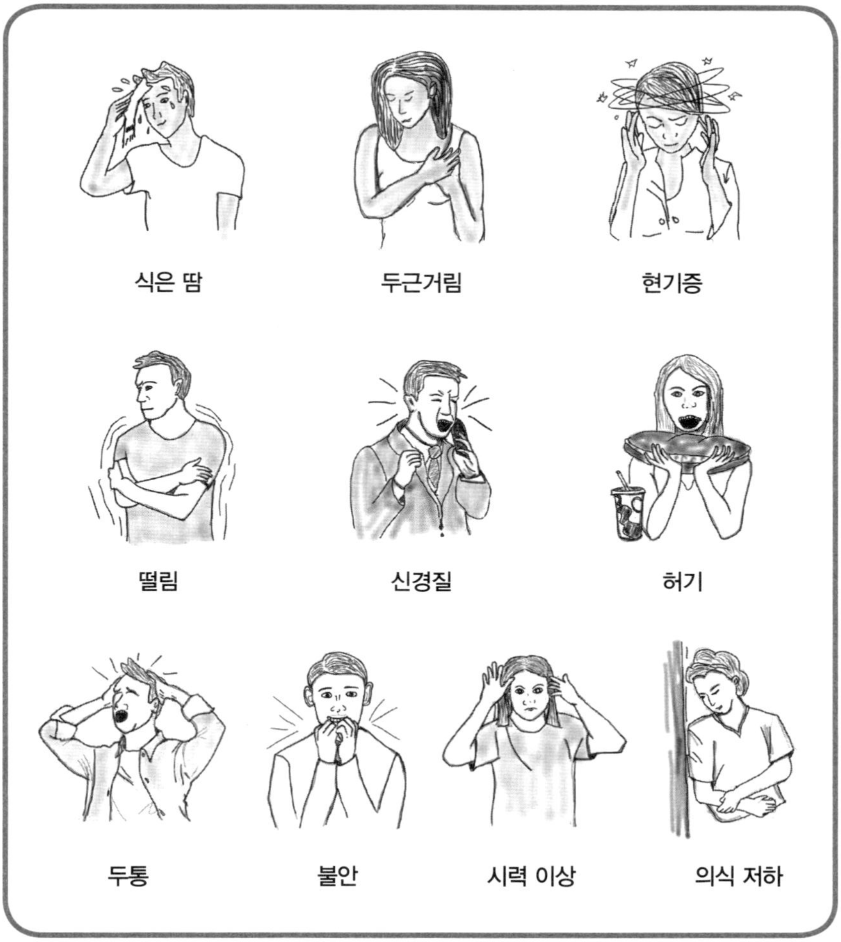

2) 저혈당의 대처 방법

저혈당이 의심되면 본인과 주변 사람들은 즉시 저혈당에 대처하여야 한다. 만약 혈당측정기를 가지고 있고 시간적 여유가 있다면 혈당 검사를 하여 혈당이 얼마까지 낮아졌는지를 확인하여 본다. 왜냐하면 때로는 불안증이나 심리적 공황 상태의 증상도 저혈당과 유사하므로 이를 저혈당으로 오인하여 자꾸 당분을 먹게 됨으로써 불필요하게 체중이 증가하는 경우도 있기 때문이다. 저혈당의 치료는 부족한 당분을 빠르게 공급하는 것이다. 이는 전자제품의 배터리가 다 방전되기 전에 신속히 전원을 공급하여야 하는 것과 같다. 저혈당에 대처하는 요령은 다음과 같다.

 【요점19】 저혈당 대처 요령

① 몸에 가장 빠르게 흡수되어 혈당을 올릴 수 있는 당질을 15~20g 정도 섭취하도록 한다. 예를 들면, 콜라 1~2컵, 오렌지 주스 1~2컵, 우유 1~2컵, 각설탕 2~3개를 물에 녹여서, 또는 사탕 3~4개 정도를 빨리 먹는 것이 필요하다. 당분 섭취 후 바로 혈당의 상승과 함께 증상이 소실하는 것을 느낄 수 있다. 저혈당이 자주 발생하는 환자는 사탕이나 초콜릿 등을 주머니에 넣고 다니도록 한다.
② 하던 일을 멈추고 휴식을 취하여야 한다. 길을 가거나 버스·지하철 등에서 증상을 느끼는 경우에는 주위에 도움을 청하고 편한 자리를 찾아 앉거나 누워서 쉬도록 한다. 만약 운전 중이라면 차를 길가에 세우고 내려 앉아서 다른 사람들이 볼 수 있도록 한다.
③ 위와 같은 처치를 하고 15분이 지나도 계속 저혈당 증상을 느끼면 위의 치료를 반복하거나 간단한 음식(과자, 빵 등)을 먹도록 한다.
④ 혈당이 계속 낮거나 저혈당 증상이 지속되면 곧 119에 연락 하거나 병원 응급실로 내원하여야 한다.
⑤ 저혈당 증상이 없어지면 가벼운 식사를 한다.
⑥ 환자가 의식이 없으면 절대로 무리해서 당분이나 음료수를 입으로 먹이지 않도록 한다. 먹인 음식이 잘못하여 기도를 막게 되면 더욱 치명적인 질식을 유발할 수 있다. 의식이 없는 환자는 곧바로 병원 응급실로 신속히 후송하며 이동 중에 가능하면 포도당액을 정맥으로 주사한다.

3) 원인 분석과 예방

한번 저혈당이 생긴 환자는 저혈당이 다시 발생할 가능성이 높다. 저혈당이 계속되거나 자주 반복된다면 반드시 원인을 찾아 제거하거나 교정하여야 한다. 저혈당의 원인을 찾기 위하여는 당뇨병 상태, 식사와 운동 습관 및 약제 처방 등을 살펴보고 종합적으로 분석하여야 하는데 이는 환자의 당뇨병 관리를 담당하고 있는 주치의사가 하여야 한다. 당뇨병 약제를 복용하면서 식사를 거르거나 시간이 늦어진 경우 또는 예정에 없던 운동을 갑자기 하는 경우 등이 저혈당의 빈번한 원인이다. 혈당관리의 목표치를 너무 낮게 설정하고 혈당강하제의 용량이 많다면 정상적인 일상 생활 중에서도 저혈당이 생길 수 있다. 심한 운동을 하게 되는 경우에는 당의 소모가 많아지므로 당일 날 음식 섭취량을 늘리거나 또는 당일 아침 당뇨병 약제의 양을 줄여야 한다. 배탈과 설사 등으로 음식물의 섭취가 적어지는 경우 또는 식사를 거르는 경우에도 투여하는 약제의 양을 줄이고 저혈당 증상의 발생을 주의 깊게 살펴보아야 한다. 자주 심하게 저혈당이 발생하는 환자, 평상시 거동이 불편한 환자 및 치매나 의사 표현에 장애가 있는 노인 환자는 외출이나 여행시에 저혈당에 대비하여 본인이 당뇨병 환자임을 나타내는 인식표를 착용하여 급할 때에 다른 사람들의 도움을 받을 수 있도록 하는 것이 좋다.

05 여름철 주의

여름철 무덥고 습기찬 삼복더위와 지루한 장마철이 계속된다면 당뇨병 환자는 자칫 입맛을 잃기 쉽다. 이를 극복하고자 무절제하게 여름 음식(과일, 옥수수, 빙과류 등)을 섭취한다면 평상시 준수해 오던 식사요법을 그르치기 쉽다. 여름철에도 평소 때와 같이 식품군을 골고루 섭취하고 식사를 거르는 일이 없도록 주의한다. 수박과 포도 등의 과일은 혈당을 높일 수 있으므로 적당량으로 대략 100칼로리 정도의 양을 두 번에 나누어서 섭취하는 것이 좋다. 여름철 음식을 만드는 요령으로 시각적으로 식욕을 돋울 수 있고 신선한 향을 느낄 수 있는 재료들을 많이 사용하도록 한다. 입맛이 없어서 식사의 내용이 부실해지거나 적절한 영양공급이 어려울 경우에는 색다른 식단을 짜보는 것도 한가지 방법이다. 예를 들자면, 냉콩국수, 냉채, 우무냉국 또는 겨자채 등의 계절식품을 먹거나 식단의 변화와 함께 조리법을 달리하여 맛과 풍취가 다르도록 하여 보자.

여름철에는 무덥고 식욕이 떨어짐에 따라 외식을 자주 하게 되는데 각종 외식의 영양분 조성과 열량에 대하여 미리 알고 대비하는 것이 좋다. 외식에 대한 정보는 본 책자의 부록이나 식사교육 부분을 참조하기 바란다. 삼복 때가 찾아오면 직장 동료들과 삼계탕이나 냉면을 먹으러 가게 되는데 이때에도 분위기에 치우치지 말고 적정량을 먹도록 하자. 야유회에 갈 때에는 집에서 먹는 음식의 종류와 양에 해당하는 도시락을 만들어 가는 것도 좋은 방법이다. 아이스크림, 팥빙수 및 다양한 종류의 청량음료 등을 여름에는 자주 접하게 되므로 당뇨병 환자는 주의를 하여야 한다. 갈증이 날 경우 혈당을 급속히 올리는 콜라나 사이다는 가급적 피하는 것이 좋으며 다이어트 음료나 당분이 적은 이온음료가 갈증 해소에 도움이 된다.

무더운 여름철 운동할 때에는 탈수가 생기기 않도록 물을 충분히 마시자. 운동 중 땀은 시간당 0.75~1.0리터 가량 나오게 된다. 이 양은 운동 시의 온도나 습도, 운동 강도, 시간 및 운동의 종류에 따라서 달라진다. 여름철 탈수를 막기 위해서는 운동 중에 매 20분 마다 250ml 정도의 수분을 보충하도록 한다. 운동을 하다가 갈증을 느낀다는 것은 이미 체내의 수분이 모자란다는 신호이기 때문에 갈증이 심하지 않더라도 운동 시작 후 20분부터는 물을 자주 마시는 것이 좋다. 등산을 갈 때는 항상 배낭 속에 충분한 양의 물을 가지고 있어야 하고 저혈당에 대비하여 사탕이나 주스 등도 지참하도록 한다. 등산이나 골프와 같이 장시간 운동하거나 운동경기를 한다면 스포츠 또는 이온음료를 마시는 것이 좋다. 이온음료는 성분이 수분과 전해질 및 소량의 당분으로 이루어져서 운동으로 인한 탈수에 큰 도움이 된다. 이온음료를 선택할 때는 당분이 4~8% 함유된 음료를 선택하는 것이 좋으며 추가로 필요한 당분은 적당량의 간식으로 보충하는 것이 좋다. 운동 중에 흘린 땀에 염분이 많이 소실되므로 과거에는 소금섭취를 권장하였지만 이온음료와 운동 후의 식사로 나트륨 등의 미네랄은 충분히 보충이 된다.

여름철에 운동할 때는 과다한 땀 배출과 함께 강한 햇볕에 장시간 노출되기가 쉬어서 열사병이 생기기 쉽다. 하루 중 가장 더운 시간대를 피하고 아침이나 저녁 시간대에 운동을 하는 것이 좋다. 바람이 잘 통하는 나무 그늘에서 운동을 하거나 시원한 에어컨이 있는 실내에서 운동을 하는 것도 좋은 방법이다. 여름철에 운동을 할 때는 복장도 중요하다. 땀을 많이 흘리면 운동이 더 많이 되고 체중이 더 많이 빠질 것이라 생각하여 옷을 많이 입고 운동하는 경우가 있는데 이것은 권장하지 않는다. 땀을 많이 흘린다고 해서 혈당이 많이 떨어지고 몸에 있는 지방이 더 많이 빠지는 것은 아니며 오히려 탈수의 위험성을 높일 수 있다. 덧붙여 직사광선을 피하기 위해서 통풍이 잘 되는 모자를 쓰고 운동하도록 한다. 여름철에는 운동하는 중에도 자주 휴식을 갖는 것이 좋으며 운동의 강도를 지나치게 높이지 않도록 한다. 기후가 좋은 계절과는 달리 여름철에 오래 운동하면 쉽게 지치게 된다. 습도가 높은 날씨에 운동할 때는 평소보다 운동의 강도를 10~20% 정도 낮추도록 한다. 수영은 시원한 물 속에서 더위를 식혀주는 운동이기 때문에 당뇨병 환자들에게 여름철에 추천되는 운동이다.

지나치게 덥거나 습기 찬 날씨가 이어져서 불쾌지수가 올라가거나 열대야가 지속될 경우 선풍기나 에어컨 등의 냉방시설을 적절히 이용하는 것이 좋다. 그러나 냉방시설을 장시간 사용하는 것은 생체 리듬이 깨지기 쉬우므로 주의한다. 지나친 샤워와 장시간 목욕도 탈수와 무기력감을 유발할 수 있으므로 주의를 요한다. 정신적 스트레스로 당뇨병이 악화될 수 있으므로 적절한 음악감상이나 명상 등을 통하여 정신적 긴장을 해소하는 것이 바람직하다.

　여름철 발관리 역시 보통 때와 다를 것이 없다. 여름철에는 땀이 많이 나므로 양말은 습기를 잘 흡수하는 면양말을 신도록 한다. 여름철 바다나 강에서 물놀이를 하는 경우도 많은데 신발을 신지 않고 모래 사장이나 자갈이 있는 바닥을 다니는 경우에는 발에 상처가 생길 위험성이 높다. 야외에서는 맨발로 다니지 않도록 하며 물놀이를 하더라도 얇은 실내화를 신도록 하며 발에 상처가 있는지 자주 살펴 보도록 한다.

06 겨울철 주의

겨울은 추운 날씨 때문에 집안에 있는 시간이 많아져 활동량은 줄고 식사나 간식의 섭취양이 많아지기 쉬운 계절이다. 날씨 때문에 야외 운동이 어려울 때에도 집안에서 할 수 있는 운동을 통해 활력을 유지하고 신선한 채소와 과일을 포함한 균형이 있는 식사를 통해 당뇨병 관리가 소홀해지지 않도록 해야 한다. 설날, 대보름 등의 명절에는 식탁에 가득 쌓인 갖가지 맛있는 음식과 오랜만에 만나는 친지들이 권하는 음식과 술로 인하여 나도 모르게 마음이 흐트러지기 쉽다. 그 동안 열심히 지켜왔던 당뇨식단과 꼼꼼히 열량을 계산하던 마음가짐이 명절연휴만이란 생각으로 흐트러지고 예외적 행동을 하기 쉽다. 즐거운 새해 기분을 만끽하면서도 지혜롭게 식사요법을 유지할 수 있도록 주의하자. 명절 음식을 섭취할 때에는 본인에게 허용된 열량 범위 내에서 융통성 있게 양을 조절하여 섭취하도록 하자.

추운 겨울철에는 운동량이 부족해지므로 실내에서 할 수 있는 체조나 운동을 하도록 하고 실내 운동기구를 이용하는 것이 좋다. 최근에는 실내 수영장과 헬스클럽이 동네마다 있어서 사계절 내내 편리하게 이용하며 집 안에 운동기구나 실내 자전거를 구비하고 있는 가정도 많아서 겨울철에도 운동량을 유지하기가 쉽다.

기온 변화가 심한 환절기나 겨울철에는 몸의 혈관이 수축하여 평상시보다 혈압이 상승하게 된다. 중풍이 있었거나 현재 심장병이나 고혈압 치료를 받고 있는 환자는 특히 겨울철 운동에 주의해야 한다. 특히 새벽에 찬바람을 갑자기 쏘이면 혈압이 순간적으로 상승하여 뇌졸중이나 심근경색 같은 응급상태가 올 수 있으므로 주의해야 한다. 따뜻한 햇볕이 쪼이는 낮에 충분한 준비운동을 하고 나서 본운동을 하도록 한다. 겨울철 등산을 할 때 다리의 근육이 추위로 인하여 굳어 있는 상태에서 충격이 가해진다면 발목에 골절이 생길 수도 있고 넘어졌을 때에 허리나 손목뼈에 골절이 생길 수 있다. 정상적인 사람은 평지에서 미끄러지거나 넘어지더라도 뼈에 골절이 일어나지 않지만 노인이나 당뇨병 환자는 뼈가 약하고 골다공증이 있는 경우가 많아 골절이 쉽게 발생할 수 있다. 손목, 발목 및 대퇴부와 허리의 척추 부위는 낙상 시에 골절이 일어나기 쉬운 부위이다. 발과 발목 부위는 뼈를 다쳐서 살짝 금이 간 상태임에도 불구하고 대수롭지 않게 여겨 수일간 모르고 지내는 경우도 있을 수 있다. 넘어지거나 미끄러져서 충격을 받은 부위가 붓고 통증이 지속된다면 병원을 방문하여 골절의 유무를 확인하도록 한다.

겨울철에는 발관리에도 신경을 써야 한다. 추운 날씨에 다리가 노출되면 혈관 수축으로 인해 다리로 가는 혈액량이 더 줄어들게 된다. 다리로 가는 혈관이 좁아져 있던 사람은 겨울철에 혈액 순환이 더 안되어 발에 통증이 오거나 발가락의 색깔이 변할 수 있다. 겨울에는 또한 피부가 거칠어지고 건조해지기 쉽다. 피부 건조가 심해지면 특히 발 뒤꿈치 같은 곳의 두꺼운 피부가 갈라지고 통증을 유발하며 겨울철 내내 붙지 않는 경우도 있다. 이를 예방하기 위해서 피부의 건조를 피하도록 하고 목욕이나 샤워 후 피부에 보습제, 바디오일이나 바셀린 등을 발라 피부의 기름 막을 유지하도록 한다. 피부가 깊숙이 갈라졌다면 갈라진 표면의 이물질을 제거하고 깨끗이 한 다음 방수 반창고를 사용하여 서로 붙게 하여 수일간을 기다리면 피부가 다시 붙게 된다. 항상 발을 깨끗이 하고 발의 한 부분만 비정상적으로 압박되지 않도록 해야 한다. 복숭아뼈 부위와 뒤꿈치 부위는 수면을 취할 때 방바닥이나 요에 직접 닿아서 압력을 받아 굳은 살이 생기거나 궤양이 생길 수 있으므로 피부 색의 변화에 주의를 하도록 한다. 당뇨병 환자는 신경병증의 합병증이 있다면 발의 감각이 둔화되어 발이 눌려도 잘 모르고 뜨거워도 잘 못 느끼게 된다. 온돌이나 전기 장판 위에서 잠을 자다가 발에 화상이 생기는 경우가 있으므로 주의를 해야 한다.

겨울철에 사람들은 온천이나 목욕탕을 자주 찾는다. 겨울철 열탕 목욕은 피로를 풀어 주고 몸을 청결히 할 수 있는 여유로운 시간이다. 그러나 뜨거운 탕에서 나와 갑자기 서게 되면 혈액이 다리로 몰리므로 머리로 가는 혈액량이 적어져서 현기증을 느낄 수 있다. 만약 뇌동맥에 동맥경화증이 있거나 고혈압이 있다면 이러한 기립성 저혈압은 매우 위험할 수도 있다. 냉탕과 온탕을 반복하여 왔다 갔다 하는 것도 당뇨병과 고혈압 환자에서 심혈관계에 무리한 부담이 될 수 있으므로 삼가는 것이 좋다.

07 감기/독감

감기는 겨울철에 가장 많이 걸리는 질병이다. 당뇨병 환자에서 혈당조절이 잘 안 되는 경우 신체의 저항력이 떨어지며 세균성 질환에 취약하지만 감기는 바이러스성 질환이므로 당뇨병이 있다고 하여 감기를 더 자주 앓는 것은 아니다. 그러나 당뇨병 환자가 감기에 걸리게 되면 일반인 보다 더 심하게 앓게 되고 당뇨병 관리도 나빠지게 된다. 심한 감기 몸살을 앓는 동안 질병의 스트레스로 인하여 혈당이 높아지게 된다. 감기가 지속되어 식욕이 떨어져 식사량이 줄게 되면 혈당이 낮아지고 저혈당이 생길 수도 있다. 감기가 심할 때에는 집에서 자가혈당을 측정하여 필요에 따라 당뇨병 약제를 조절할 필요가 있다. 아플 때의 혈당이 평상시 혈당과 차이가 많이 난다면 담당 의사와 상의하도록 한다. 종합 감기약은 당뇨병 환자가 큰 문제없이 복용할 수 있다. 고용량의 아스피린 복용은 포도당 생산을 억제하여 저혈당을 유발할 수 있으나 일반적인 감기약 용량에서는 잘 생기지 않는다. 코막힘 증상을 완화시키기 위해 사용되는 에페드린 또는 페닐프로파놀아민 등을 복용하면 혈당과 혈압이 조금 높아지는 수도 있다. 기침약으로 사용되는 물약에는 소량의 당분이 들어 있어 계속 복용하게 되면 혈당 상승효과가 있으므로 주의해야 한다. 감기가 1주일 이상 지속되거나, 열과 오한이 3일 이상 나는 경우, 가래의 색이 노랗고 많이 나오는 경우 등은 감기의 합병증으로 2차 감염이 생겼거나 기관지염이나 폐렴이 생겼다는 신호일 수도 있으므로 병원진료를 받는 것이 좋다.

당뇨병 환자가 예방접종 주사를 맞을 때 불리한 점은 없으며 독감예방접종을 해마다 맞도록 권장하고 있다. 독감의 심각한 합병증을 막기 위하여 노약자와 당뇨병 환자에서 가을철에 미리 예방접종을 하도록 한다. 독감 예방주사가 모든 감기를 예방해준다고 생각한다면 이는 잘못된 생각이다. 독감 예방접종은 독감에 대한 예방주사이다. 감기는 예방주사를 통해 예방할 필요가 없고 아예 예방주사 자체가 없다. 독감은 일반 바이러스에 의해 생기는 감기와는 다소 다른 질환이다. 감기는 증상이 심하지 않고 대개는 1주일 이내에 좋아진다. 독감의 증상은 갑작스러운 고열, 오한, 전신 통증, 목이 붓고 아프며 마른기침 및 두통 등으로 감기의 증상과 유사하지만 특히 오한과 발열 증상이 더 심하고 오래간다. 또한 독감은 추가 합병증이 생길 수도 있고 노인에게서는 폐렴으로 발전하기도 하여 목숨까지 잃을 수 있는 질환이다.

우리나라 독감 발생시기는 10월부터 이듬해 4월까지이며, 유행은 주로 12월~1월 또는 3~5월이다. 항체에 의한 예방 효과는 주사를 맞은 후 약 2주 후부터 생겨서 6개월간 지속되므로, 이를 고려할 때 10월부터 11월 중순 전에 독감 예방주사를 맞는 것이 좋다. 독감 바이러스는 해마다 돌연변이를 일으켜서 이전에 만들어 놓은 예방주사는 효과가 없게 된다.

세계보건기구(WHO)에서는 해마다 그 해 겨울에 유행할 독감 바이러스의 돌연변이 형태를 예측하고 제약회사에서는 그 자료를 이용하여 새로운 예방주사약을 만들어 내고 있다. 독감 예방주사의 효과는 유행하는 바이러스 종류, 연령, 주사 맞을 사람의 면역력 및 질환의 유무에 따라 예방효과가 다양한데 주사에 포함된 바이러스가 유행하였을 때 약 70-90% 예방효과를 보이며 독감으로 인한 사망률을 최대 80%까지 감소시킬 수 있다. 과거에 독감 예방주사 후 심한 과민반응이나 신경학적 증상이 있었던 사람, 계란에 심한 과민반응이 있는 사람 및 급성 발열이나 중증의 급성질환이 있는 경우는 독감 예방접종 전에 의사와 미리 상의하도록 한다. 독감예방 주사의 우선 접종 대상자는 다음과 같다.

 【요점20】 독감 예방접종이 필요한 사람

① 만성 폐질환자, 만성 심장질환자
② 만성 질환으로 사회복지시설 등 집단 시설에서 치료, 요양 또는 수용 중인 사람
③ 만성 간질환자, 만성 신질환자, 신경-근육 질환, 혈액-종양 질환, 당뇨병 환자, 면역저하자(면역억제제 복용자)
④ 만성 질환자, 임신부 또는 65세 이상 노인과 함께 거주하는 자
⑤ 65세 이상의 노인
⑥ 생후 6~59개월 소아
⑦ 생후 6개월 미만의 영아를 돌보는 자
⑧ 임신부와 독감 유행시기에 임신 예정인 가임기 여성
⑨ 의료인
⑩ 사스, 조류 인플루엔자 대응기관 종사자
⑪ 닭, 오리, 돼지농장 및 관련업계 종사자

08 여행

    당뇨병 환자는 장거리 또는 장기간 여행할 때에 사전에 다음과 같은 사항을 점검하고 준비하도록 한다. 저혈당에 대비해서 사탕, 초콜릿과 같은 당분을 휴대하며 자신이 당뇨병 환자임을 나타내는 환자 카드나 팔찌 또는 목걸이를 착용한다. 혈당을 적어 둔 당뇨수첩과 혈당측정기 및 소모품을 챙기고 인슐린 주사를 맞을 경우에는 인슐린 주사약과 주사기를 준비한다. 장거리 여행이나 여행지에서 오래 체류할 예정이라면 약제 처방전의 복사본을 휴대하여 필요하면 현지에서 같은 약을 구입할 수 있도록 한다. 여행 중에는 발에 무리가 많이 가므로 평소에 신던 신발 중 가장 편한 신발을 두 켤레 정도 준비하여 교대로 신고 다니도록 하고 새로 산 신발을 여행 전에 바로 신는 것은 피하는 것이 좋다.

    여행가는 날 아침에 일어나면 평상시와 같이 혈당검사를 하고 식사를 한다. 식사시간 전에 도착지에 가지 못할 여행이라면 점심 도시락을 준비하고, 음식점에서 식사를 할 경우에는 외식의 메뉴와 열량을 미리 어림잡는 것이 좋다. 야유회나 등산을 갈 때에는 김밥, 귤, 우유, 사탕(저혈당 대비), 채소(오이, 당근) 및 물을 준비하도록 한다. 단체 모임에서 여행을 갈 때에는 모임 장소에 모여서 관광버스를 이용하는 경우가 많다. 대부분의 당뇨병 환자들은 아침 식사를 하고 나오지만 평소보다 적게 먹거나 먹지 않고 나온 경우에는 서로 파악을 하여 아침 겸 간식을 먹도록 배려하여 준다. 아침을 너무 일찍 먹었는데 점심 때가 되어도 도착지에 도착하지 못한다면 간단하게 간식이라도 섭취하도록 한다.

여행지에서는 과음, 과식 또는 흥분 등을 피하도록 한다. 장시간 걸어서 땀을 많이 흘리고 제대로 먹지 못 하게 되면 저혈당이 발생할 수 있다. 장거리 여행이나 시차가 변하는 해외여행 시에는 혈당관리가 더 어려울 수 있으므로 요령을 숙지하고 적절히 대처하도록 한다. 휴대용 생수병을 가지고 다니면서 수분을 자주 보충하는 것이 좋다. 땀을 많이 흘리게 되면 생수와 함께 이온음료를 같이 마시도록 하자. 하루 종일 많이 걸었다면 피곤하다고 저녁식사 후 바로 잠자리에 들지 말고 발마사지와 맨손체조로 하루의 긴장을 풀어 주도록 한다. 많이 걸은 날에는 발에 물집이 생겼는지 살펴보도록 한다. 발에 물집이 생겼다면 깨끗이 소독한 다음 일회용 반창고를 붙이되 접착 부위가 물집이나 상처에 닿지 않도록 하고 다음날은 되도록 발을 쉬도록 한다. 뜨거운 백사장을 맨발로 걷지 않도록 하며 일광욕으로 인한 피부화상에 주의하도록 하자. 태양에 의한 화상도 일반 화상과 마찬가지로 위험할 수 있으므로 일광욕 시에는 천천히 선탠을 한다는 생각을 가지고 자외선 차단 크림을 미리 바르도록 한다.

외국여행을 가기 전에 담당 주치의사와 미리 의논을 한다. 인슐린은 상온에서 1개월간은 사용할 수 있기 때문에 직사광선이나 뜨거운 곳을 피한다면 여행할 때 냉장보관 없이 휴대할 수 있다. 주사가 번거로워 주사를 못 맞을 상황이라면 주치의사와 상의하여 여행기간 동안만 경구용 약제를 주사제 대신 처방 받을 수도 있다. 자신이 당뇨병 환자임을 나타내는 환자 카드나 팔찌 또는 목걸이를 휴대하는 것이 좋으며 여행지 나라의 언어로 된 "나는 당뇨병 환자입니다" 라는 카드나 메모지를 미리 준비하도록 하자. 평소에 자신의 혈당을 적어 둔 당뇨수첩과 혈당측정기, 소모품 그리고 인슐린 주사를 맞을 경우에는 인슐린 주사약과 주사기 그리고 경구용 약제는 체류기간의 연장을 감안하여 여유분을 준비하도록 한다. 가능하다면 주치의로부터 병명과 처방약이 기재된 영문진단서를 발부 받아서 휴대하는 것이 좋다. 미국 세관은 모든 여행객이 소지한 약물의 합법적인 증명서를 요구하므로 필요 시에는 영문진단서를 보여주면 된다. 마약 단속을 철저히 하는 국가의 세관에서 인슐린 주사기를 진단서 없이 소지하고 있는 것이 발견된다면 마약 중독자로 오해 받아 압수 당할 수도 있다.

   미국이나 유럽으로 여행을 하게 되면 한나절의 시차를 겪게 된다. 시차가 생기면 식사 시간과 수면 시간이 달라지는데 당뇨병 약을 복용하거나 인슐린 주사를 맞고 있다면 시차에 따라 약제 투여 시간을 한번 조정하여야 한다. 이를 정확히 맞추려면 복잡해지므로 다음과 같이 간편한 방법을 사용하는 것을 권장한다. 시차 적응의 간단한 방법은 출발 전에 복용한 당뇨병 약이 대략 24시간 동안 작용한다고 가정하고 기내에 탄 순간부터는 약을 한번 거르고 나서 여행지 현지 시간에 맞추어 다음 번 약을 복용하는 것이다. 약의 효과가 없는 공백시간이 약 12시간 정도 생기지만 혈당이 그리 많이 올라가지는 않을 것이며 현지에 빠르게 적응 할 수 있다. 제1형 당뇨병 환자라면 이에 대하여 따로 담당의사와 상의하여 주사 용량을 개별적으로 조절하도록 한다. 다음은 당뇨병 환자들이 쉽게 할 수 있는 비행기 여행의 요령과 시차적응 방법이다.

 【요점21】 장거리 비행의 시차 적응 요령

① 인슐린과 혈당측정기는 기내에 가지고 탄다.
② 비행기 기내는 건조하므로 물을 자주 마시도록 한다.
③ 냉방이 센 경우가 많으므로 긴팔 옷을 가지고 탄다.
④ 비행 시간 중 한 시간에 한 번씩 일어나서 스트레칭을 한다.
⑤ 커피와 술은 삼가도록 한다.
⑥ 기내에서 제공되는 식사는 소량만 하도록 한다.
⑦ 현지에 도착하면 현지 시간에 맞추어 식사와 약을 복용하도록 한다.
⑧ 현지 시간에 빠르게 적응하기 위하여 비행 중에 수면제를 사용할 수도 있다.

09 몸이 아픈 날

　당뇨병 환자는 정상인에 비해 감기나, 독감, 폐렴, 피부병, 방광염, 설사병 등 기타 감염의 우려가 높고 병에 저항하는 면역기능이 저하되어 있다. 이렇게 몸이 아픈 동안 신체는 스트레스 호르몬을 방출하는데 스트레스 호르몬은 인슐린의 작용을 방해하므로 혈당이 높아지고 케톤이 형성될 수 있다. 몸이 아픈 날에 당뇨병 환자가 스스로를 돌보지 않고 내버려둔다면 고혈당으로 인하여 탈수나 고혈당성 혼수 또는 케톤산혈증이 나타날 수 있고 감염증이 심해지거나 합병증이 생겨 병원에 입원해야 하는 상황으로 갈 수도 있다. 당뇨병 환자가 가장 흔히 몸이 아프게 되는 경우가 감기몸살이다. 감기는 가벼운 호흡기 증상에서 전신 증상까지 다양하게 나타나고 피로감과 식욕부진도 생기게 된다. 이때 입맛이 없어 식사를 거르거나 복용하던 약이나 인슐린을 중지하게 되면 혈당이 더 올라가고 또 저혈당이 생길 수도 있다. 몸이 아플 때는 혈당을 자주 측정하고 혈당이 평상시와 많이 다르다면 필요에 따라 주치의사와 상의하여 약제를 조절하도록 한다. 당뇨병 환자는 몸이 아픈 날에 자기의 몸을 스스로 관리하도록 하자.

몸이 아픈 날의 관리는 당뇨병 환자에게 기본적인 생존을 위한 기술이다. 적절한 자가관리가 어려운 환자는 가족들의 도움을 받도록 한다. 당뇨병 환자가 집에서 여러 가지 소소한 질병을 앓게 될 때 필요에 따라 병원 진료가 필요하게 된다.

 【요점22】 몸이 아픈 날의 자가관리 요령

① 몸이 아픈 날에는 혈당을 자주 측정한다.
② 제1형 당뇨병인 경우는 케톤 검사도 같이 병행한다.
③ 공복 혈당이 250 mg/dl 이상이면 의료진과 상담이 필요하다.
④ 인슐린을 맞고 있는 환자가 계속적으로 혈당이 높거나, 케톤이 나오는 경우 평상시 사용하는 인슐린 양의 10%를 올리고, 혈당이 300 mg/dl 이상으로 높다면 20%로 올려 주사한다.
⑤ 식사를 거른다면 인슐린 또는 경구 혈당강하제를 평상시의 절반으로 투여한다.
⑥ 충분한 수분 섭취를 유지해야 한다. 칼로리가 없는 음료수(다이어트 콜라, 보리차, 이온음료)나 맑은 고기 국물, 맑은 스프 등을 240cc(큰 컵으로 한 잔 정도) 정도 마시도록 한다.
⑦ 오심, 식욕부진이 있는 경우 식사시간에 고형 음식을 피하고 맑은 미음을 먹도록 한다. 만약 혈당이 300 mg/dl 이상이면 식사시간에도 칼로리가 없는 음료를 마셔야 하며, 200~300 mg/dl인 경우는 15g 정도의 탄수화물이 들어있는 음식을 먹거나 마시도록 한다(예: 과일 주스 반 컵, 당질 함유 음료 0.5~1컵, 토스트 1장, 미음 1컵 등).

【요점23】일상 생활중에 병원 진료가 필요한 경우

① 몸이 아프고, 6시간 이상 아무것도 먹을 수 없는 경우
② 8시간 이상 심한 설사가 지속되거나 4시간 이상 구토를 하는 경우
③ 2일 이상 열이 38.3도 이상인 경우
④ 공복 혈당이 300 mg/dl 이상으로 계속 높은 경우
⑤ 저혈당 대처 후에도 혈당치 80 mg/dl 미만인 경우
⑥ 소변에서 케톤이 나오는 경우
⑦ 발에 상처, 물집, 염증이 생긴 경우
⑧ 혈당은 높은데 약물 또는 인슐린의 용량 조절을 모르는 경우
⑨ 이유를 불문하고 의식에 변화가 있는 경우

10 스트레스 관리

　당뇨병 환자가 되면 식사관리, 운동요법, 인슐린주사 및 약물복용 등을 해야 한다는 사실이 스트레스가 되어 당뇨병 관리에 나쁜 영향을 미칠 수 있다. 건강했던 사람이 갑자기 당뇨병 환자가 되었을 때의 스트레스는 아마 다음과 같을 것이다. 첫째, 절제된 생활을 해야 한다는 강박관념이 스트레스를 유발한다. 당뇨병 관리는 규칙적이고 계획적인 생활이 필요하다. 올바른 식사습관과 규칙적인 운동습관을 당뇨병 발병 전부터 유지하였던 경우에는 큰 문제가 되지 않지만 불규칙하고 부적절한 식습관과 너무 나태한 생활방식에 익숙했던 사람이라면 스트레스를 받게 된다. 둘째, 본인이 건강한 사람과 달리 병자라는 사실을 인식하면서 스트레스가 시작된다. 인간은 다른 사람과 차이점이 두드러지거나 주목의 대상이 되면 불안을 느낀다. 당뇨병 관리를 위해서 남과 다르게 행동해야 한다는 것이 소외감을 줄 수 있다. 마치 자신이 당뇨병이 없는 것처럼 행동하거나 당뇨병을 숨기는 행동을 계속한다면 적절한 당뇨병 관리를 저해할 뿐 아니라 심리적인 안정을 이루기 어렵다. 셋째, 당뇨병 환자 입장에서 느끼게 되는 주변환경 변화에 대한 부담감이다. 주변 사람들이 쓸데없는 관심을 보여 생활하는 데 부담을 주거나 당뇨병에 대한 지식을 원하지 않는데도 설명하고자 하는 호의를 무시할 수 없을 때이다. 넷째, 약물복용과 검사에 대한 부담감이다. 결핵 치료제는 1년을 복용하면 완치가 되고 끝이 있지만 당뇨병은 약을 매일 평생을 복용해야 한다는 사실이 심리적 부담을 주게 된다. 이 스트레스로 인하여 초기에 당뇨병 치료를 어느 정도 하다가 중단하고 더 이상 병원에 다니지 않는 사람도 종종 보게 된다. 다섯째, 미래의 합병증에 대한 걱정이 막연한 불안감과 스트레스를 유발하게 된다. 특히 환자들에게 공포감을 조성하는 대표적인 합병증은 실명, 발가락 절단을 하게 되는 것과 신장 합병증으로 혈액투석을 하게 되는 것 등이다. 여섯째, 시간에 대한 부담감이다. 정기적으로 병원 진료를 받고 검사하고 약을 타는 것은 요즈음 같은 바쁜 경쟁사회에서는 부담스러운 일이다. 또한 당뇨병 전문의사가 있거나 당뇨병센터를 운영하는 종합병원에서 진료를 받더라도 대기시간이 길고 혼잡한 것에 비하여 진료 시간은 짧아서 본인의 세세한 문제를 상담하기가 어렵다. 마지막으로 비용 부담이다. 당뇨병관리에 소요되는 비용 즉 검사와 약제 비용 등은 적지 않기 때문에 이에 대한 스트레스도 묵과할 수 없고 합병증으로 입원을 하거나 수술을 받게 되면 비용은 더욱 커지게 된다.

당뇨병의 스트레스는 각 개인들이 동일하게 받는 것은 아니다. 어떤 사람이 남보다 더 스트레스를 많이 느끼게 되는가? 가장 중요한 것은 개인의 마음가짐이다. 예를 들면 주변 상황에 대해 비판적이고 소유에 집착하고, 경쟁적이며, 성격이 급한 사람은 타인보다 스트레스를 많이 느끼게 된다. 스트레스의 원인과 그 결과는 상호 영향을 미치는 순환적인 관계에 있기 때문에 적절한 중재와 극복이 이루어지지 않을 경우 스트레스가 서로 상승작용을 일으키는 악순환에 빠질 위험이 있다. 각 개인의 스트레스 대처 관리방법은 스트레스를 지각하는 개인의 태도에 따라 매우 다양하다. 무엇보다도 중요한 것은 긍정적 태도를 갖는 것이다. 당뇨병에 걸려서 먹고 싶은 것도 못 먹고 하기 싫은 운동과 매번 혈당검사를 해야 하고, 시간도 없는 데 병원에 가서 진찰을 받아야 하고, 회식자리에서 어울리지도 못해, 이제 내 인생은 끝났다고 생각하기보다는 내 건강을 돌보아야 하는 신호탄으로 생각하고 가정과 스스로를 위해서 당뇨병을 잘 관리하고 열심히 살아야겠다고 생각하는 것이 바람직하다.

당뇨병의 스트레스를 극복하고 불안감을 이겨내기 위하여 먼저 당뇨병 공부를 하여 보도록 하자. 당뇨병과 그 관리방법에 대해 잘 알고 원칙을 이해하는 것이 필요하다. 성별, 직업, 나이, 외모, 자라난 환경 및 현재 입장 등 다양한 조건 하에서 똑같은 당뇨병을 가지고 있더라도 당뇨병을 각자 다르게 인식하는 것은 당뇨병에 대한 정보, 경험 및 지식 등이 다르기 때문이다. 이것을 개인별로 지각된 세계라고 하는데 당뇨병을 어떻게 지각하고 있느냐가 개인적으로 병의 스트레스를 극복하는 중요한 요인이 된다. 우리가 두려움을 갖는 것은 잘 모르기 때문이거나 잘못된 정보를 갖고 있기 때문이며, 당뇨병에 대해 자세히 알 수 있다면 불안이나 두려움은 사라질 것이다. 당뇨병 책자, 비디오, 인터넷 정보, 당뇨병 공개강좌 및 당뇨교실 등은 당뇨병을 공부하는 데에 많은 도움이 될 것이다.

당뇨병을 마음으로 받아들이자. 당뇨병 환자를 환자라고 하지 않고 '당뇨인'이라 칭하는 것은 당뇨병으로 인해 생활에 크게 지장을 받지 않고 당뇨병과 함께 잘 살아갈 수 있기 때문이다. 가족이나 의료진은 옆에서 도와주는 보조자 일뿐 환자 스스로 자기 삶의 주인공이라는 것을 기억하여야 한다. 심리적으로 당뇨병과 친구가 된다고 생각하는 것이 좋다. 처음 진단받은 사람은 어떻게 해서 내가 당뇨병에 걸렸나라는 질문보다는 나는 어떻게 할 것인가라는 질문을 던져보아야 한다. 현재 하고 있는 일이 자신이 원하는 건강을 얻는 데에 진정 도움이 되는 것인지를 스스로 물어보자. 그렇다면 쉽게 자신의 삶의 방향이 정해지게 될 것이다. 부정적 선택은 불행의 기초가 된다. 실직, 질병 및 개인적인 재난 등 우리 주변에는 부정적인 것들이 많다. 우리가 삶의 어두운 측면만 바라보는 것은 우리를 더욱 불행하게 만들 뿐 아니라 주변 환경을 다루는 능력도 향상되지 않는다. 우리는 문제를 비난하는 대신 문제를 해결 하는데 에너지를 더 많이 집중해야 한다.

생각을 바꾸기 쉽지 않다면 먼저 행동을 바꾸어 보도록 하자. 운동은 신체적, 정신적 긴장을 해소하는 가장 좋은 방법이다. 운동을 할 때에는 마음을 평온하게 하는 화학물질인 엔돌핀과 카테콜라민이 뇌에서 분비된다. 인간의 행위는 몸의 상태, 생각하기, 느끼기 및 행동하기가 하나로 합쳐져서 모든 상황에 적응하고 있다. 우리가 쉽게 바꿀 수 있고 변화시킬 수 있는 것은 생각과 행동이며 그 중에서도 행동을 바꾸기가 제일 수월하다. 스트레스를 받았을 때 고민할 수도 있지만 생각을 바꿀 수도 있고 노래를 부른다거나 산책을 한다거나 또는 친한 친구를 만나서 스트레스를 넘겨버릴 수도 있다. 기분이 좋아서 노래를 부른다고 생각하지만 사실은 노래를 부르니까 기분이 좋아지는 것이다. 내일로 미루지 말고 '여기, 그리고 지금' 부터 시작하여야 한다. 가장 단순하고 쉬운 것부터 시작하는 것이 좋다. 그러면 성취감을 느낄 수 있다. 자신의 내면에서부터 동기가 되어 자율적으로 행동하고 남을 비판하거나 평가하기보다는 스스로를 점검해보며 자신의 행동에 책임을 지며 좀 더 나은 행동을 선택해가며 살아갈 때에 육체적, 정신적으로 건강하며 나아가 사회적으로 보람 있는 생활을 할 수 있다.

11 직장 생활

　직장에서 열심히 일을 하여야 할 나이인데 당뇨병이 생기게 되면 직장 생활에 지장을 주게 되고 당뇨병 관리에도 어려움을 겪게 된다. 직장을 그만두고 당뇨병 치료에 전념할 수는 없으며 반대로 당뇨병 관리를 포기하고 직장 일에만 매달릴 수도 없다. 직장에서 나이가 젊은 사람은 당뇨병을 숨기고 싶어하는 경향이 강하여 당뇨병이 없는 사람과 똑같이 행동하려고 한다. 당뇨병은 만성 질환이므로 당뇨병을 얻게 되면 직장 생활이나 직업에 지장을 받게 되는 것은 사실이다. 실제로 제1형 당뇨병이나 인슐린 주사를 맞는 사람은 다음과 같은 직종에 취업이 제한된다. 군인, 경찰, 구급대원, 직업운동선수, 중노동 등의 극한 체력을 불시에 필요로 하는 직업과 조종사, 대중교통 운전 등 사고의 위험이 있는 직업에는 취업이 제한된다(표 10). 제2형 당뇨병 환자는 대개 취업에 제한이 되지는 않지만 인슐린 치료를 받는 경우와 직업의 종류가 신체활동과 체력을 많이 요구할 때에는 직장 생활에 문제가 될 수 있다. 또한 다음과 같은 업무 환경은 당뇨병 관리에 악영향을 주게 되므로 직장에서의 배려가 필요하게 된다. 주야간 교대근무, 격일제 근무, 야근, 금식이나 식사제한이 있는 경우, 해외출장 및 접대업무 등이다. 과도한 노동을 하거나 휴식 시간이나 식사 시간이 자유롭지 못한 직업 환경 또한 당뇨병 관리를 방해하게 된다.

【표10】 당뇨병 환자에게 곤란한 직업

직업 예
직업 운동선수, 군복무, 중노동, 항공기 조종, 원양어선 근무, 격오지 근무

【표11】 혈당관리에 불리한 직업

직업의 특성	직업 예
야간과 주간 근무를 교대로 하는 직업	경비, 간호사, 택시
반드시 계속 앉아 있어야 하는 직업	운전
근무와 활동이 예측 불허인 직업	경찰, 군인
야간에 근무하는 직업	유흥업소, 야간 서비스업, 야간 작업조
서서 근무하는 직업	서비스업

당뇨병 환자들은 자신의 당뇨병이 직장 내에서 알려졌을 때 승진과 인사고과에 영향을 받고 차별을 받게 되지 않을까 불안해 한다. 당뇨병이 있다고 해서 업무에 바로 영향을 주는 것은 아닌데 상사나 동료들은 당뇨병이 있으면 업무수행 능력이 떨어질 것이라는 선입관을 가지게 된다. 많은 당뇨병 환자들은 혈당관리를 희생하더라도 동료들에게 당뇨병의 증상을 보이지 않으려고 하거나, 자신은 누구보다도 건강하다는 모습을 보이기 위해 술자리에서 과장되게 술을 마시며 당뇨병을 숨기려는 심리상태

를 보이기도 한다.

　당뇨병 관리를 위하여 직장을 바꾸거나 직업을 바꾸는 것은 쉽지 않다. 대신에 직업이나 직장을 바꾸지 않고도 자기가 할 수 있는 범위 안에서 여러 가지 방법으로 당뇨병 관리를 잘 하면서 직장 생활을 영위하도록 노력하여야 한다. 당뇨병을 가진 직장인들에게 직장 환경은 당뇨병 관리를 소홀하게 하는 핑계가 되기도 한다. 운동할 시간이 없고 잦은 외식으로 인해 식사요법의 준수가 어렵다고 불평을 한다. 부정적인 생각은 부정적인 결과를 낳게 된다. 직장 생활이 당뇨관리에 방해가 된다면 과연 직장을 그만두고서는 문제가 없어질까? 그렇지는 않을 것이다. 직장 생활과 당뇨병 관리를 병행할 수 있는 해결 방법을 찾아야 한다. 규칙적인 식생활과 운동을 유지하면서 당뇨병 관리를 잘하기 위해서는 직장 동료나 상사의 이해를 먼저 구하는 것도 한가지 방법이다. 운동할 시간이 없어서 문제라면 점심시간을 이용해서 계단 오르내리기를 하거나 운동 동호회를 만들어서 직장 내에 운동할 수 있는 건전한 분위기를 만들어 보도록 하자. 당뇨병에 관한 지식을 가지고 직장 동료들에게 건강관리 상식에 대해 간단히 강의를 하거나 토론을 하는 것도 좋다. 당뇨병 관리뿐만 아니라 다른 모든 일에도 적극적인 노력을 기울인다면 직장 생활이 당뇨관리에 있어 방해 요소만 되는 것은 아닐 것이다. 다음에 예시는 당뇨병 환자의 직장 생활에 도움이 되는 방법과 예이다.

【요점24】 직장 생활이 혈당관리를 어렵게 하는 점

① 앉아 있는 시간의 증가로 운동부족
② 출근이 빨라 아침 식사를 거름
③ 점심 때의 외식
④ 퇴근이 늦어 저녁식사 시간이 지연
⑤ 잦은 직장회식
⑥ 접대와 음주
⑦ 스트레스와 흡연
⑧ 잦은 장기간의 해외 출장

【요점25】 당뇨병 환자의 직장 생활 적응요령

① 본인이 당뇨병 환자임을 일부러 숨기지 말자.
② 오히려 당뇨병을 평상시에 알려 특정 일에 양해를 구하도록 하자.
③ 당뇨병에 대하여 공부를 하여 많은 지식을 갖고 있자.
④ 동료 중에 당뇨병 환자가 있다면 친구가 되어 정보교환과 도움을 주고 받자
⑤ 퇴근 후 또는 저녁식사 후에 운동을 하는 습관을 가진다.
⑥ 직장 회식에 참여하되 음식은 절반 술은 소주 2잔 이내로 한다.
⑦ 야간과 주간 근무를 교대로 하는 경우 약 복용을 담당의사와 의논한다.

제4장

식사와 운동요법

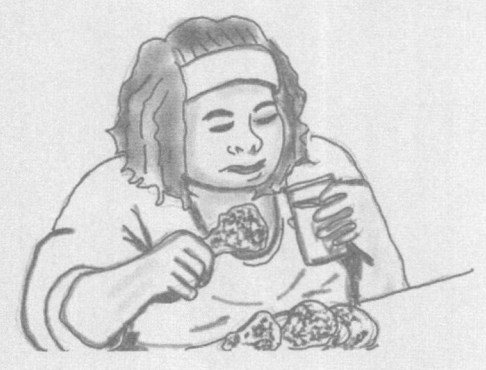

무슨 음식을 먹으면 혈당이 떨어질까? 혈당을 감소시키는 음식이 있다면 그것은 식품이 아니고 약제가 된다. 식사요법의 핵심은 특별한 음식을 골라 먹는 것이 아니고 영양소 결핍이 없는 알맞은 칼로리의 식사를 하면서 혈당상승을 최소화 시키는 것이다.

근육과 지방으로 혈당이 흡수되려면 인슐린의 작용이 필요한데 당뇨병 환자는 이것이 결핍되어 있다. 그러나 운동하는 근육은 혈당을 흡수하는 데에 인슐린이 필요 없다. 즉 운동하는 동안에는 당뇨병 환자가 환자가 아닌 셈이 되는 것이다.

01 식사요법 개요

당뇨병 관리에서 식사요법은 가장 기본이 된다. 식사요법은 따로 특정한 음식을 먹어서 혈당을 낮추는 것이 아니고 나에게 알맞은 식사 칼로리를 알고, 무엇을 먹을지를 결정하고, 규칙적으로 식사하면서 필요한 영양소를 골고루 섭취하되 혈당이 오르는 것을 최소화 하는 것이다. 혈당을 낮추는 어떤 음식을 찾아서 먹으려고 한다면 그것은 더 이상 음식이 아니고 혈당을 낮추는 치료 약제에 속하는 것임을 알아야 한다. 당뇨병의 식사요법은 당뇨병 환자에게만 해당되는 특별한 식사가 아니다. 지금 우리 시대의 음식문화는 성인병과 관련이 큰 만큼 어느 누구라도 당뇨병 식사요법에서 권장하는 데로 식생활습관을 교정한다면 당뇨병뿐만 아니라 성인병을 예방하는 건강한 식사가 될 것이다. 당뇨병 환자가 식사요법을 실천함으로써 얻을 수 있는 이점은 혈당조절, 체중조절, 영양상태 개선과 유지 및 합병증의 예방이 도움이 되는 것이다.

【요점26】 식사요법의 이점

식사요법으로 혈당을 조절한다.
내당능장애자나 경증의 당뇨병 환자는 식사요법만으로도 혈당을 조절할 수 있다. 식사요법만을 잘하여도 고혈당의 증상인 다음, 다뇨, 체중 감소, 허기 등의 증상을 경감시킬 수 있다.

식사요법으로 체중을 조절한다.
적절한 열량의 식사요법을 지속한다면 비만한 사람은 체중 감소를, 저체중인 사람은 체중의 증가와 영양상태의 호전을 이루게 된다.

식사요법으로 영양 상태를 개선한다.
다양한 식품으로 이루어진 식사를 알맞게 섭취할 경우 신체는 좋은 영양상태와 체력을 유지하고 신체의 저항성을 키우며 운동요법을 시행할 수 있는 여분의 에너지도 가지게 된다.

식사요법으로 당뇨병의 만성 합병증을 예방한다.
고지혈증이 있을 때 식사요법으로도 수치를 낮추어서 장기적으로 합병증을 예방하는데 도움이 된다. 또한 고혈압이나 신증 등의 합병증이 동반되었을 때에 적절한 식사요법은 합병증을 관리하는 데에 도움이 된다.

    식사요법을 실천하기 위하여는 본인 스스로 식사요법의 원리를 이해해야 하고 식품교환표와 칼로리표를 참고하여야 하며 식단을 구성하는 요령도 습득하여야 한다. 영양학에 관한 기초지식이 없다면 식사요법의 내용을 혼자서 공부하기가 어려우므로 영양사의 상담을 받던가 또는 당뇨교실에 직접 참여하여 식사요법을 배우는 것도 바람직하다. 식사요법 내용이 어렵다고 처음부터 포기한다면 당뇨병 관리의 첫발도 시작하지 않는 셈이다. 본 책자에서는 식사요법 원칙을 5가지로 분류하고 내용을 정리하여 설명하고자 한다. 식사요법의 모든 내용을 반드시 다 실천하지는 못하더라도 일부분이라도 잘못된 식생활습관을 교정하고 생활화시킨다면 당뇨병 관리에 많은 도움이 될 것이다.

 【요점27】 식사요법의 5가지 핵심내용

① 칼로리 섭취량을 설정한다.
② 영양소 배분 원리를 이해한다.
③ 양질의 영양소를 선택한다.
④ 칼로리와 영양소가 적절한 식단을 구성한다.
⑤ 식사습관(간식, 외식, 회식 음주 및 기타)을 교정한다.

02 칼로리 설정

　당뇨병 식사요법을 시작할 때에 가장 먼저 할 일은 본인에게 필요한 칼로리를 계산하고 설정하는 것이다. 현대인은 칼로리를 과도하게 섭취하는 경우가 많기 때문에 칼로리를 제한하는 것이 우선적으로 필요하다. 특히 최근의 음식은 고칼로리 식품재료로 조리되거나 가공된 것이 많아서 포만감을 느끼지 않고도 쉽게 칼로리를 초과하여 섭취하게 된다. 아무리 몸에 좋은 식품이라도 많이 먹게 되면 혈당이 오르고 체중도 증가한다는 것을 항상 염두에 두어야 한다. 칼로리 계산에는 주식뿐만 아니라 간식으로도 섭취하는 모든 칼로리를 포함하여야 한다. 맹물이 아니라면 탄산 음료수나 술에도 칼로리가 들어 있다는 것을 잊지 말아야 한다. 당뇨병이 없다면 오늘 하루쯤 칼로리를 많이 섭취하더라도 큰 문제가 없지만 당뇨병 환자는 그날 바로 문제가 된다. 당뇨병 환자는 필요한 양만큼 칼로리를 계산하고 섭취하더라도 현재 혈당이 높은 상태라면 칼로리를 모두 대사시키지 못하여 혈당이 상승하고 요당으로 빠져나가게 된다. 따라서 당뇨병 환자가 고혈당이 심할 때에는 초저칼로리 식사를 유지해야 하고 혈당이 안정된 다음에 자기 활동량에 맞는 칼로리 양을 다시 조정하여야 한다. 당뇨병 환자에서 1일 필요한 칼로리는 현재의 체중, 활동량 및 혈당 조절 정도에 따라 개별적으로 계산을 한다. 어린이나 청소년이라면 정상적인 성장과 발달을 고려하고, 임신성 당뇨병이라면 임신 주수에 맞도록 필요한 열량을 결정해야 한다. 필요한 칼로리를 계산하기 위하여 먼저 표준체중을 참고하여야 한다. 건강을 유지하는 가장 좋은 체중을 표준체중이라고 하며 바람직한 체중, 이상체중 또는 적정체중이라고도 하는데 이를 유지하는 것이 당뇨병 관리에서 대단히 중요하다. 비만한 당뇨병 환자가 체중을 감량한다면 혈당조절도 잘되고 당뇨병의 상태도 많이 호전될 것이다. 표준체중을 알려면 본인의 신장(m)을 이용하여 아래와 같은 방법으로 계산한다.

> 남자: 표준체중 (kg) = 키 (m)^2 × 22
> 여자: 표준체중 (kg) = 키 (m)^2 × 21

이렇게 구해진 표준체중에서 ±10% 범위까지는 정상범위로 간주한다. 신장 160cm의 여성은 $1.6^2 \times 21 = 53.8$kg이 표준체중이며 현재 체중이 49~59kg 범위 안에 있다면 정상체중이다. 과체중 또는 비만인 경우에는 적게 먹고 활동량을 늘려서 체중을 감량하도록 하고 현재 정상체중 범위인 경우에는 이를 지속적으로 유지하도록 노력한다. 저체중인 경우에는 체중을 늘려서 정상 범위의 체중이 되도록 노력해야 한다. 본인의 표준체중을 알면 일일 활동량에 따라 열량을 곱하여 1일 필요 열량을 산출한다(표 12).

과체중이거나 비만한 경우에는 기본 칼로리 섭취량보다 250~500칼로리를 줄여서 1개월에 1~2kg정도의 체중감량이 되도록 한다. 또한 혈당조절이 불량한 경우 기본 칼로리에서 200~800칼로리를 줄여서 섭취하여야 한다. 만약 공복 혈당이 200 mg/dl를 넘는다면 에너지 대사가 불량한 경우이므로 초저열량 1,400칼로리 식사를 수일에서 수주간 실시하면서 약제 치료에 따라 혈당이 안정화되면 단계별로 기본 칼로리까지 증량하도록 한다. 운동요법을 병행하는 경우에는 운동의 종류와 시간에 따라 추가로 소모되는 칼로리를 계산하여 전체 칼로리에 합산하도록 한다(표 13). 소아와 임산부는 한국인의 영양섭취기준에서 제시하는 연령 및 성별에 따른 열량 권장량을 참고하고 본인의 운동량과 체중을 고려하여 적절한 칼로리 섭취량을 구한다(표 14).

【표12】 기본 칼로리 산정

활동정도	열량산정방법	활동대상
가벼운 활동	표준체중 (kg) × 25~30칼로리	사무직, 전문직
중등도 활동	표준체중 (kg) × 30~35칼로리	주부, 학생
많은 활동	표준체중 (kg) × 35~40칼로리	운동선수, 노동자

【표13】 상황에 따른 칼로리의 가감

항 목	상 태	칼로리의 증감
체중	감량이 필요	(-) 200~400
	증가가 필요	(+) 200~400
혈당조절 상태	불량 (공복혈당 > 200 mg/dl)	(-) 600~1000
	미흡 (공복혈당 140~200 mg/dl)	(-) 200~600
	양호 (공복혈당 < 140 mg/dl)	-
운동(활동)량	적은 활동량	-
	중간 활동량	(+) 200~400
	많은 활동량	(+) 400~800

【표14】 성별, 연령별 한국인 영양섭취기준

구 분	연 령	체중 (kg)	칼로리/일
영아	0~5 (개월)	6.2	500
	6~11	8.9	700
유아	1~2 (세)	12.2	1,000
	3~5	17.2	1,400
남자	6~8 (세)	25.0	1,600
	9~11	35.7	1,900
	12~14	50.5	2,400
	15~19	62.1	2,700
	20~29	65.8	2,600
	30~49	63.6	2,400
	50~64	60.6	2,200
	65~74	59.2	2,200
	75이상	59.2	2,000
여자	6~8 (세)	24.6	1,500
	9~11	34.8	1,700
	12~14	47.5	2,000
	15~19	53.4	2,000
	20~29	56.3	2,100
	30~49	54.2	1,900
	50~64	52.2	1,800
	65~74	50.2	1,600
	75이상	50.2	1,600
임신	중반		+340
	후반		+450
수유			+320

03 영양소 배분

　당뇨병 환자에서 3대 영양소의 배분은 당질 55~60%, 단백질 15~20% 및 지방 20~25%의 비율로 권장한다. 영양소가 적당히 배분된 식사를 하기 위하여 실제로 여러 가지 식품을 골고루 먹어야 한다. 4계절 동안 섭취할 수 있는 식품의 종류는 셀 수 없을 만큼 다양하지만 우리 몸에 필요한 영양소를 모두 가지고 있는 단일 식품은 없다. 편식을 하게 되면 특정한 영양소의 결핍 혹은 과잉이 나타나게 된다. 균형된 식사를 위해서는 밥과 함께 반찬을 골고루 먹고 간식으로는 유제품이나 과일류를 먹는 것이 좋다. 식품 중에 들어있는 당질, 단백질, 지방, 비타민 및 무기질 등은 모두 인체에 없어서는 안 될 중요한 영양소로서 이를 골고루 균형 있게 섭취했을 때 우리의 몸은 최대의 기능을 유지하게 된다.

　식품교환표(Food Exchange List)는 식단을 구성할 때 영양소가 골고루 배분되도록 하기 위하여 영양학자들이 고안한 것으로 일상 생활에서 접하는 수많은 식품들을 영양소의 구성이 비슷한 군끼리 묶어 놓은 표이다. 또한 식품교환표에는 각 식품군(Food Group)에서 우리 국민들이 주로 섭취하는 대표 식품들을 중심으로 한번에 섭취하는 1인 1회 분량을 같이 제시하고 있다. 식단을 계획할 때 식품교환표를 이용한다면 쉽게 열량을 맞추고 영양소가 골고루 배분된 내용으로 구성할 수 있다. 우리나라 실정에 맞게 분류된 식품군은 곡류군, 어육류군, 채소군, 지방군, 우유군 및 과일군의 등의 6가지이다(표 15).

【표15】 식품교환표의 6가지 식품군

식 품 군	식 품 예
곡류군	밥, 빵, 국수, 떡, 옥수수, 감자, 고구마 등
어육류군	고기, 생선, 계란, 콩, 두부 등
채소군	배추, 시금치, 오이, 버섯, 당근, 미역 등
지방군	식용유, 참기름, 마요네즈, 버터, 잣, 땅콩 등
우유군	우유, 두유, 전지분유, 조제분유 등
과일군	사과, 귤, 수박, 토마토, 딸기 등

 1,600칼로리 또는 1,800칼로리와 같은 처방열량은 하루 동안에 식사와 간식으로 먹을 수 있는 섭취 칼로리의 총량을 의미하며 처방열량에 맞추어 6가지 식품군을 골고루 포함하여야 한다. 식품교환표의 이용에는 다음과 같은 원칙이 있다. 같은 식품군 내의 식품들은 영양소 구성이 비슷하므로 서로 교환하여 먹을 수 있다. 곡류군 내에서 밥 대신 빵, 빵 대신 국수 등으로 바꾸어 먹는 것은 가능하지만 곡류군의 밥 대신 어육류군에 속하는 고기나 생선으로 바꾸어 먹는다면 칼로리 계산이 틀려지고 영양소의 고른 분배가 흐트러질 수 있다. 식품군 내에서 서로 바꾸어 먹을 때는 같은 교환 단위만큼 바꾸어 먹어야 칼로리에 변동이 없다. 교환 단

위라는 것은 식품군에서 동일한 열량을 내는 식품의 양을 미리 정해 놓은 것이다. 밥 1교환 단위인 1/3공기는 식빵 1교환 단위인 1쪽과 동일한 열량을 갖는다.

 【그림15】곡류군

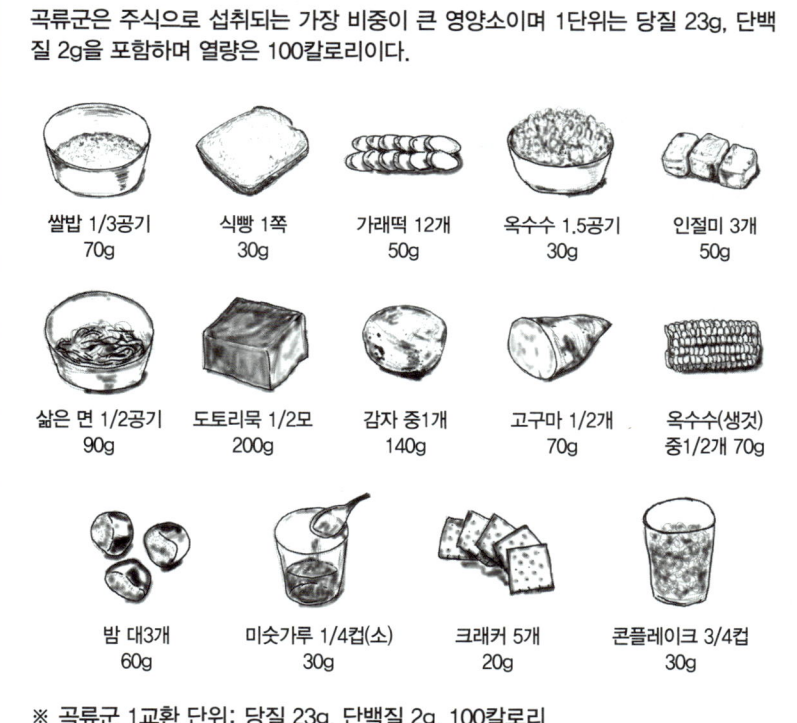

【표16】 곡류군 100칼로리에 해당하는 식품의 종류와 양

식 품	무게 (g)	목측량	식 품	무게 (g)	목측량
쌀밥, 보리밥	70	1/3공기	감자	140	중1개
모닝빵/식빵	35	중1개/1쪽	고구마	70	중1/2개
가래떡	50	썬것 11~12개	찰옥수수(생것)	70	1/2개
강냉이(옥수수)	30	1.5공기(소)	밤	60	대3개
인절미	50	3개	미숫가루	30	1/4컵(소)
삶은 국수	90	1/2공기	콘프레이크	30	3/4컵
도토리묵	200	1/2모	크래커	20	5개

 【그림16】 어육류군

어육류군은 반찬으로 많이 섭취되는 단백질이며 근육과 골격 발달에 중요하므로 성장기의 어린이와 청소년은 충분히 섭취하여야 한다. 지방 포함 정도에 따라서 저지방, 중지방, 고지방 어육류군으로 나눈다. 저지방 어육류군 1단위는 단백질 8g과 지방 2g을 함유하고 있으며 열량은 50칼로리이다. 중지방 어육류군 1단위는 단백질 8g과 지방 5g을 함유하며 열량은 75칼로리이다. 고지방 어육류군 1단위는 단백질 8g과 지방 8g을 함유하며 열량은 100칼로리이다. 고지방 어육류군은 동물성 지방이 많이 들어 있으므로 즐겨 먹지 않도록 한다.

저지방 어육류군

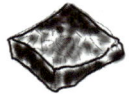 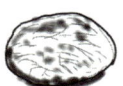 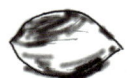 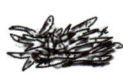 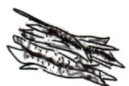

쇠고기(사태/홍두깨) 로스용 1장 40g　　돼지고기(살코기) 로스용 1장 40g　　닭고기(기름제거) 소1토막 40g　　멸치 잔것 1/4컵 15g　　북어 1/2토막 15g

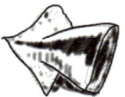 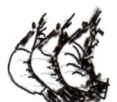 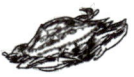 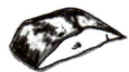

물오징어 몸통 1/3 50g　　새우 중하 3마리 50g　　꽃게 소1마리 70g　　가자미, 광어, 대구, 동태, 병어, 조기, 참돔 소1토막 50g

※ 저지방 어육류군 1교환 단위: 단백질 8g, 지방 2g, 50칼로리

중지방 어육류군

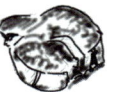
쇠고기(안심, 등심)
로스용 1장 40g

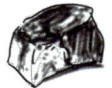
돼지고기(등심)
로스용 1장 40g

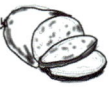
샐러드햄
소1토막 40g

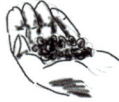
검정콩 2큰술
20g

두부 1/5모
80g

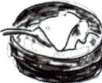
순두부 1/2봉지
200g

연두부 1/2개
150g

달걀 중1개
55g

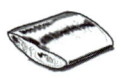
갈치, 고등어, 꽁치,
삼치, 임연수, 청어
소1토막 50g

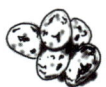
메추리알 5개
40g

※ 중지방 어육류군 1교환 단위: 단백질 8g, 지방 5g, 75칼로리

고지방 어육류군

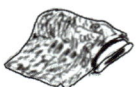
쇠고기(갈비)
소1토막 40g

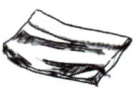
돼지고기(삼겹살)
구이용 1장 40g

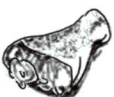
닭고기(껍질포함)
소1토막 40g

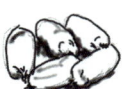
비엔나소시지
5개 40g

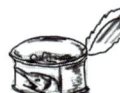
참치통조림
1/3컵(소) 40g

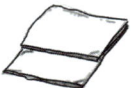
치즈 1.5장
30g

※ 고지방 어육류군 1교환 단위: 단백질 8g, 지방 8g, 100칼로리

【표17】 어육류군에 해당하는 식품의 종류와 양

구분	식품	무게 (g)	목측량	식품	무게 (g)	목측량
저지방	쇠고기 (사태/홍두깨)	40	로스용 (12×0.3cm)	대구, 동태	50	소1토막
	돼지고기(살코기)	40	로스용1장	병어, 조기	50	소1토막
	닭고기(기름제거)	40	소1토막	참도미, 참치	50	소1토막
	멸치	15	잔것(1/4컵)	물오징어	50	몸통 1/3등분
	북어	15	1/2토막	새우(중하)	50	3마리
	가자미, 광어	50	소1토막	꽃게	70	소1마리
중지방	쇠고기(안심, 등심)	40	〃	고등어, 꽁치	50	소1토막
	돼지고기(등심)	40	〃	갈치, 삼치	50	소1토막
	샐러드햄	40	〃	임연수어, 청어	50	소1토막
	검정콩	20	2큰술	달걀	55	중1개
	두부	80	1/5모	메추리알	40	5개
	순두부	200	1/2모	연두부	150	1/2개
고지방	닭고기(껍질포함)	40	닭다리1개	프랑크소시지	40	1 1/3개
	삼겹살	40	〃	참치통조림	50	1/3컵(소)
	소갈비	40	소1토막	치즈	30	1.5장

【그림17】 채소군

채소군은 우리나라 식단에서 양적으로 가장 많이 섭취되는 식품군으로 김치와 나물이 대표적인 식품이다. 1단위는 당질 3g과 단백질 2g을 함유하며 열량은 20칼로리이다.

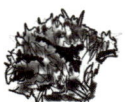 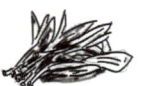 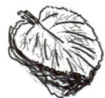 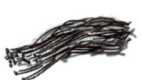

상추 소12장 70g   시금치 70g   깻잎 12장 70g   부추 70g

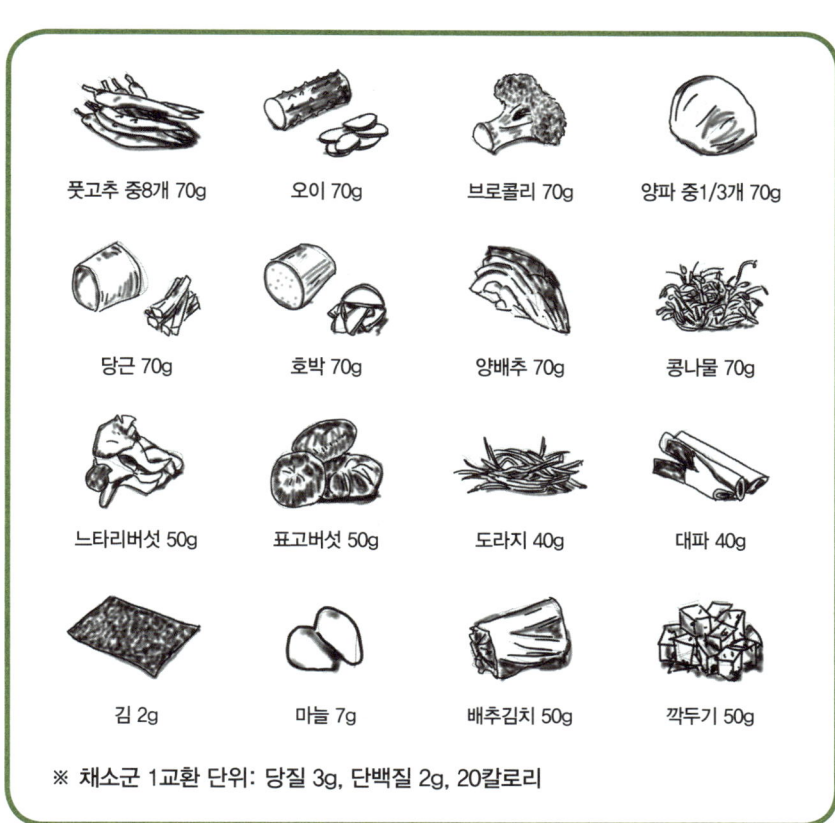

【표18】 채소군에 해당하는 식품의 종류와 양

식 품	무게 (g)	목측량	식 품	무게 (g)	목측량
가지	70	지름3cm×길이10cm	오이	70	중1/3개
상추	70	소12장	미역(생것)	70	〃
배추	70	중3잎	양파	70	〃
숙주	70	익혀서 1/3컵	우엉	40	〃
풋고추	70	중7~8개	무말랭이	7	불려서 1/3컵

제4장 식사와 운동요법

【그림18】 지방군

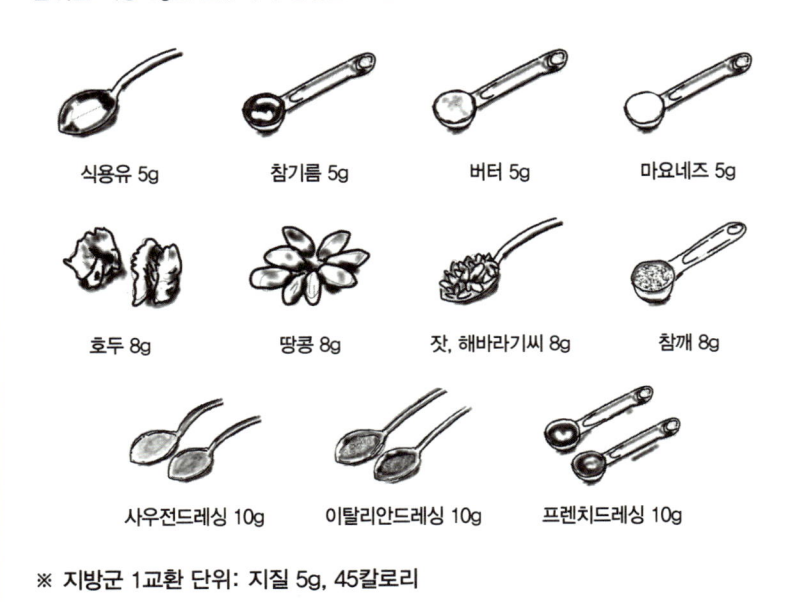

지방군은 조리할 때 필요한 것을 제외하고 적게 섭취하는 것이 좋은 식품군으로 1단위는 지방 5g을 함유하며 열량은 45칼로리이다.

식용유 5g   참기름 5g   버터 5g   마요네즈 5g
호두 8g   땅콩 8g   잣, 해바라기씨 8g   참깨 8g
사우전드레싱 10g   이탈리안드레싱 10g   프렌치드레싱 10g

※ 지방군 1교환 단위: 지질 5g, 45칼로리

【표19】 지방군에 해당하는 식품의 종류와 양

식 품	무게 (g)	목측량	식 품	무게 (g)	목측량
참기름, 들기름	5	1작은술	땅콩	8	8개
콩기름, 옥수수기름	5	"	잣	8	50알
마가린, 버터	5	"	호두	8	중1.5개
마요네즈	5	"	아몬드	8	7개
땅콩버터	8	"	–	–	–

【그림19】 우유군

우유군은 우리나라 사람들이 섭취하는 양은 작지만 칼슘의 중요한 급원이 되는 식품군으로 1단위는 당질 10g, 단백질 6g 및 지방 7g을 함유하며 열량은 125칼로리이다. 저지방우유는 당질 10g, 단백질 6g 및 지방 2g을 함유하고 열량은 80칼로리이다.

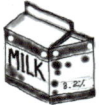

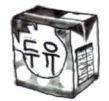

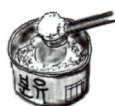

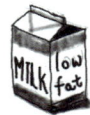

우유 200ml
1컵, 1팩

무가당 두유 200ml
1컵, 1팩

전지분유, 조제분유,
탈지분유 25g,
5큰 스푼

락토우유, 저지방우유,
탈지우유 200ml
1컵, 1팩

※ 우유군 1교환 단위: 당질 10g, 단백질 6g, 지방 2g, 80칼로리

【표20】 우유군에 해당하는 식품의 종류와 양

식 품	무게 (g)	어림치	식 품	무게 (g)	어림치
우유	200	1컵	전지분유	25	5큰술
락토우유	200	1컵	조제분유	25	5큰술
무가당두유	200	1컵	–	–	–

【그림20】 과일군

과일군은 간식과 후식으로 주로 섭취되며 1단위는 당질 12g을 함유하고 열량은 50칼로리이다.

 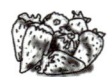 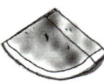

| 사과 80g 중1/3개 | 딸기 150g 중7개 | 바나나 50g 1/2개 | 수박 150g 중1쪽 | 참외 150g 중1/2개 |

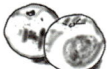   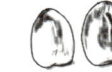

| 귤 120g 소2개 | 오렌지 100g 대1/2개 | 복숭아 150g 대1개 | 자두 150g 소2개 | 멜론 120g 중1쪽 |

  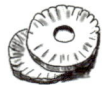 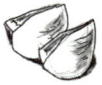

| 포도 80g 소19개 | 키위 80g 5쪽 | 파인애플 200g 슬라이스 2개 | 단감 50g 1/2개 | 곶감 15g 1/4개 |

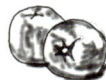 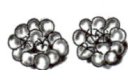

| 토마토 350g 중2개 | 방울토마토 300g 24개 | 배 110g 1/4개 | 황도 60g 1/2개 | 주스 100g 1/2컵 |

※ 과일군 1교환 단위: 당질 12g, 50칼로리

【표21】과일군에 해당하는 식품의 종류와 양

식 품	무게 (g)	어림치	식 품	무게 (g)	어림치
바나나(생것)	50	1/2개	참외	150	중1/2개
단감	50	중1/3개	딸기	150	중7개
자두	150	특대1개	수박	150	중1쪽
귤	120	특대1개	복숭아(천도)	150	소2개
오렌지	100	대1/2개	토마토	350	소2개
배	110	대1/4개	방울토마토	350	소2개
사과	80	중1/3개	무가당오렌지주스	100	1/2컵
포도	80	소19개	토마토주스	200	1/2컵

04 영양소 선택

1) 당질

식사요법에서 환자들이 가장 먼저 하는 질문은 쌀밥이나 면류는 먹지 못하고 꼭 잡곡밥만 먹어야 되냐는 것이다. 이 질문은 3대 영양소 중 가장 비중이 큰 당질 또는 탄수화물을 먹을 수 있는지? 그리고 어떠한 종류로 먹는 것이 당뇨병에 가장 좋은가를 물어보는 것이다. 답변은 건강한 당질(탄수화물)을 섭취하라는 것이다. 당뇨병학회에서 당뇨병 환자에게 권장하는 3대 영양소 섭취 비율은 당질 55~60%, 지질 20~25% 및 당질 10~20%로서 단순히 비율만 가지고는 당뇨병 식사가 일반 식사와 다르지 않아 보인다. 그러나 식품의 질적인 차이를 고려하여야 한다. 특히 당질 식품의 질적인 차이는 식품마다 크게 차이가 나며 그 차이가 혈당조절에 영향을 미친다. 당질은 되도록 건강한 당질로 섭취하는 것이 중요하다. 건강한 당질이란 가공되지 않은 자연 그대로의 당질이나 음식을 만드는 식품재료에 원래 들어 있는 상태의 당질을 의미한다. 쌀밥보다는 현미나 잡곡이, 흰빵보다는 통밀빵이 건강한 당질이 되고 정제된 당질(백미, 백분, 백설탕)과 이를 가지고 만든 모든 가공식품들은 건강하지 않은 당질 식품이다.

당질은 곡류와 설탕의 주성분이 되며 과일이나 견과류에도 많이 들어 있고 생선이나 소고기 등의 육류에는 소량이 들어 있다. 음식을 섭취하면 소화가 되어 당질이 최종적으로 포도당으로 분해된 다음 흡수되면서 혈당이 올라간다. 당질식품은 포도당이 사슬처럼 연결되어 있다는 점에서 공통점을 가지지만 포도당 사슬이 연결된 수와 구조가 각 식품마다 천차만별 다르다. 따라서 모든 당질식품은 포도당의 구조와 수의 차이로 인하여 소화되고 흡수되는 속도가 각각 달라서 각 당질식품 별로 혈당이 올라가는 속도가 다르다. 이를 비교하여 수치화 한 것이 당지수(Glycemic Index)이다. 가장 흡수가 빨리 되는 설탕 또는 포도당 100그램을 먹었을 때의 혈당 상승 속도를 100으로 비교한다면 쌀밥의 당지수는 86 정도가 되며 현미밥의 당지수는 56이 된다. 소량의 당질이 섬유질 사이에 들어 있는 채소류의 당지수는 더욱 낮아서 20~40 정도가 된다. 당지수가 55 이하는 저당지수 식품으로, 70 이상은 고당지수 식품으로 분류한다. 식품의 1회 섭취량에 함유되어 있는 당질의 양을 고려하여 당질의 흡수 속도에 양적 개념을 더한 혈당부하(Glycemic Load) 값을 당지수 대신 사용할 수도 있다. 각 식재료의 기본적인 당지수/혈당부하 값은 조리방법, 형태, 숙성도 및 당질의 노화 정도에 따라 달라질 수 있다. 예를 들어 삶은 감자보다 튀긴 감자는 당지수가 높아지게 되고 삶은 면보다는 튀긴 라면이 당지수가 높다(표 22).

【표22】 현미밥, 정백미 쌀밥, 밀가루 음식 및 기타 음식 등의 당지수 비교

종 류	식 품	당지수	종 류	식 품	당지수
비교기준치	포도당(100그램)	100	설탕, 과자류	백설탕	109
밥, 면, 떡 류	정백미 쌀밥	86		초콜릿	90
	팥밥	77		벌꿀	88
	현미밥	56		크래커	70
	보리밥	50		젤리	46
	떡	85	과일류	딸기잼	82
	밀가루 면류	85		파인애플	65
	라면	73		바나나	55
	메밀 면류	54		포도	50
빵 류	식빵	91		복숭아	41
	롤빵	83		감	37
	크로와상	70		사과	36
	카스텔라	69		귤	33
	호밀빵	55		딸기	29
녹말류	감자	85	기타 음식	육류	40~50
	포테이토칩	85		콩류	30~40
	고구마	55		야채류	20~40

　당뇨병 환자가 쌀밥을 먹으면 당지수가 높아서 식후 혈당이 빠르고 높게 올라가고 현미 또는 잡곡밥을 먹으면 상승은 둔화된다. 이러한 차이는 정상인에서 크지 않지만 당뇨병 환자에서는 크게 나타나서 혈당조절에 영향을 미치게 된다. 당지수가 높은 음식을 먹으면 혈당이 급속히 올라가고 이에 대응하기 위하여 인체는 인슐린을 급속하게 많이 분비하여야 한다. 감자, 식빵, 스파게티 및 보리의 당질음식을 섭취하였을 때에 시간에 따라 혈당이 올라가고 인슐린이 분비되는 것을 비교한 실험의 결과(그림21)를 보면 알 수 있듯이 당지수가 높은 당질을 섭취했을 때 인체는 혈당이 빨리 상승하고 이에 따라 인슐린을 더 많이 분비하여야 한다. 당뇨병

환자는 인슐린을 충분히 분비하지 못하므로 당지수가 높은 음식을 먹으면 식후 혈당은 많이 상승하게 된다. 따라서 되도록 당지수가 낮은 음식으로 당질을 섭취하여야 한다.

 【그림21】 당지수가 다른 음식의 혈당 상승과 인슐린 필요량의 비교

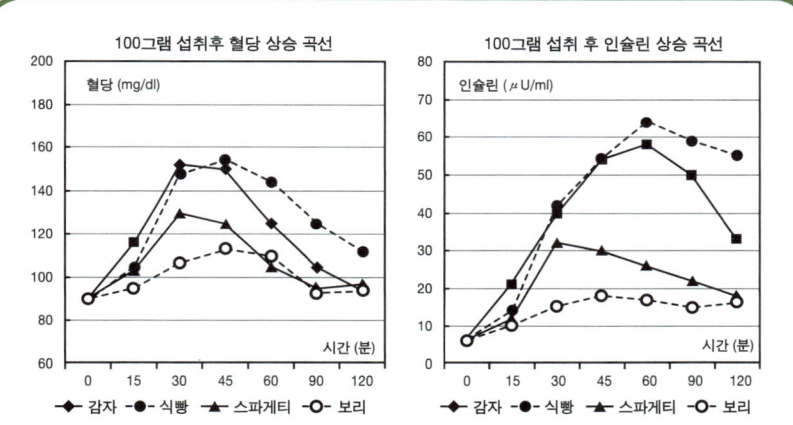

식빵, 스파게티 및 보리 100그램을 섭취한 후 혈당의 상승과 인슐린 분비의 비교. 감자와 식빵은 스파게티나 보리에 비하여 당지수가 높아서 혈당이 빠르고 높이 올라갈 뿐만 아니라 인슐린의 수치도 많이 올라가게 된다.

당뇨병 환자가 현미/잡곡밥으로 당질을 섭취한다면 혈당조절에 도움이 되는 것 이외에도 다음과 같은 이점이 있다. 10분도로 도정한 정백미는 쌀눈이 떨어져 나가고 당질만 남아 있다. 벼가 쌀알에 당질을 저장할 때에는 식물성 지질, 비타민 및 무기질도 같이 저장을 하는데 이 영양소들은 쌀겨와 쌀눈에 집중되어 있다. 정백미로 지은 쌀밥을 먹는다면 당질

만 섭취하는 것이며 당질을 대사시키는데 같이 필요한 영양소들은 결핍된 상태로 섭취하는 것이다. 그러나 현미/잡곡밥에는 이들 영양소가 들어있고 섬유소도 2~3배 많이 들어 있어 당뇨병 환자들에게 이롭다(표 23). 외식을 해야 하는 경우도 생기고 가족과 같이 식사를 하는 경우가 빈번하므로 당뇨병 환자가 혼자서 쌀밥을 안 먹고 지내기는 현실적으로 어렵다. 되도록 현미/잡곡밥을 먹는 것이 좋지만 쌀밥을 먹을 경우에는 양을 조금 줄이고, 천천히 식사를 하도록 하며, 섬유소가 많은 야채와 같이 열량이 작고 포만감이 큰 음식을 같이 먹을 것을 권장한다.

【표23】 현미와 백미의 영양소 비교 (100g)

영양소		현미	정백미
구성		과피, 미강, 전분, 쌀눈	전분
도정		왕겨를 제거	10분도 기준
열량(칼로리)		351	356
수분 (g)		15.5	15.5
단백질 (g)		7.4	6.8
지질 (g)		3	1.3
탄수화물	당질 (g)	7.18	75.5
	섬유소 (g)	1	0.3
무기질	칼슘 (mg)	10	6
	인 (mg)	300	140
	철 (mg)	1.1	0.5
	나트륨 (mg)	2	2
	칼륨 (mg)	250	110
비타민	A (ug)	0	0
	B1 (mg)	0.54	0.2
	B2 (mg)	0.06	0.03
	B3 (mg)	4.5	1.4
	C (mg)	0	0
	E (mg)	1.16	0.4

2) 지질

　3대 영양소 중에서 지질의 섭취에 관하여 당뇨병 환자에게 다음과 같이 권장한다. 지방 섭취량은 총 열량의 25%를 넘지 않도록 하고 포화지방보다는 되도록 불포화지방으로 섭취하도록 한다. 그러나 이를 실제로 지키려면 무엇을 어떻게 먹어야 하는지는 막연하기만 하다. 당질은 감자, 옥수수 또는 쌀밥 한 공기처럼 눈에 뜨이게 드러나지만 지질은 한 덩어리로 먹는 것이 아니고 여러 식품군에 섞여 있거나 음식에 스며들어 있기 때문에 25%를 어림잡기가 어렵다. 섭취하는 식품의 형태에 따라 보이는 지방과 보이지 않는 지방으로도 구별할 수 있는데 전자는 라아드, 버터, 마가린, 쇼트닝, 식용유 등과 같이 지질만 따로 농축된 가공식품이며, 보이지 않는 지방은 유제품(버터포함), 달걀, 고기, 가금류(닭, 오리, 꿩 등) 고기, 생선, 과일, 채소, 곡식 등 여러 식품에 복합적으로 스며들어 있는 지방이다. 우리가 섭취하는 지방이나 기름은 식품교환표에서 어육류군, 지방군 및 우유군에서 주로 제공되지만 곡류군과 채소군에도 소량의 지질이 들어 있다. 이를 다시 지질성분으로만 분류하면 우리가 먹는 지질은 동물성 축적지방, 반추동물의 우유지방, 바다생선 기름 및 식물성 기름 등의 5가지로 나눌 수 있다. 지질은 어쨌든 간단히 정리하면 우리는 동물성 지방과 식물성 기름으로 지질을 섭취하고 있으며 한국 사람의 백반위주의 식사에서 지질의 비율이 25%를 넘는 일은 거의 없다.

　당뇨병 환자가 식단을 선택할 때 다음의 간단한 원칙을 염두에 두고 양질의 지질을 선택하도록 하자. 동물성 기름을 먹는다면 소나 돼지보다 생선 기름이 더 좋고, 동물성 기름보다는 식물성 기름이 더 좋으며, 식물성 기름 중에서도 가공되지 않은 천연 기름이 더 좋다. 사료를 먹고 좁은 우리에 갇혀서 사육된 소나 돼지에서 얻어진 지금의 동물성 지방은 포화지방산의 비율이 높으며 독성 물질이나 중금속이 축적되어 있을 수도 있다. 고기를 먹을 때는 삼겹살, 갈비 등 기름이 많은 부위는 피하고 살코기만 먹도록 한다. 또한 닭고기를 먹을 때는 껍질을 벗기고 살코기만 먹고 훈제한 고기류, 햄, 베이컨 및 소시지 등의 섭취는 되도록 줄이도록 한다.

참기름, 콩기름 및 옥수수기름 등의 식물성 기름은 동물성 기름에 비하여 불포화 지방산 비율이 높아서 혈액 안의 나쁜 콜레스테롤을 낮추는 역할을 한다. 그러나 식물성 기름에도 주의할 점이 있다. 과거의 식물성 기름은 지방이 유해한 물질로 분해되는 것을 차단해 주는 항산화제가 충분히 들어 있는 천연지방이었다. 그러나 20세기에 들어와 기름을 대량으로 정제하고 분리하는 기술이 발전하면서 콩, 옥수수 및 홍화씨 등을 고온/고압으로 정제하는 과정에서 항산화제와 비타민 등의 영양소가 파괴되고 수소처리를 하여 포화지방산이 많아진 제품이 만들어지고 있다. 이렇게 처리된 기름은 오메가6 지방산 함량이 오메가3 지방산보다 높다. 또한 고형유지인 식물성 쇼트닝과 마가린은 건강에 좋지 않은 전이지방(트랜스지방)으로서 심장 질환을 유발하게 된다. 라면이나 과자를 만들 때 사용되는 야자유, 코코넛유 및 커피 프림 등은 식물성 지방이지만 가공처리되면서 영양학적으로 동물성 지방과 같은 역할을 하게 된다.

콜레스테롤은 동맥경화증 발생에 중요한 역할을 한다. 콜레스테롤은 인체에 반드시 필요한 물질이지만 체내에서 합성이 가능하므로 먹어서 보충할 필요가 없는 영양소이며 당뇨병 환자는 되도록 적게 먹어서 혈중 콜레스테롤 수치를 낮추는 것이 좋다. 일일 콜레스테롤 섭취량은 미국인의 경우 평균 500mg이며 한국인의 경우 300mg 안팎이다. 본인이 실제로 콜레스테롤을 얼마나 먹고 있는지를 알아보려면 각 식품의 콜레스테롤 함량표를 참고하여 어림잡아 보고 콜레스테롤이 많이 들어 있는 음식을 되도록 피하도록 한다. 각 식품에 들어 있는 콜레스테롤양은 다음 표 24에 나와 있다. 콜레스테롤은 동물성 식품에만 들어 있다. 콜레스테롤이 아주 많이 들어 있는 음식을 몇 가지 외우고 있으면 편리하다. 예를 들면 쇠고기 및 돼지고기류, 알 종류, 오징어 및 새우 등이다. 명란젓은 먹는 양이 많지 않으므로 실제로 문제가 되지 않지만 장어, 오징어, 새우, 고기류 같은 것은 한번에 많이 먹게 되어 콜레스테롤 섭취량이 많아지게 된다. 평상시에 콜레스테롤을 많이 섭취하면서 고지혈증이 있는 사람이 섭취를 줄인다면 혈중 콜레스테롤치가 20-30% 감소하는 효과를 볼 수 있을 것이다.

【표24】 조리 후 동물성 식품 90 g에 함유된 콜레스테롤량

급 원	콜레스테롤 (mg/90g)	급 원	콜레스테롤 (mg/90g)
쇠고기	71	참치	25
양고기	78	대구	63
돼지고기	77	전복	144
소간	331	대합	57
닭간	537	게	60
뇌	1747	굴	93
닭고기	72	오징어	400
연어	54	새우	166

3) 단백질

식사요법에서 단백질은 비율보다도 절대량으로 계산하여 일일 섭취량을 1.13 g/kg 정도로 할 것을 권장하고 있다. 영양부족, 다이어트, 편식 또는 채식주의 같은 환경이나 식사습관으로 영양결핍이 생긴다면 3대 영양소 중에서 단백질이 가장 먼저 결핍되기 쉽다. 당질과 지질은 인체 내에서 서로 생체 전환이 되지만 인체 단백질은 식사로 공급된 필수 아미노산이 있어야 합성이 되거나 전환이 되므로 양질의 단백질을 반드시 외부에서 공급받아야 한다. 따라서 단백질은 필수 영양소로서 일일 최소섭취량을 정하여 그 이상으로 섭취할 것을 권장하고 있다. 단백질은 성장기 청소년시기와 영양 보충이 필요한 상태에서는 더 많이 섭취하여야 한다. 또한 당뇨병이 심하여 체중 감소가 많이 생겼다면 당뇨병 약제로 혈당조절을 하면서 적당량의 단백질을 추가로 공급하여야 근육의 손실을 막고 체력을 회복할 수 있다. 당뇨병성 신증과 단백뇨가 있다면 반대로 단백질 섭취를 최소한으로 제한하여 과다한 섭취에서 오는 신장의 부담을 줄여야 한다. 당뇨병성 신증이 진행되어 단백뇨의 양이 1,000 mg/d 이상으로 많아진다면 단백질 섭취량을 다시 늘려야 하는데 이 단계에서는 담당 의사 또는 전문영양사와 개별적으로 상담을 하여 보충이 필요한 양을 정하도록 한다.

식사로부터 섭취해야 하는 단백질의 하루 필요량을 알기 위하여 식품 교환표를 이용한다면 1,000~1,100칼로리 식단의 경우는 (식품군)3단위, 1,200~1,400칼로리는 4단위, 1,500~2,000칼로리는 5단위, 2,100칼로리는 6단위가 된다. 1단위의 양은 쇠고기, 돼지고기 또는 닭고기의 기름기를 완전히 제거한 살코기로 40g(불고기 4~5점 정도), 생선은 50g(1토막), 계란 55g(1개), 두부 80g(1/5모) 정도가 된다. 6가지 식품군에서 콩과 두부는 식물성 식품이지만 단백질 함량이 높은 특이한 식품으로 편의상 어육류군에 포함시켜서 분류하고 있다.

인체에 필요한 단백질은 쇠고기, 돼지고기, 닭고기 또는 생선 등의 육류뿐 아니라 계란, 두부, 콩, 우유 및 치즈 등 식물성 단백질이나 유제품에서도 얻을 수 있다. 보통 많이 먹는 식품 1회 분양에 들어 있는 단백질, 영양소 및 칼로리를 표 25에 비교하여 나열하였다. 동물성 단백질은 돼지 삼겹살이나 소고기 갈비살의 예처럼 단백질뿐만 아니라 지질도 많이 들어 있고 포화지방산 비율과 콜레스테롤이 많으므로 주의하여야 한다.

【표25】 식품에 들어있는 단백질의 양과 칼로리

분류	식품	1회 제공단위	단백질 (g)	지질 (g)	당질 (g)	칼로리
육류	소고기 등심	100g	28	15	0	252
	소고기 안심	100g	20	9	0	169
	소 갈비살	100g	19	19	0	258
	돼지 목살	100g	6	70	0	655
	돼지 삼겹살	100g (0.5인분)	18	30	0	350
	닭 가슴살	100g	23	1	0	109
어류	참치회	100g (3점)	20	1	0	100
	광어회	100g (1.3인분)	22	2	0	110
	고등어 구이	100g (0.5인분)	17	13	0	190
	새우	100g (22cm크기)	20	1.7	0.9	106
	데친 오징어	400g (1마리)	72	4	9.5	350
	마른 오징어	100g (1마리)	71	6	0.4	360
유제품	달걀	60g (1개)	6	5	0.4	74
	우유	200ml (1컵)	8	5	11	122
	치즈	100g (슬라이스5장)	22	26	5	350
콩류	검은콩	100g (종이컵1)	21	1.5	62	341
	두유	200ml (1팩)	7	3.5	4	75
	두부	100g (1/4모)	10	5	3.5	99
견과류	땅콩	100g (약150개)	25	50	16	567
	호두	100g (반쪽50개1컵)	15	65	13	650
	아몬드	100g (100개)	26	61	24	578

05 식단구성

 1,200~2,400칼로리 사이에서 설정된 양에 따라 하루 동안 먹을 수 있는 각 식품군별 교환 단위수는 다음 표 26과 같다. 예를 들어 설정 칼로리가 1,600칼로리인 경우 하루 동안 곡류군은 8단위, 저지방 어육류군 2단위, 중지방 어육류군 3단위, 채소군 7단위, 지방군 4단위, 우유군 1단위, 과일군 1단위를 맞추어 먹으면 섭취하는 칼로리가 1,600칼로리가 됨을 뜻한다.

【표26】 설정 칼로리에 따른 식품군별 교환 단위

식품군	칼로리	1,200	1,300	1,400	1,500	1,600	1,700	1,800	1,900	2,000	2,100	2,200	2,300	2,400
곡류군		5	6	7	7	8	8	8	9	10	10	11	11	12
어육류군	저지방	1	1	1	2	2	2	2	2	2	2	2	3	3
	중지방	3	3	3	3	3	3	3	3	4	4	4	4	4

채소군	6	6	6	7	7	7	7	7	7	7	7	8	8
지방군	3	3	3	4	4	4	4	4	4	4	4	5	5
우유군	1	1	1	1	1	1	2	2	2	2	2	2	2
과일군	1	1	1	1	1	2	2	2	2	2	2	2	2

· 저칼로리식(1,200 칼로리 이하)은 비타민과 무기질 섭취가 부족할 수 있다.

필요한 열량은 하루 동안 섭취하는 식사량이므로 식품군별 1일 섭취할 단위수는 3끼의 식사와 간식으로 배분한다. 이 때 활동량이나 활동 시간대, 혈당의 변화 및 약물요법에 따라 의사나 영양사와 상의하여 적절히 배분하는 것이 필요할 수도 있다. 끼니 별로 각 식품군에 따라서 먹어야 하는 교환 단위수에 따라 식품을 선택하여 먹으면 된다. 다음 표 27, 28은 1,600칼로리 식단의 경우 끼니별 교환단위 배분과 실제 식단 구성 예이다.

식품교환표를 이용한 식단구성 방법은 당뇨병 환자들에게 식사요법을 과학적이고 편리하게 실천하도록 고안된 방법이지만 이 방법에 익숙하지 않은 사람들에게는 불편할 수 있다. 실제로 우리나라는 쌀밥이 주식이지만 산지가 많고 삼면이 바다로 되어 있어 해산물과 임산물이 풍부하며 사계절에 따라 식재료가 계속 바뀌므로 굳이 식품교환표를 이용하지 않더라도 편식을 하지 않는다면 모든 영양소를 골고루 먹게 된다. 당뇨병 환자에게 식단 선택에 있어서 제일 중요한 것은 전체 칼로리와 포함된 당질의 양이므로 이 두가지만을 계산하여 식단을 구성하고 이미 제시된 표준식단을 참고하여 식품과 음식을 가감한다면 굳이 식품교환표를 이용하지 않고도 영양소 배분이 적당한 식단을 구성할 수 있다.

【표27】 1,600칼로리의 끼니별 교환 단위수 배분 예

식품군		단위수	아침	간식	점심	간식	저녁	간식
곡류군		8	2		3		3	
어육류군	저지방	2			1		1	
	중지방	3	1		1		1	
채소군		7	2		2.5		2.5	
지방군		4	1		1.5		1.5	
우유군		1				1		
과일군		1		1				

【표28】 1,600칼로리 식단 구성의 예

끼니	섭취해야 할 교환단위수		식단명	식품의 목측량
	식품군	교환 단위수		
아침	곡류군	2	보리밥 배추된장국 채소계란찜 상추샐러드 물김치	2/3공기 계란 1개 양상추, 오이 충분히
	어육류군	1		
	채소군	2		
간식	과일군	1	사과	사과 중 1/3개
점심	곡류군	3	콩밥 미역국 불고기 시금치나물 모듬쌈 배추김치	1공기 불고기 8~10점 정도 충분한 양 충분한 양
	어육류군	2		
	채소군	2.5		
간식	우유군	1	저지방우유	200ml 1팩 (1컵)
저녁	곡류군	3	현미밥 두부국 갈치구이 오이양파생채 콩나물무침 갓김치	1공기 두부 1/6모 1토막 충분한 양 충분한 양
	어육류군	2		
	채소군	2.5		
간식	과일군	1	귤	120g

2,000칼로리 이하의 저칼로리 식사는 혈당조절이 불량한 경우에 약제

치료와 같이 권장되는 식사이고 또한 장기간 지속하면 체중 감소를 유도할 수 있는 식단구성이다. 혈당관리가 양호하게 회복이 되고 에너지 대사가 정상화 된 다음에는 2,000칼로리 표준 식단을 권장하며 운동요법을 추가로 하는 경우에는 2,400칼로리 이상의 식단을 권장한다. 가장 많이 처방되는 1,400, 1,600, 1,800, 2,000 및 2,400칼로리의 식단 구성 예를 표 29~33에 정리하였으며 실제 상차림 사진은 화보페이지에 나와 있다.

【표29】 1,400칼로리 식단 구성

아침	간식	점심	간식	저녁
보리밥 쑥된장국 편북어양념구이 굴소스야채볶음 양상추샐러드 오렌지드레싱 오이소박이	저지방 우유	흑미밥 건새우배추국 조기구이 피망전 도라지오이생채 포기김치	오렌지	보리밥 콩나물국 쇠고기한방장조림 호박전 미역, 오이, 당근초회 깍두기

(화보사진 참조)

【표30】 1,600칼로리 식단 구성

아침	점심	간식	저녁	간식
토스트 계란후라이 양상추샐러드 키위드레싱 저지방우유 콘후레이크(15g)	보리밥 시금치된장국 물오징어야채볶음 두부구이 깻잎순나물 깍두기	사과	콩밥 동태찌개 불고기 풋고추조림 오이생채 포기김치	귤

(화보사진 참조)

【표31】 1,800칼로리 식단 구성

아침	간식	점심	간식	저녁	간식
보리밥 콩나물국 쇠고기야채볶음 계란태극선말이 호박볶음 깍두기	저지방 우유	비빔밥 근대된장국 천사채무침 수정과 나박김치	딸기	콩밥 미역국 꽁치구이 부추잡채 오이생채 포기김치	방울 토마토

(화보사진 참조)

【표32】 2,000칼로리 식단 구성

아침	점심	저녁	간식
콩밥 근대국 피망전 연근조림 깻잎찜 오이소박이 우유	조밥 미역국 조기구이 버섯볶음 꽈리고추조림 포기김치 딸기	보리밥 콩나물매운국 쇠고기구이 모듬쌈 쌈장 물김치 귤	토스트(구운 것) 두유

(화보사진 참조)

【표33】 2,400칼로리 식단 구성

아침	간식	점심	간식	저녁	간식
보리밥 육개장 코다리무조림 닭야채볶음 돌나물초고추장 오이소박이 저지방우유	잣죽 물김치	콩밥 갈비탕 참가자미구이 충무식오징어무침 두릅된장무침 포기김치 딸기	깨죽 물김치	조밥 순두부찌개 쇠고기한방사태찜 모듬버섯잡채 깻잎지 알타리김치 오렌지	인절미 두유

(화보사진 참조)

06 식사습관 교정

내당능장에서 당뇨병의 진행을 촉진하거나 당뇨병 환자의 혈당관리에 악영향을 주는 식사습관이 있다면 이를 찾아내어 교정하도록 한다. 실제로 식단표 구성과 이를 준수하는 것보다 식사습관을 교정하는 것이 혈당관리에 더 도움이 되는 경우도 많다.

4) 간식 금지

당뇨병 환자는 비타민과 항산화제를 제공하는 신선한 과일과 채소류를 제외한 간식과 후식은 되도록 먹지 않아야 한다. 당뇨병 식사요법의 첫번째 수칙은 칼로리의 제한이다. 환자들은 주식으로 먹는 3끼 식사의 칼로리는 어떻게 줄여서 먹을지 고민을 하지만 간식과 후식의 칼로리는 대수롭지 않게 생각하거나 아예 무시하는 사람들이 있다. 식사요법에서 제시하는 1일 권장 칼로리는 주식과 간식을 포함한 총 칼로리이다. 3끼 식사로 1,800칼로리를 섭취하는 사람이 여러 가지 간식을 섭취한다고 가정할 때 간식 칼로리의 총합도 무려 1,800칼로리까지 될수 있다(표 34). 이 표는 간식을 많이 먹는 사람의 예를 가정한 것이지만 종류가 다양하고 맛도 있으며 가격이 저렴한 여러 가지 간식을 수시로 즐길 수 있는 현재의 환경은 당뇨병 환자로 하여금 간식의 유혹에 쉽게 빠지게 한다. 사람들이 주로 섭취하는 간식과 후식은 과자류, 빵/떡류, 유제품류, 빙과류, 음료수 및 과일류 등이며 대부분 당지수가 높은 당질(밀가루, 설탕)과 칼로리가 높은 농축된 유제품(버터, 치즈)으로 구성되어 있다. 본 책자의 부록에 나와 있는 각종 간식의 칼로리와 영양소를 참고하여 주로 먹는 간식의 칼로리를 합산하여 보자. 무심결에 먹은 호떡 1개가 쌀밥 1공기와 동일한 300칼로리에 해당한다는 것을 아는 사람은 많지 않을 것이다. 음식은 식사 때에만 먹도록 습관을 들이고 간식과 후식은 되도록 피하도록 노력하자. TV나 신문을 보면서 또는 사람들과 대화 중에 간식을 즐기는 습관이 있다면 버리도록 하고 따로 집중할 수 있는 취미를 만들어 보자. 부득이하게 간식을 하고 싶다면 비교적 자유롭게 섭취해도 좋은 채소나 당지수가 낮은 과일을 선택하도록 한다(표 35).

【표34】 하루에 섭취한 후식과 간식의 칼로리와 영양소

간식의 종류	섭취량	칼로리	당질 (g)	지질 (g)	단백질 (g)
조식 (400칼로리)					
찐고구마	중형1개	193	46	0.2	2.6
사과	1개	72	19	0.2	0.3
딸기 요플레	1개	105	16	2.4	4

아메리카노	1잔	4	0.1	0.4	0.3
중식 (600칼로리)					
떡볶이	1인분	280	60	2.9	7
순대	0.5인분	134	14	4.5	9.5
사이다	1컵	85	22	0	0
믹스커피	1잔	55	7.3	3.7	0.8
석식 (800칼로리)					
찹쌀떡	2개	236	50	1.5	5
감자칩	0.5봉지	175	17	11.5	1.5
땅콩	30알	180	6.6	15	7.2
적포도주	2잔	250	7.5	0	0.2
간식	총칼로리	1770	67%	24%	9%
3끼 식사	총칼로리	1800	70%	18%	12%

【표35】 자유롭게 먹을 수 있는 식품의 예

분 류	식 품 명
국	기름기를 제거한 맑은 고깃국, 맑은 채소국
음료	보리차, 녹차, 홍차, 블랙커피
채소 및 해조류	오이, 배추, 상추, 양상추, 샐러리, 양배추, 버섯, 김, 미역, 다시마
향신료	겨자, 식초, 계피, 후추, 핫소스, 레몬, 카레, 향료, 마늘
기타	우무, 한천, 젤라틴

5) 외식 요령

현대인은 바쁜 생활 속에서 외식의 빈도가 높다. 외식은 집밥과 같이 백반일 수도 있지만 단품 요리나 퓨전 요리일 수도 있고 음주를 곁들인 만찬일수도 있다. 일반적으로 외식은 칼로리가 높고 정제된 당질을 많이 사용하며 동물성 지방의 함유량도 높은 경향을 보인다. 외식은 당뇨병 환자에게는 필연적인 일상 생활이기도 하고 안 할 수도 할 수도 없는 괴로운 유혹이다. 당뇨병 환자는 되도록 불필요한 외식을 줄이도록 하며 피할 수 없을 경우에는 요령껏 식사를 하도록 권장한다. 외식의 종류에서 양식요리나 중식요리 등에서 기름진 음식은 가능한 삼가며 외식을 하더라도 담백하며 채소가 많거나 칼로리가 적은 음식을 선택하는 것이 좋다. 메뉴를 선택할 수 있다면 비빔밥과 같은 음식이 좋다. 비빔밥은 밥, 계란 프라이나 다진 고기볶음, 여러 가지 채소류 및 참기름 등이 들어 있으며 곡류군, 어육류군, 채소군 및 지방군이 골고루 갖춰진 음식이다. 반면 국수나 면류는 곡류군의 당지수가 높은 밀가루로 만든 음식이므로 피하거나 양을 줄여서 먹도록 하자. 갈비탕, 설렁탕, 영계백숙 등의 국물에 기름이 많아 보인다면 국물을 반만 먹어서 동물성 기름의 섭취를 줄이도록 한다. 냉면, 김치찌개 등의 짠 국물을 먹게 될 때는 건더기 위주로 먹고 국물을 남겨서 염분을 덜 먹도록 하자. 내가 먹을 외식 메뉴의 칼로리와 영양소 구성을 먼저 따져보고 칼로리의 가감이 필요한 경우에는 양을 조절하여 먹도록 하자. 현대인은 아침과 저녁식사는 집에서 하더라도 점심은 외식을 하게 되는 경우가 많다. 평상시에 자주 먹게 되는 점심 식사 메뉴의 칼로리를 보면 1인분이 대개 500~800칼로리를 제공하고 있어 대부분의 당뇨병 환자에게는 칼로리가 과다한 음식임을 알 수 있다(표 36).

【표36】 자주 먹는 외식(점심)의 종류와 칼로리 및 영양소 구성

음식의 종류	칼로리	당질 (g)	지질 (g)	단백질 (g)
잔치국수	447	83	4	20
자장면	785	130	20	27
짬뽕	764	134	12	29
계란볶음밥	493	53	24	15
돌솥비빔밥	472	66	15	16

설렁탕	424	43	13	32
물냉면	383	65	6	16
육계장정식	513	77	10	19
순두부정식	559	71	18	18
제육볶음정식	872	95	33	40
돈까스정식	868	90	30	45
햄버거세트	538	77	19	17

6) 회식 자제

 한국인의 회식문화는 좋은 점도 많이 있지만 당뇨병 환자의 입장에서 본다면 회식은 당뇨병 관리에 악영향을 끼치므로 절제해야 될 식사습관 중 하나이다. 여럿이 모여서 맛있는 음식을 앞에 놓고 공통된 주제나 화제를 가지고 대화하면서 먹는 식사는 즐겁기는 하지만 장시간 동안 서로 음식을 권하게 되어 과식을 하게 되고 남자들은 술과 같이 식사를 하는 경우가 많아서 알코올에 의한 칼로리의 과도한 섭취도 문제가 된다. 과거의 회식은 특별한 날에 집에 모여서 손수 준비한 음식으로 식사를 하였지만 현대 직장인의 회식은 대부분 음주를 곁들이는 외식이다. 평범한 직장인이 퇴근 후에 고깃집 또는 횟집에서 음주와 회식을 한 경우 섭취하게 되는 칼로리의 예를 표 37, 38에서 보여 주고 있다. 회식을 함으로서 한 번에 1,500~1,600칼로리의 음식을 섭취한다는 것을 알 수 있다.

【표37】 회식으로 술과 같이 섭취한 고깃집 음식의 칼로리와 영양소 구성

음식의 종류	섭취량	칼로리	당질 (g)	지질 (g)	단백질 (g)
돼지갈비	2인분	592	0	45	43
계란말이	0.5인분	165	3.3	11	13
배추김치	1인분	8	1.6	0.1	0.6
콩나물국	1그릇	41	5.9	1.5	2.2
상추	6장	6	1.5	0.1	0.4
맥주	1병	157	16	0	2.1
소주	1병	410	0	0	0
냉면	0.5인분	190	32	5.2	8.2
매실액	1컵	50	12.5	0	0
	총 칼로리	1,619			

【표38】 회식으로 술과 같이 섭취한 횟집 음식의 칼로리와 영양소 구성

음식의 종류	섭취량	칼로리	당질 (g)	지질 (g)	단백질 (g)
광어회	10점	310	0	6.5	59
해산물 (멍게/소라/관자/새우)	100그램	95	1.9	1.5	17.4
옥수수 마요네즈	반접시	48	9.3	1.6	1
깻잎	10장	4	0.7	0	0.4
조개탕	1/4그릇	85	18	0.3	3
생선매운탕	1/2그릇	105	3.1	2.8	17
라면사리	0.5개	240	38	8	4.5
배추김치	1인분	8	1.6	0.1	0.6
소주	1.5병	615	0	0	0
믹스커피	1잔	55	7.3	3.7	0.8
	총 칼로리	1,565			

7) 금주/절주

　당뇨병 환자가 되었다면 금주 또는 절주해야 한다. 당뇨병 환자의 음주는 혈당조절에 악영향을 주게 되고 영양 상태를 나쁘게 한다. 술은 열량은 있지만(알코올 1g = 7칼로리) 필수 영양소가 없이 열만 발산시키므로 영양학적으로는 결함이 있는 식품이다. 각종 술에 포함된 알코올의 양과 열량을 알아보면 상당한 칼로리가 들어 있음을 알 수 있다. 예를 들어 소주 한 병(350ml)은 도수에 따라 열량이 약 400~700칼로리가 되며 이는 자장면 한 그릇의 열량이 600~700칼로리인 것을 고려하면 대단히 많은 양의 칼로리이다(표 39). 막걸리 한 병(750ml)은 당질을 15그램 포함하여 315칼로리가 되며 이는 쌀밥 1공기에 칼로리에 해당된다(표 40). 하루 2캔의 라이트 맥주를 마신다면 약 150칼로리를 별도로 먹는 셈이다. 발효주를 제외한 술에는 알코올성 칼로리가 들어 있지만 3대 영양소와 비타민 무기질은 없다. 오히려 술은 몸 안에서 분해될 때 비타민 B와 같은 필수영양소를 몸으로부터 빼앗아 간다.

【표39】 증류주의 열량표

종 류	어림치	부피 (cc)	알코올농도 (%)	당질 (g)	칼로리
브랜디	1잔	30	40	0	90
진	1잔	30	40	0	90
위스키	1잔	30	40	0	95
럼	1잔	30	40	0	90
소주	1잔	50	25	0	71

【표40】 발효주의 열량표

종 류	어림치	부피 (cc)	알코올농도 (%)	당질 (g)	칼로리
청주	1잔	50	16	3	76
맥주	1컵	200	4	5.6	74
생맥주	1컵	500	4	15.6	186
샴페인	1잔	100	6	0.5	44
백포도주	1잔	100	12	2.4	74
적포도주	1잔	100	12	4.8	70
막걸리	1사발	200	6	3.6	92

음주 다음날 또는 술에서 깨어날 때 당뇨병 환자는 저혈당이 생길 수 있다. 알코올 섭취로 인한 칼로리는 특이하게도 간에서 포도당의 생성을 억제하여 뇌, 근육, 적혈구 등에서 사용할 수 있는 포도당 공급을 줄이므로 공복시에 저혈당이 생긴다. 제1형 당뇨병 환자는 평상시 글리코겐의 간장 저장량이 매우 적기 때문에 술을 마신 후에는 저혈당이 발생하기가 더욱 쉽다. 경구혈당강하제를 복용하는 제2형 당뇨병 환자도 술을 많이 마신 다음날에는 저혈당이 생길 수 있다.

술은 또한 말초 신경계에 직접적인 영향을 주는 독성물질이다. 팔과 다리에 당뇨병성 신경병증이 있다면 음주에 의해 신경병증 증상이 악화될 수 있다. 폭음은 망막혈관의 누수를 증가시켜 당뇨병성 망막증의 악화를 초래하고 시력을 잃게 할 수 있다. 심한 음주를 한 다음날 혈압을 측정해보면 혈압이 증가되어 있는 경우를 자주 보게 된다. 고혈압 환자가 음주를 중단하면 혈압을 낮출 수 있지만 다시 음주를 시작하면 혈압은 올라간다. 술은 또한 혈액 내의 중성지방을 증가시킨다. 알코올이 대사되면서 간장이 더 많은 중성지방을 생산하도록 촉진시키기 때문이다.

사회적 음주가 불가피한 경우도 있으므로 당뇨병 환자에서 음주의 허용량을 굳이 말하자면 남자는 소주로 하루 2잔 이내, 여자는 하루 1잔 이내이며 이 정도의 음주는 혈당에 영향을 거의 주지 않는다. 장기간의 알코올 남용이나 중독은 지방간, 알코올성 간염 및 간경변으로 진행이 되어 당뇨병 관리를 더욱 어렵게 만들므로 당뇨병 환자는 처음부터 금주나 절주하는 습관을 가지도록 한다.

8) 기타 식사습관

일정한 시간에 규칙적으로 식사한다. 식품의 양과 종류도 중요하지만 일정한 시간에 규칙적으로 섭취하는 것도 매우 중요한 일이다. 규칙적으로 나누어서 음식을 섭취할 때 당뇨병 환자는 체내에서 분비되는 인슐린의 작용을 최대한 효과적으로 이용할 수 있다. 매일 복용하는 당뇨병 약제들은 환자가 일정한 시간에 규칙적인 식사를 한다는 것을 전제로 하고 있다. 만약 식사가 불규칙 하다면 혈당조절이 잘 안 될 수도 있고 예측 못했던 저혈당이 발생할 수도 있다.

식사를 되도록 거르지 않는다. 내당능장애자나 초기 당뇨병 환자는 한 끼의 식사를 거름으로서 칼로리 섭취를 쉽게 줄일 수 있지만 보통의 당뇨병 환자는 평상시에 끼니를 거르지 말고 가벼운 식사를 하는 것이 바람직하다. 인슐린을 맞거나 경구용 혈당강하제를 복용하는 경우에 아침 식사를 하지 않고 약을 복용하면 오전에 저혈당이 생길 수 있다. 식사를 거름으로서 오는 저혈당은 대처하는 과정에서 불필요한 당분을 추가로 섭취하게 되고 식욕을 자극하여 과식을 유도할 수 있으므로 당뇨병 관리에 악영향을 주게 된다.

폭식을 하지 않는다. 한끼의 식사를 거르면 다음 식사에 과식이나 폭식을 하게 되는 경향이 있다. 당뇨병 환자는 평상시에 절식을 하거나 식욕을 억제하고 있는 경우가 많은데 이것이 누적되어 있다가 어떠한 자극에 의하여 한 순간에 폭식을 할 수가 있다. 한번의 폭식은 그 동안 지켜왔던 혈당관리를 엉망으로 만들고 자존심의 상실과 우울증이 유발되며 이를 다시 정상으로 회복하는데 수일이 걸리기도 한다.

식사는 20분 이상 천천히 한다. 식사를 빨리 하면 포만감을 느끼지 못하게 되어 많은 양의 식사를 하게 된다. 음식물의 빠른 섭취는 혈당을 빨리 올라가게 하고 인슐린 분비를 더 많이 자극하는데 많이 분비된 인슐린은 식후 2시간 이후에 허기를 유발하여 간식의 욕구를 자극하게 된다. 현미 등의 잡곡밥을 꼭꼭 씹으면서 차분한 마음을 가지고 음식의 맛을 즐기면서 천천히 식사를 하도록 하자.

편식하지 않는다. 되도록 여러 가지 종류의 음식을 골고루 먹도록 노력하자. 같은 식품군이면 밥 대신 빵, 국수, 떡, 감자, 고구마 또는 옥수수로 바꾸어 먹어도 되고 쇠고기 대신 돼지고기, 닭고기, 오리고기, 생선류, 해물류, 계란, 두부류로, 시금치 대신 오이나 상추 등의 채소류로, 우유 대신 두유로, 사과 대신 토마토, 귤, 배 또는 포도 등으로 바꾸어 먹어도 좋다.

야식을 되도록 하지 않는다. 인체는 야간에 수면을 취하면서 3끼 식사로 먹은 영양소를 재배치하는 에너지 대사의 휴식 시간이 필요하다. 그러나 야식을 즐긴다면 전체 에너지 대사의 불균형과 칼로리의 과다한 섭취 등의 문제가 발생하고 인슐린을 분비하는 췌도세포가 쉬지 못하게 되어 당뇨병 환자의 혈당관리는 더 어려워지게 된다. 직업적인 업무나 일을 하면서 음식을 먹는 경우를 제외하고 불필요한 야식은 삼가하도록 하자.

07 식사요법 Q & A

> Q: 고지방 다이어트는 혈당을 낮추나요?
> A: **혈당은 낮추지만 다른 부작용이 심하여 권장하지 않습니다.**

　당질(탄수화물)을 과도하게 섭취하면 결국 당뇨병이 유발될 수 있고 혈당도 올라가게 된다. 이러한 사실에 착안하여 당질을 아예 안 먹어서 당뇨병을 치료하자고 하는 생각이 오래 전부터 등장하였으며 20세기 초반에 미국에서 이를 극단적으로 시행한 것이 기아요법이었다. 당질을 안 먹고 소량의 단백질과 지방만으로 된 식사를 굶어 죽지 않을 정도만 섭취하면 혈당은 감소하지만 환자는 체중감소와 영양실조로 고생을 하다가 결국 사망할 수도 있다. 또한 배고픔에서 오는 고통은 환자의 삶의 질을 심하게 저하시킨다. 이를 보완하고자 적게 먹되 부족한 칼로리를 지방으로 보충하는 방법이 등장하였는데 이것이 고지방 저당질 다이어트 방법이다. 이 방법은 최근에 등장한 것이 아니고 이미 20세기 중반에 미국의 의사들이 임상시험을 하여 효과를 검증한 다이어트 방법이다. 당뇨병 환자들을 대상으로 시험해 본 결과 당장 혈당은 떨어지지만 고지방 식사를 장기간 지속하면 동맥경화증의 합병증이 나타나서 당뇨병 환자의 수명이 단축된다는 것을 알게 되어 의학에서는 더 이상 권하지 않고 있다. 지방 비율이 높은 식사를 하면 혈당이 감소되는 것은 사실이다. 그러나 인체는 매일 최소한 240g의 포도당이 반드시 필요하므로 섭취한 지방을 간에서 당질로 변환하는 생체 변환이 일어나게 된다. 이 변환에 칼로리가 추가로 소모되어 생체의 에너지 효율이 떨어진다. 또한 생체 변환으로 당질을 만들어도 몸 전체의 세포가 사용하기에는 양이 모자라기 때문에 인체는 지방산을 분해한 케톤을 많이 이용하게 된다. 지방산과 케톤은 신체를 산성화시켜서 피로와 두통을 야기하고 신체의 순발력을 감소시키며 근력을 저하시킨다. 이는 정상적인 에너지 대사 상태가 아니며 건강한 신체 상태도 아니다. 이 다이어트의 또 다른 문제는 지방은 맛이 느끼하여 이를 장기간 지속할 수 없다는 점이다. 참기름, 올리브유 및 돼지 비계를 주식으로 식사하면서 평생 살 수는 없다. 특이하고 절묘한 다이어트 방법으로 착각되어 잠시 방송에도 등장하였던 저당질 고지방 다이어트는 실제로는 인체의 생리에 맞지 않고 당뇨병에도 도움이 되지 않는 식사방법이다.

Q: 고단백 다이어트는 체중 감량에 도움이 되나요?
A: 체중은 줄어들지만 부작용이 있어서 권장하지 않습니다.

고단백질 식사는 일명 황제 다이어트라는 이름으로 유행한 적이 있는 체중 감소 다이어트 방법이다. 당질과 지방을 최소한으로 먹고 대부분의 칼로리를 단백질로 섭취하는 방법이다. 이 방법도 당질을 섭취하지 않으므로 일단 혈당은 감소하지만 인체의 세포는 포도당이 반드시 필요하므로 섭취한 단백질을 간에서 당질로 생체 변환시키게 된다. 그러나 생체 변환되는 당질의 양은 필요한 양보다 모자라므로 인체는 저장된 체지방을 분해하여 지방산과 케톤체를 에너지로도 사용하게 된다. 이 때 체지방이 분해되므로 체중이 줄어드는 효과가 나타나게 된다. 그러나 당질 부족으로 피로회복이 늦어지며 신체를 산성화시키는 케톤산혈증도 역시 생기게 된다. 극단적으로 육식만 하는 사자나 호랑이를 보면 사냥을 하여 먹이를 먹은 다음에는 장시간 휴식을 취하여서 단백질이 당질로 생체 변환되는 시간을 기다려야 한다. 이러한 생리는 순발력과 빠른 피로회복이 요구되는 현대인의 생리와는 맞지 않는다. 고단백질 저당질 다이어트는 체중 감소를 위하여 잠시 시도해 볼 수는 있지만 절식과 운동을 통한 다이어트 방법과 비교하여 건강하지 않는 방법이며 인체의 생리와 맞지 않으므로 권장하지 않는 다이어트 방법이다.

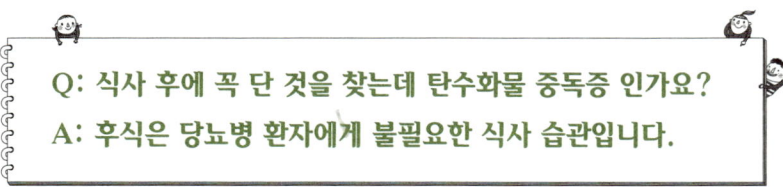

Q: 식사 후에 꼭 단 것을 찾는데 탄수화물 중독증 인가요?
A: 후식은 당뇨병 환자에게 불필요한 식사 습관입니다.

사람들은 단 것을 좋아한다. 인류는 육류 위주의 수렵생활을 하면서도 과실을 통해 얻는 당질이 피로회복과 원기보충에 효과적이며 사냥과 생존에 유리하다는 것을 오랜 기간에 걸쳐 터득하게 되었는데 이렇게 단맛을 내는 당질을 선호하여 섭취하는 경향을 당분선호 또는 탄수화물 중독증이라고 한다. 육식 위주의 식사를 하는 서양 사람들은 주식으로 섭취하는 당질의 양이 많지 않다. 따라서 식사 직후에 단 음식을 후식으로 먹어서 탄수화물 중독의 욕구도 해소하는 후식 문화를 가지고 있다. 우리의 음식문화는 전통적으로 백반위주의 식사로서 주식에서 당질을 충분히 섭취하므로 후식으로 당질을 따로 보충할 필요가 없다. 식사에서 모자라는 비타민, 항산화제 및 섬유소를 보충해주는 과일 등의 후식은 필요하기도 하지만 당질로 이루어진 후식은 비만이나 고지혈증을 유발할 뿐이다. 미각을 자극하는 여러 가지 단 음식을 저렴한 가격에 접할 수 있는 지금의 현실은 불필요한 후식 문화를 만들고 있다. 당뇨병 환자가 당질로 된 후식을 섭취하는 것은 불필요한 식사 습관이다.

> Q: 설탕이 들어간 식품과 음식에는 무엇이 있나요?
> A: 가당 식품과 조미 음식이며 당뇨병 환자는 이들을 삼가하여야 합니다.

설탕은 여러 가지 영양소와 섬유질이 풍부한 사탕수수를 고도로 정제하고 농축시켜서 만든 인의적인 감미 영양소이다. 사탕수수의 정제 과정에서 섬유질, 비타민, 무기질 등은 제거되지만 백설탕은 더욱 단맛을 내게 된다. 설탕은 아주 맛이 좋고 에너지가 고갈된 상태의 사람이 섭취하면 피로회복이 빨라 몸과 기분이 가뿐하고 상쾌해지는 것을 느낄 수 있다. 설탕이 무척 귀하던 시절에는 설탕을 원기회복용의 식품이나 약으로 사용했지만 가격이 저렴해지면서 설탕은 그 특유의 단맛으로 사람의 식품 구매를 충동하는 대표적인 식품 첨가물이 되었다. 20세기에 들어서서 설탕의 사용량과 섭취량이 폭발적으로 늘어나게 되었는데 한국인의 1인당 연간 설탕 소비량은 최근 약 30kg정도로 추산되고 있다. 이는 싱가포르는 73kg, 브라질 59kg, 미국 68kg에 비교한다면 작지만 설탕을 전혀 먹지 않았던 100년 전 조선 시대 사람에 비교한다면 지금의 한국인은 엄청난 양의 설탕을 소비하고 있는 것이다. 설탕은 섭취 직전에 본인이 음식에 타서 먹기도 하지만 이미 가공된 식품에 설탕이 들어 있는 경우가 더 많다. 설탕이 들어가 있는 대표적인 식품은 과자류, 사탕, 빵, 케이크 및 청량음료 등이다. 유산균 식품인 요구르트나 요플레의 경우 발효 직후 상태의 제품은 단맛이 없어서 인기가 없으므로 식품회사는 여기에 설탕을 첨가하여 단맛을 내고 있다. 요리에도 알게 모르게 조리과정에서 여러 군데에 설탕이나 과당이 많이 들어 간다. 갈비찜, 장조림, 생선 조림, 잡채, 짱아치, 낙지볶음, 오징어 볶음, 무채 등 짜거나 매운 또는 신맛을 중화시키기 위하여 설탕의 단맛을 필요로 한다. 설탕은 물에 잘 녹고 식품 재료에 침투성이 강하여 다량을 첨가하여도 육안으로는 얼마나 넣었는지 표가 나지 않는다. 옥수수 녹말에서 가공된 엿당이나 설탕뿐만 아니라 과당으로 알려진 액상과당, 요리당, 옥수수시럽, 콘시럽, 물엿 및 고과당 콘시럽 등도 식품에 첨가되는데 결국 설탕과 동일하다.

Q: 설탕 대용 감미료에는 무엇이 있나요?
A: 인공감미료로 사카린, 아스파탐 및 수크랄로스 등을 사용합니다.

단맛이 필요할 때는 설탕 대신에 인공감미료(사카린, 아스파탐, 수크랄로스)를 적절히 이용하도록 한다. 우리나라에서 쉽게 구입할 수 있는 감미료는 사카린, 아스파탐, 크랄로스 등이다. 자유롭게 먹을 수 있다고 선전하는 식품인 다이어트 콜라나 다이어트 사이다 등은 인공감미료를 이용하여 만든 제품들이다. 과당, 자일리톨, 솔비톨 및 만니톨 등의 감미료들도 여러 상품에서 첨가되고 있지만 당뇨병 환자에서 권장하지 않는다. 과당은 포도당과 비슷한 구조로 설탕과 동일한 열량과 2배 정도의 단맛을 가지고 있으나 쉽게 포도당으로 전환되어 당뇨병 환자의 경우 혈당이 올라갈 수 있다. 솔비톨과 만니톨도 열량이 있으며 과량 섭취 시 설사를 일으킬 수 있으므로 주의해야 한다. 당뇨병 환자는 식품 구입시 사용된 감미료를 반드시 확인하고 선택하는 습관이 필요하며 조리할 때 감미료를 적절히 이용하면 더욱 즐거운 식사를 할 수 있을 것이다. 다음과 같은 요령으로 인공 감미료를 사용하도록 하자. 사카린은 단맛이 설탕보다 300~400배 정도로 높아 조리 시에는 매우 적은 양을 사용해야 한다. 안정성이 뛰어나 고온에서도 맛을 잘 유지하는 장점이 있으며 임산부는 과량을 섭취하지 않아야 한다. 아스파탐은 설탕보다 200배 정도의 단맛을 낸다. 아스파탐의 실제 판매되는 상품명은 그린스위트와 화인스위트로 가공과정을 거치면서 설탕의 5배 정도로 단맛을 내므로 조리할 때는 설탕보다 1/5정도로 사용량을 줄여 사용한다. 가열을 하면 단맛을 잃는 특성이 있으므로 조리 후 먹기 직전에 첨가하는 방법을 이용한다. 아스파탐은 페닐케톤뇨증이라는 희귀한 유전성 질환을 가지고 있는 경우가 아니라면 안심하고 사용해도 좋다. 수크랄로스는 칼로리가 없으며 설탕보다 600배 정도의 단맛을 내므로 극소량을 사용한다. 가열 시에도 파괴되지 않으며 몸에서 대사가 되지 않고 배설되므로 인체에 안전하다. 아세설팜칼륨은 열량을 내지 않으며 설탕보다 단맛을 200배 정도 낸다. 수크랄로스처럼 열에 안전하며 몸에서 대사가 되지 않고 배설되므로 인체에 안전하다.

> Q: 섬유소 식품은 당뇨병 관리에 도움이 되나요?
> A: 혈당강하, 고지혈증감소, 변비해소 및 포만감 증가 등에 도움이 됩니다.

자연상태의 음식에서 가공되고 정제된 곡류를 먹게 되면서 현대인의 섬유소 섭취량은 과거보다 많이 줄어들었다. 따라서 흰밥 대신 잡곡밥을 먹고 생채소류, 생과일류 및 해조류는 충분히 먹는 것이 좋다. 섬유소는 사람의 소화기관에서 분해와 흡수가 되지는 않지만 같이 섭취한 당질의 흡수를 지연시켜서 당지수를 낮추어 주며 콜레스테롤 흡수도 낮추어서 고지혈증의 개선에도 도움이 된다. 또한 섬유소는 소화관에서 부푸는 작용이 있어서 포만감을 증가시켜서 과식 예방에 도움이 되고 대변의 양을 증가시켜서 변비에도 도움이 되므로 당뇨병 환자에게 여러 모로 도움이 된다. 섬유소는 잡곡류나 채소류 및 과일 등에 많이 포함되어 있는데 당뇨병 환자는 하루 20~25g의 섬유소를 섭취하도록 권장하고 있다. 섬유소의 섭취는 섬유음료나 가공된 섬유소 보조식품보다 자연식품을 통해서 얻는 것이 바람직하다.

> Q: 나트륨은 얼마나 섭취해야 하나요?
> A: 한국인은 소금 섭취 권장량 5.0g 보다 많은 10g 이상을 섭취하고 있으므로 절반으로 줄여야 합니다.

소금은 염화나트륨으로써 우리나라 사람들은 대부분의 나트륨을 소금으로부터 섭취한다. 나트륨은 인체에 꼭 필요한 필수 무기질이며 최소 필요량은 하루에 200~400mg으로서 이를 소금으로 환산하면 0.5~1.0g 정도이다. 소금은 음식의 맛을 좋게 하는데 식품의 저장수단으로도 쓰이게 되면서 인류는 전통적으로 소금을 과도하게 섭취하려는 식습관을 가지게 되었다. 자연상태의 음식을 가공할 때에는 간을 맞추려고 소금을 첨가하는 경우가 많다. 흔히 알고 있는 간장, 된장 및 젓갈 등 장류의 짠 음식뿐 아니라 치즈, 빵, 과자, 생선 및 햄 등을 가공할 때에도 소금을 첨가한다(표 41). 우리의 음식 문화는 전통적으로 국과 찌개 및 염장채소와 생선 등을 많이 먹으므로 소금의 과다가 섭취가 자주 문제가 된다. 밀가루의 나트륨 함유량은 5mg/100g 이지만 빵에는 제조과정을 거치면서 약 500mg/100g의 나트륨이 들어가게 된다. WHO에서는 소금섭취의 권장량을 5.0g으로 선언하였는데 현재 한국사람은 필요량의 2배, 많게는 4~6배를 섭취하고 있다고 한다. 염분의 과다섭취는 염분에 예민한 사람에서 혈압을 상승시킨다. 고혈압 환자가 염분 섭취를 줄인다면 혈압이 다시 낮아질 가능성이 높다. 저염식을 위해서는 소금, 간장 및 고추장 등의 장류와 김치, 젓갈, 장아찌류, 육가공품, 조미료, 버터 및 마요네즈와 같은 식품의 섭취를 제한해야 한다. 저염식은 건강에는 좋지만 저염식을 하게 되면 음식의 맛이 없어지는 단점이 있다. 저염식을 유지하면서 맛있게 식사하는 요령으로는 먼저 허용된 염분을 한가지 음식에 집중적으로 넣거나 설탕, 식초, 파, 마늘 등 허용된 양념을 소금대신 적절히 이용하는 방법이 있다. 그리고 식품 자체의 향이 강한 버섯, 셀러리 및 파슬리 등을 사용하여 맛을 즐기는 것도 한가지 요령이다.

【표41】 소금 1g에 해당되는 식품의 양

식품명	중량 (g)	눈 대중량
소금	1	1/2작은술
진간장	5	1작은술
된장, 고추장	10	1/2큰술
토마토케첩	30	2큰술
배추김치	30	썰어서 3쪽
마요네즈	40	2.5큰술

【요점28】 싱겁게 식사하는 요령

① 소금, 간장, 된장, 고추장 등은 평소 사용량의 반 이하로 줄여서 조리한다.
② 식탁에서 음식에 소금을 더 넣거나 고기 등을 소금에 찍어 먹지 않는다.
③ 김치, 젓갈, 장아찌 등의 염장식품과 햄, 소시지, 베이컨, 치즈, 라면, 가루스프 및 인스턴트 음식 등은 절제한다.
④ 화학조미료(미원, 다시다 등)를 사용하지 않는다.
⑤ 고춧가루, 겨자, 후추, 식초 및 레몬즙 등의 향신료를 충분히 사용한다.
⑥ 통조림류, 훈제식품, 간편 포장식품은 보존성을 높이기 위해 대체로 소금을 많이 첨가하므로 삼가한다.
⑦ 나물의 간은 먹기 직전에 하며 가능한 소금보다는 간장을 이용한다.
⑧ 생선 요리를 할 때는 소금을 뿌리지 않고 조리한다.
⑨ 물미역, 파래 등은 조리할 때 물에 충분히 담가 소금기를 빼고, 김은 조미되어 있지 않은 김을 먹도록 한다.
⑩ 국이나 찌개는 국물 보다는 건더기 위주로 먹도록 한다.
⑪ 외식을 하면 소금을 줄여 먹기가 어려우므로 가능한 외식의 횟수를 줄인다.
⑫ 식품을 구입할 때는 제품 겉면에 표시되어 있는 나트륨의 양을 확인한다.

> Q: 당뇨병성 신증의 식사요법은 어떻게 하나요?
> A: 나트륨과 칼륨의 섭취는 제한하고 단백질 섭취는 단백뇨 양에 따라 조절해야 합니다.

신장은 단백질의 질소성분을 배설하고 나트륨과 칼륨을 배설하는 기능을 하기 때문에 신장 합병증인 신증이 생기게 되면 다른 합병증과 달리 식사요법에 주의가 필요하게 된다. 신장기능의 저하가 있다면 음식물과 영양소의 섭취를 제한하여 남아 있는 신장기능의 허용 가능한 범위를 넘지 않도록 해야 한다. 신장 합병증은 서서히 진행이 되며 단계별로 증상과 영향이 달라지기 때문에 전문의사 또는 영양사와 개별적으로 상담을 해서 식사의 내용을 세세히 조정해 나아가도록 한다. 당뇨병성 신증으로 단백뇨가 있고 신장기능의 저하가 있을 때의 일반적인 식사요법은 다음과 같다.

짠 음식을 피하고 싱겁게 먹어야 한다. 소금의 섭취는 신증의 정도에 따라 하루 4~5g 이하로 줄인다. 고혈압은 신장기능의 저하에 많은 영향을 주므로 혈압이 높다면 하루 5g 이하로 더욱 싱겁게 먹도록 노력해야 한다. 싱겁게 먹는 요령은 고혈압이 있을 때의 식사요법을 참고하자.

단백질의 섭취를 제한해야 한다. 단백질은 우리 몸 속에 꼭 필요한 영양소이지만 신장기능이 떨어지거나 단백뇨가 있는 경우에 과다한 단백질 섭취는 신증을 악화시킬 수 있다. 하루에 섭취하는 단백질의 양은 표준체중 kg 당 0.8g 정도로 양을 줄여서 인체 활동에 꼭 필요한 양만 먹도록 한다. 이양은 보통 하루 단백질 섭취량 45~55g으로 일반적인 당뇨병 식사의 단백질 양의 2/3 정도 수준이다.

단백질 제한에 따른 부족한 열량은 추가 당질로 보충하도록 한다. 단백질을 많이 제한하는 경우에 충분한 다른 열량을 공급해주지 않으면 체내 단백질의 손실이 생기게 된다. 이 경우 부족한 열량을 비단백질인 당질로 보충하면 단백질 손실을 막고 질소 노폐물을 생성치 않아 신장에 부담을 줄일 수 있다.

칼륨, 인, 칼슘 등 무기질 섭취를 제한하도록 한다. 신장기능(사구체 여과율)이 30% 이하로 떨어지면 신장은 섭취한 인을 원활히 배설시킬 수 없어 혈액 중 인 수치가 올라가고 이로 인해 칼슘 수치는 감소하게 된다. 낮아진 혈액의 칼슘 수치를 회복하려고 뼈에서 칼슘이 빠져 나오게 되므로 뼈가 약해져서 골다공증이 생기기 쉽다. 신장기능이 악화되어 혈중에 인 수치가 높으면 인 성분이 많은 식품의 조절이 필요하며 칼륨 수치가 높아지면 칼륨 섭취의 조절도 필요하다. 곡류는 현미, 잡곡밥 대신 쌀밥으로 다시 전환하고 건오징어, 멸치, 패류, 땅콩, 잣, 호두 등 인 함량이 높은 것들은 피하며 채소류는 생채소 보다 데쳐서 물에 담가두어 칼륨을 제거한 것을 먹도록 한다.

08 운동요법

　당뇨병 관리에 있어서 운동요법은 식사요법과 함께 상호보완적이며 가장 기본적인 관리 방법이다. 식사요법만 따로 시행하거나 운동요법만 단독으로 시행한다면 원하는 당뇨병 관리 효과를 충분히 얻지 못한다. 식사요법과 운동요법은 마치 실과 바늘의 관계라 할 만큼 상호 보완적인 것으로 함께 병행해야 가장 효과적이다. 식사요법의 효과가 혈당이 올라가는 것을 최소화 하는 것이라면 운동요법의 효과는 혈당을 내려가도록 하는 것이다. 운동요법은 식사요법이 가지고 있지 않은 효과, 즉 혈당을 추가적으로 감소시키고 인슐린 저항성도 감소시키는 효과를 나타내므로 당뇨병에 대하여 근본적인 치료 효과를 가지고 있다고 볼 수 있다. 식사요법을 철저히 수행하여도 혈당이 높은 환자의 경우 조사하여 보면 활동(운동)을 거의 하지 않는 것을 종종 볼 수 있다. 반대로 어떤 사람은 운동을 매일 수 시간 이상 열심히 하지만 운동 후에 간식으로 많은 음식(열량)과

술을 먹어서 혈당 관리가 안 되는 경우도 있다.

1) 운동의 이점

　당뇨병 환자가 운동을 하게 되면 신체에 어떠한 변화가 생기는지를 살펴보자. 근육이 운동할 때 수축과 이완을 반복하려면 근육세포에는 에너지원이 필요하다. 운동을 하게 되면 근육세포는 근육에 저장되어 있는 포도당을 먼저 소모한다. 그 다음 혈액에 있는 포도당과 지방산을 에너지원으로 이용하여야 한다. 이를 위하여 인슐린 분비가 감소하고 길항 호르몬이 증가하여 간의 글리코겐을 포도당으로 분해하고 지방조직에서 지방을 분해하여 혈액으로 포도당과 지방산을 방출하면 근육세포가 사용하게 된다. 근육세포는 혈액의 포도당을 세포 내로 받아들여야 하는데 근육세포가 비운동상태에 있다면 인슐린이 필요하지만 운동상태에 있다면 인슐린이 없이도 포도당이 근육세포 내로 유입이 된다. 즉 운동을 하는 중이라면 당뇨병 환자는 인슐린 부족 현상에 구애 받지 않고 혈당이 떨어지게 된다. 바꾸어 말하면 당뇨병 환자가 운동을 하는 시간 동안에는 당뇨병 환자가 아닌 셈이 되는 것이다. 당뇨병 환자가 심한 운동을 장시간 하게 되면 이 효과가 지나쳐서 때에 따라서는 운동 중이나 운동 후에 저혈당이 발생하기도 한다. 운동의 강도가 강하고 운동 시간이 짧을수록 근육세포는 에너지 원으로 당을 많이 이용하며 운동 강도가 약하고 운동 시간이 길수록 지방산을 많이 이용한다. 따라서 단기간의 운동은 혈당을 감소시키고 장기간의 운동은 체중을 감소시킨다. 장기간의 운동은 또한 고혈압 예방과 치료에 도움을 주며 체력을 향상시켜 면역력이 증가하여 감염이나 독감과 같은 질환에 잘 걸리지 않게 한다. 운동을 계속하게 되면 혈액순환도 원활해져 동맥경화증 예방에도 효과가 있으며 스태미나가 늘고 노화 예방의 효과도 생기게 된다. 운동은 열량을 소모시켜 식사요법의 효과를 높여주는 역할을 하며 당뇨병의 합병증을 예방하고 스트레스를 해소시켜 결국 혈당조절을 용이하게 한다. 합병증이 없는 당뇨병 환자, 특히 비만한 당뇨병 환자는 운동요법과 식사요법을 적절히 병행하면 약물치료 없이 혈당을 정상으로 유지할 수도 있다. 합병증이 있는 당뇨병 환자는 심한 운동이 증상을 악화시킬 수도 있으므로 사전에 전문의와 상의한 후에 적절한 운동요법을 시작하는 것이 안전하다. 운동 시작 전에 신체 상태에 대한 점검이 필요하며 운동이 오히려 해를 끼치는 상태가 아닌지를 살펴 볼 필요가 있다. 혈당이 너무 높은 사람은 운동만으로 혈당을 정상화시킬 수 없고 식사요법과 약물요법을 우선적으로 시행하여 혈당이 안정된 다음에 운동을 해야 한다.

2) 운동의 생활화

당뇨병 환자는 특별한 금기가 없다면 운동을 생활화 해야 한다. 생활화된 운동은 너무 강도가 높지 않은 운동을 꾸준히 계속하는 것이라고 말할 수 있다. 당뇨병이라는 말을 듣고 평소에 안 하던 심한 운동을 갑자기 시작하였다가 결국 며칠 못 가고 포기하는 경우를 종종 볼 수 있다. 당뇨병 환자에서 중요한 것은 무리한 운동이 아니라 가벼운 운동을 규칙적으로 꾸준히 계속하는 것이다. 운동요법은 일시적으로 실시해서는 효과를 기대할 수 없으며 하루 300칼로리 이상 소비하는 운동(1시간 정도)을 택하여 지속적으로 실시해야 효과를 볼 수 있다. 무리한 운동을 너무 많이 하는 것은 오히려 몸을 해칠 수 있으므로 산책, 조깅, 맨손체조 또는 자전거 타기 등의 가벼운 전신 운동을 먼저 시작하는 것이 좋다. 가능하면 일상생활 속에서 가벼운 운동을 많이 해야 한다. 예를 들어 엘리베이터를 타기보다는 2~3층은 걸어 다닌다든지, 버스 한 정거장 정도는 걸어서 물건을 사러 다닌다든지, 하루에 한 번씩은 집 근처를 한 바퀴 돌아온다든지 하는 가벼운 운동을 늘 하는 습관을 들이도록 한다. 운동의 빈도는 혈당 조절을 위해 일주일에 3~4일 이상 하는 것이 좋다. 바쁜 직장 생활과 가사일로 여가 시간이 나지 않는다면 격일 간격이나 주중과 주말에 한번씩 운동을 한다면 최소한의 운동효과를 유지할 수 있다.

 운동 전후에 자가혈당측정을 하여 보도록 하자. 운동이 자신의 혈당에 어떻게 영향을 미치는지 알고 스스로 체험하기 위해서 필요하다. 운동을 함으로서 혈당이 떨어지는 것을 스스로 알아본다면 운동을 지속시키는 자극이 될 수 있다. 또한 혈당측정은 운동계획을 세우는데에도 필요하며 식사량과 약물도 운동 전후의 혈당을 안다면 담당의사와 상의하여 조절할 수 있다. 운동일기를 쓰면 운동계획을 세우고 운동을 지속하는데 도움이 된다. 운동일기에는 날짜, 시간, 운동 전후의 혈당, 체중의 변화, 운동의 종류, 지속 시간 및 간식의 양 등을 기록하도록 한다. 운동일기 통하여 자신의 운동 능력이 어떻게 증가하는지 알 수 있고 운동이 혈당과 체중관리에 어떻게 영향을 주는지를 파악 할 수 있다. 되도록 같은 시간에 운동하도록 계획을 세운다. 그렇게 해야 식사와 약물의 양을 운동량에 적절히 맞출 수 있다. 운동을 식후 30분~1시간 경에 시작하면 운동 중 저혈당이 생기는 것을 막을 수 있고 혈당관리에도 도움이 된다. 운동 시간은 자신의 생활 여건에 따라 유연하게 조정하도록 한다.

3) 운동계획

　당뇨병 환자가 운동요법을 시작하기 전에 먼저 고려하거나 계획해야 할 것은 어떤 종류의 운동을 할 것인가? 시간은 어느 때에 얼마 동안 운동을 할 것인가? 어느 정도의 강도로 얼마나 자주 운동을 해야 할 것인가? 등이다. 운동의 종류에는 근력과 지구력을 높이는 정적인 훈련(근력 강화 운동)에 속하는 각종 맨손 체조와 철봉 등의 기계 체조가 있고, 전신 지구력을 향상시키기 위한 보행, 달리기, 수영 등과 같은 동적인 훈련(유산소 운동)이 있다. 유산소 운동은 일명 에어로빅 운동으로 근력강화 운동보다 당뇨병 환자에게 더 바람직하다.

　운동은 어떤 종류든 무방하고 원칙적으로 해서는 안 될 운동은 없지만 당뇨병 상태에 따라 사전에 몇 가지 점들을 생각해 볼 필요가 있다. 식사와 운동요법만 실시하여 혈당조절이 잘되는 사람은 일반인과 차이 없이 대부분의 운동을 할 수 있다. 설폰요소제 계열이나 인슐린 주사제를 사용하는 환자와 합병증이 있는 환자들은 격한 운동이나 짧은 시간 안에 열량 소모가 많은 운동은 금해야 한다. 누구든지 시작할 수 있는 가장 간단한 운동은 걷기 운동이다. 예를 들어 출퇴근 때 반드시 걷는다든가, 엘리베이터를 이용하지 않고 계단을 걸어서 오르내린다든가, 매일 일정한 시간에 체조를 한다든가, 점심 식사 후에 공원을 산책한다든가 또는 시장을 갈 때에는 걸어서 가는 등의 운동을 한다면 생활 속에서 자연스럽게 하는 운동을 하게 되는 것이다. 당뇨병의 합병증이 심하거나 간장이 나쁜 경우 또는 동맥경화증이 심한 환자는 운동을 따로 하지 말고 일상 생활에서의 활동량을 단계적으로 늘리는 것이 바람직하다.

　운동의 시기로서 운동을 식전에 할 것인가 또는 식후 운동이 좋을 것인가 하는 점도 고려해 볼 필요가 있다. 식사와 운동요법만으로 혈당조절이 잘되는 사람과 인슐린 분비를 자극하지 않는 경구용 약제를 사용하고 있는 사람에서 운동과 식사시간은 큰 상관이 없다. 인슐린 분비를 자극하는 혈당강하제나 인슐린을 사용하고 있는 환자는 식전 보다는 식후에 운동을 하는 것이 더 도움이 된다. 운동시간은 가능한 한 매일 같은 시각에 실시하며 가급적이면 식후 30분에 시작하여 30분 내지 1시간씩 하는 것이 가장 효과적이다.

운동의 강도란 얼마나 심하게 운동을 하는 것을 말하는데 운동의 강도를 평가하고 조절할 때에는 최대심장박동수를 이용하면 편리하다. 최대심장박동수란 개인이 가장 힘든 운동을 할 때의 분당 맥박수[최대심박수 = (220-나이)/분]이다. 이를 기준으로 운동의 가장 효율적인 효과를 얻기 위해서는 최대심장박동수의 50~70% 정도에 도달하는 운동(숨이 조금 찰 정도의 강도로)을 하루에 30분 이상 실시하는 것을 권장한다. 합병증이 있거나 인슐린 주사제를 사용하는 사람은 이보다 더 낮은 강도의 운동이 권장된다.

체중감량이 필요한 경우라면 당뇨병 환자는 자기가 하는 운동량과 칼로리 소모량을 계산하고 이에 맞는 식사요법을 같이 병행하여야 한다. 운동을 많이 했다고 해서 식사나 간식을 많이 섭취하는 일은 없어야 한다. 예를 들어 수영을 30분간 한 후에 배가 고프다고 간식으로 햄버거 한개를 먹었다고 한다면 수영한 것이 모두 헛수고가 된다. 나는 적게 먹는데도 살이 찐다고 하는 사람들 중에는 운동량의 절대적 부족과 아울러 실은 자신도 모르게 이것저것 먹는 경우가 많다. 살이 찐다는 것은 에너지 섭취량이 소비량보다 많다는 것을 의미한다. 운동량에 비해 소모되는 칼로리의 양은 의외로 적다. 100칼로리의 열량을 소모하기 위한 운동량으로 산보는 약 30분, 제자리 뛰기 6분, 테니스 15분, 팔굽혀펴기 12회, 자전거 타기 20분, 계단오르기 약 120계단 및 수영은 10분 정도가 된다(표 42). 100칼로리의 열량을 내는 음식은 대략 밥 1/3 공기, 라면 1/3 내지 1/4개, 우유 150ml, 바나나(중간크기) 1개 및 사과 1개 등이다. 운동을 1시간 지속하였을 때 소모되는 칼로리와 섭취하는 칼로리를 단순하게 비교한다면 라면 1개 400칼로리를 섭취하였다면 이를 소비하기 위하여 탁구 1시간의 운동이 필요하다고 생각할 수 있다(표 43). 그러나 섭취 칼로리와 소모 칼로리는 인체 내에서 1:1이 아니다. 실제로 라면 400칼로리를 먹으면 소화되고 대사가 되는 과정에서 약 50%가 열로 소비가 되므로 실제로 운동에 사용할 수 있는 칼로리는 200칼로리 이하가 된다.

【표42】 100칼로리를 소모시키는 운동의 종류와 시간

100칼로리의 운동량		
피아노 60분	원반 던지기 16분	달리기 12분
산보 28분	제자리 뛰기 6분	세탁 35분
계단오르기 120단	수영 10분	배구 32분
탁구 24분	윗몸 일으키기 18분	농구 12분
정구 15분	럭비 18분	핸드볼 18분
스키 14분	낚시 75분	토끼뜀 12회
엎드려 팔굽혀펴기 12회	제자리 높이뛰기 25회	방망이 휘두르기 35회

【표43】 1시간 운동 시에 소모되는 칼로리와 운동의 종류

운동	소모 칼로리	운동	소모 칼로리
가벼운 가사	120~150	수상스키	420~480
걷기 (5.6 km/시간)	240~300	테니스(단식)	420~480
골프	240~300	스키	480~600
자전거타기 (9.6 km/시간)	240~300	자전거타기 (19.2 km/시간)	480~600

볼링	240~300	달리기 (9 km/시간)	600~660
자전거타기 (12.8 km/시간)	300~360	자전거타기 (21 km/시간)	600~660
탁구, 배드민턴, 배구	300~360	계단 오르내리기	310
테니스(복식)	300~360	체조	180
에어로빅	300~360	수영	720
걷기 (6.4 km/시간)	420~480	등산	780
스케이팅	360~420	정원손질	340
자전거타기 (16 km/시간)	360~420	빨래	180
걷기 (8 km/시간)	420~480	설거지	270
자전거타기 (17.6 km/시간)	420~480	-	-

4) 헬스센터

당뇨병이 경증이고 합병증이 없는 당뇨병 환자는 일반인과 동일하게 수영장과 운동기구를 갖춘 시설에 등록하여 다음과 같이 점차 운동량을 늘려갈 수 있다.

1단계는 2주 동안 수영(15분)과 런닝머신에서 걷기(10분), 자전거타기(5분) 등의 몇 가지 운동을 돌아가며 하여 지루해지지 않도록 한다. 동기유발을 위해 실행 시간을 조금씩 늘리면서 성취감을 느껴보는 것도 좋다. 벽에 손바닥에 대고 팔굽혀펴기, 윗몸일으키기 등을 함께 병행한다. 가장 기초적으로 할 수 있는 단계에서부터 하루에 2회씩 증가시켜 나간다. 수영은 우선 물에서 걷기부터 시작하여 물 속에 들어가 10분 동안 이동할 수 있는 만큼 최대 거리를 물을 가르며 걷고, 5분 동안은 물의 저항을 이용한 체조와 관절운동을 실시한다. 걷기는 런닝머신 경사를 0으로 하고 본인 스스로 속도를 조절하여 10분 동안 최대 거리를 움직이도록 한다. 기본적인 거리를 정하고 1단계 2주 동안은 매일 50m씩 늘려가도록 한다. 자전거 타기의 에르고미터는 1KP의 부하로 50~60rpm을 유지하면서 5분 동안 타도록 한다. 벽에 손바닥 대고 팔굽혀펴기, 윗몸일으키기 등의 동작은 기본 횟수를 정하고 날마다 2회씩 늘린다. 또한, 허리와 복근강화 체조도 날마다 실시한다.

2단계는 각 종목의 운동을 하면서 유산소운동의 효과를 볼 수 있도록 하는 과정이다. 수영은 20분 동안 힘들이지 않고 갈 수 있는 거리를 정하고 매번 25m씩 늘린다. 걷기운동은 런닝머신 경사는 4%로 하고, 속도는 본인이 직접 조절하도록 하며 20분 동안 최대한 많이 걷도록 한다. 기본적인 거리를 정하고 2주 동안은 매일 100m씩 늘려 나간다. 자전거타기의 에르고미터는 1KP의 부하로 50~60rpm을 유지하면서 20분 동안 탄다. 벽에 손바닥 대고 팔굽혀펴기와 윗몸일으키기 등은 기본 횟수를 정하고 날마다 2회씩 늘려 나가다. 이상의 종목들을 날마다 2개씩 선택하여 실시한다.

3단계는 각 종목의 운동들을 스스로 체크하고 운동량을 조절하도록 한다. 또한 활동량을 늘릴 수 있도록 행동양식을 변화시켜가며 이를 일지에 기록한다. 수영은 30분 동안 힘들이지 않고 갈 수 있는 거리를 정하고 매일 25m씩 늘린다. 걷기는 런닝머신 경사를 5%로 하고 스스로 속도를 조절하도록 하며 30분 동안 최대한 많이 걷도록 한다. 기본 거리를 정하고 2주 동안 매일 100m씩 늘려 나간다. 자전거 타기의 에르고미터는 1KP의 부하로 50~60rpm을 유지하면서 30분 동안 탄다. 벽에 손바닥 대고 팔굽혀펴기와 윗몸 일으키기 등은 기본 횟수를 정하고 날마다 2회씩 늘려 나아간다.

5) 주의 사항

　운동을 새로 시작한다면 정기적인 자가혈당검사를 하고 관찰하면서 약물, 식사 및 간식의 양을 운동의 변화에 맞게 재조정하고 운동의 강도도 조절하는 것이 필요하다. 운동의 종류와 강도 및 시간은 자신의 체력과 혈당조절 상태와 합병증 여부 등에 따라서 달라질 수 있으므로 중증의 당뇨병 환자는 운동을 시작할 때에 담당 의사 또는 운동 전문가와 상담을 하는 것이 바람직하다. 혈당이 조절되지 않는 상태, 예를 들면 공복 혈당이 200 mg/dl 이상인 상태에서 격렬한 운동을 하면 운동으로 인한 스트레스가 오히려 혈당을 더 올릴 수 있다. 따라서 처음에는 가벼운 산책으로 시작하여 혈당조절이 되면 운동의 강도를 높여 나아가도록 한다.

　운동의 단기적 효과는 혈당을 감소시키는 것이지만 다음과 같은 상황, 운동의 강도가 너무 강하거나 운동을 한꺼번에 오래한 경우, 식사를 거르고 운동을 하는 경우, 인슐린 주사를 바로 맞고 운동을 하는 경우 등에는 운동 후에 혈당 감소가 지나쳐서 저혈당이 생길 수 있으므로 주의를 하여야 한다.

　당뇨병 환자는 걷기 운동을 많이 하게 되므로 운동을 할 때에 가장 많이 사용하는 근육은 다리이며 발은 항상 체중을 받으면서 운동을 하게 된다. 당뇨병 환자의 발은 건강한 사람에 비하여 취약하다. 따라서 당뇨병 환자는 운동으로 인하여 발에 문제가 생기는 것을 미리 주의하고 예방할 필요가 있다. 운동화는 발이 편하고 잘 맞는 것을 골라야 한다. 당뇨병 환자는 혈액순환이 잘 되지 않아 발에 궤양이 생길 우려가 높고 상처가 나면 잘 낫지 않아 운동을 할 수 없을 정도로 지장을 받는 경우가 있다. 발의 감각이 둔한 환자는 운동 전에 발에 상처가 있는지 이물질이 있는지 등을 검사하고 꽉 끼는 신발이나 양말을 신지 않도록 하는 것도 중요하다.

운동을 하는 동안에 부상을 당하거나 낙상이 생기지 않도록 하여야 한다. 운동을 시작하기 전에 사전 점검을 하여 운동 중에 일어날 수 있는 위험한 상황 등이 생기지 않도록 하고 본인에게 알맞은 운동을 선택해야 하며, 운동을 할 때는 근골격 손상을 예방하기 위해 10분간 낮은 강도의 유산소 운동으로 준비운동을 한 후, 최대심박수의 60~75% 정도가 되도록 중등도의 강도로 약 30분간 운동을 하며, 운동을 끝낼 때에는 5~10분 정도의 가벼운 운동으로 마감하는 것이 좋다. 너무 더울 때 야외에서 무리하게 운동하는 것은 바람직하지 않다. 더운 날에는 백화점과 같이 냉방장치가 잘 되어 있는 곳에서 돌아다니는 것도 권장할 만한 일이다. 겨울철에 갑작스러운 운동은 찬 공기에 노출되어 혈압이 오르거나 심혈관 질환이 악화될 수 있으므로 주의를 요한다.

제5장

당뇨병 약제와 완치

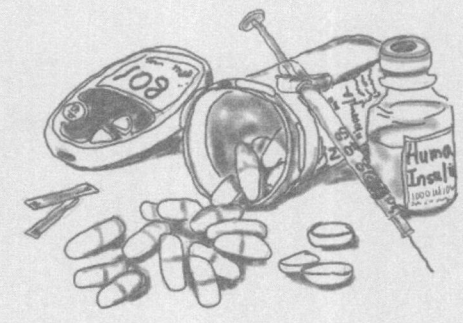

당뇨약을 복용하면 완치가 되는가? 아닌가? 비록 완치는 아니지만 효과가 우수한 혈당강하제가 현재 당뇨병 치료약으로 널리 사용되고 있다.

당뇨병을 완치시키는 방법이 존재하는가? 어디에 있는가? 여기에 대하여 의학자들은 췌도이식, 줄기세포 및 유전자 치료를 연구하고 있으며, 업자들은 특수하고 공개/검증되지 않은 비법이나 물질을 치료제로 선전하고 있다.

환자가 스스로 하는 체중관리, 식사/운동 요법은 혈당을 조절하지만 당뇨병의 위험인자를 교정하는 것이므로 근본적인 치료도 된다.

01 약제 치료의 시작

당뇨병 치료에 사용되는 현재의 약제들은 당뇨병을 완치시키는 약제가 아니다. 대부분의 약제는 높아진 혈당을 낮추어 주는 혈당강하제에 해당 된다. 최초로 개발된 인슐린 주사제와 설폰요소제 등의 약제는 혈당강하 효과가 뛰어나서 오랫동안 당뇨병 치료약제로 사용되어 왔고 현재도 매우 중요한 약제이다. 최근에 개발된 당뇨병 약제들은 혈당강하 효과에 추가하여 당뇨병의 근본 원인이 되는 인슐린 저항성을 개선하거나, 체중을 감소시키고 췌도세포 기능을 회복시키는 효과를 조금씩 가지고 있다.

당뇨병 환자에서 당뇨병 진단과 동시에 약물치료가 반드시 필요한 것은 아니다. 당뇨병 약제를 처방하는 의사는 환자의 병력과 검사 결과를 종합하여 약제 치료가 필요한지를 먼저 결정하고 당뇨병학회의 약물치료 지침에 따라 처방하게 된다. 처음 치료를 시작하는 당뇨병 환자는 약을 먹어서 부작용이 나타나지 않을까? 속을 버리게 되지 않을까? 등의 생각으로 걱정을 할 수 있다. 현재 사용중인 당뇨병 약제들은 효과가 우수하고 오랜 기간 동안 많은 환자가 사용하여 안정성이 입증된 약제들이므로 그러한 걱정은 안 해도 된다. 약에 따라, 본인에 체질에 따라 부작용이 있을 수 있으나 대부분의 부작용은 경미하며 약을 중단하면 부작용은 없어진다. 드디어 나도 약을 먹으면 진짜 당뇨병 환자가 되는구나 또는 당뇨병 약은 한 번 시작하면 평생 먹어야 한다는 걱정을 할 필요가 없다. 당뇨병이 오래 경과하면 약을 중단할 수 있는 확률은 점차 줄어들고 인슐린 주사를 사용하는 경우가 많아지는 것은 사실이다. 그러나 초기의 경증 당뇨병 환자는 약을 시작한 다음이라도 생활습관 교정이 충분히 되었고 혈당관리가 잘 되고 있다면 당뇨병 약제를 줄일 수 있고 또 약 복용을 중단하고 식사요법과 운동요법만으로 혈당조절이 가능할 수도 있다. 인슐린 주사 치료를 받고 있는 환자라도 혈당조절이 잘 된다면 주사의 용량을 줄이다가 주사를 중단하고 경구약제로 바꿀 수도 있다. 한번 인슐린 치료를 시작했다고 해서 반드시 평생 인슐린 주사를 맞아야 되는 것은 아니다. 당뇨병의 치료는 고정적인 것이 아니고 환자의 상태에 따라 그리고 본인의 노력에 따라 언제든지 변동될 수 있다. 경구혈당강하제 또는 인슐린 주사제 치료가 실제로 필요한 경우는 다음과 같다.

【요점29】 당뇨병 환자에서 경구 혈당강하제 치료가 필요한 경우

① 제2형 당뇨병 환자에서 충분한 기간 동안(대개 3~6개월)의 식사요법과 운동요법으로 혈당수치가 목표에 도달하지 못하면(대개 당화혈색소 > 7.0%) 약제치료를 시작한다.
② 제2형 당뇨병 환자에서 처음 진단 시에 다음, 다뇨 및 체중감소 등의 증상이 있거나 당화혈색소가 7.5-8.0% 이상이면 약제치료를 시작한다.
③ 내당능장애 환자라도 미래의 당뇨병을 예방하기 위하여 당뇨병 약제를 복용할 수 있다.

 【요점30】 당뇨병 환자에서 인슐린 주사 치료가 필요한 경우

① 제1형 당뇨병 환자는 진단이 되면 바로 인슐린 치료를 시작한다.
② 제2형 당뇨병 환자에서 최대 용량의 혈당강하제를 투여해도 혈당조절이 안되면 인슐린 치료를 병행한다.
③ 제2형 당뇨병 환자에서 심각한 합병증 등의 이유로 인슐린 주사 치료가 더 이롭다고 판단되면 주사 치료를 시작한다.
④ 임산부에서는 혈당관리를 위하여 인슐린 주사 치료를 한다.
⑤ 고혈당성 혼수와 케톤산혈증의 급성 합병증에는 인슐린 주사 치료를 한다.
⑥ 당뇨병 환자에서 수술이나 감염 등의 급성 질환이 있을 때 일시적으로 인슐린 주사 치료를 한다.

02 당뇨병 약제의 원리

　현재 당뇨병 치료에 널리 사용되고 있는 약제들의 주된 효과인 혈당강하 효과는 복용 후 하루 정도 지속이 된다. 최근까지 여러 가지 당뇨병 약제가 꾸준히 개발되어 현재 사용되는 당뇨병 약제는 여러 가지 종류가 있으며 효과와 특성이 조금씩 다르다. 당뇨병 약제는 장기간 또는 평생 필요한 약제이므로 본인이 복용하는 약제의 효능을 환자 수준에서 알고 있다면 약의 신뢰도와 치료 순응도가 높아지게 되어 당뇨병 자가관리에 도움이 될 수 있다. 최근 사용되고 있는 당뇨병 약제에 대하여 종류별로 작용원리를 간단히 알아보도록 하자.

1) 인슐린 주사제

당뇨병 환자의 부족한 인슐린을 주사제로 보충한다

몸 안의 인슐린이 부족해지는 것이 당뇨병의 원인이라는 사실이 증명됨과 동시에 인슐린을 주사제로 만들어서 보충해 주면 혈당이 감소한다는 사실이 1921년도에 밝혀지면서 인슐린은 세계 최초의 당뇨병 치료제로서 등장하였다. 인슐린 주사제를 제조하려면 인슐린을 구하거나 만들어야 하는데 문제는 인슐린은 자연계에서 동물의 몸 안에서만 만들어지는 호르몬이라는 것이었다. 모든 동물은 인슐린 호르몬을 만들지만 동물에 따라 인슐린의 구조가 조금씩 다르다. 실험용으로 쓰이는 생쥐의 인슐린은 사람 인슐린과 30%가 다르므로 인체에 사용할 수 없지만 다행히도 소와 돼지의 인슐린은 사람 인슐린과 1% 차이가 나서 당뇨병 치료제로 사용할 수 있었다. 제약회사에서는 도살되는 소와 돼지의 췌장을 얻어서 추출하고 정제하는 방법으로 인슐린 주사제를 제조하기 시작하였다. 초기에는 인슐린의 정제와 분리기술이 정교하지 못하여 제조 과정에서 불순물이 인슐린에 섞여 들어가므로 주사를 맞은 환자에서 부작용이 자주 생겼었다. 이러한 문제들은 약제 제조기술이 발달하면서 점차 해결이 되었고, 1981년도에 유전자공학 기술을 이용하여 대장균이 사람 인슐린을 만들도록 하는 것이 가능해지면서 부작용이 없는 사람 인슐린이 제조되어 판매되고 있다. 현재 사용되고 있는 인슐린 주사제는 고품질의 효과와 안전성이 뛰어난 제품들이다.

인슐린 주사제에 대하여 환자들이 실제적으로 가장 불편해 하는 것은 약제를 주사로만 투여할 수 있다는 것이다. 주사침 찌르는 것을 피하려고 주사액을 마신다면 인슐린은 위산에 의해 분해가 되어서 효과가 없어진다. 인슐린은 일반 화학약품이 아니고 생물학적 단백질 호르몬 약제이므로 약의 효과가 나기 위하여 인슐린 구조가 조금이라도 손상이 안된 상태로 혈액에 주입되어야 하는데, 이것이 가능한 것은 오로지 주사제의 주입밖에 없다. 제약회사들은 주사 대신에 다른 방법을 찾아서 코흡입 인슐린, 경구 인슐린, 좌약 인슐린 및 반창고 인슐린 등을 개발하여 보았지만 모두 실패하였다. 대신에 주사의 고통을 최소화 하기 위하여 인슐린 주사기의 바늘을 가장 가늘게 만들었고 약병과 주사기를 합쳐서 일체가 된 펜 형태의 주사기구를 만들어서 환자의 편리함을 극대화시키고 있다.

최초의 인슐린 주사제는 약효의 작용시간이 3~6시간인 속효성이었다. 속효성 인슐린만 있었던 시절에 당뇨병 환자는 혈당조절을 위하여 인슐린을 3~4회 이상 자주 주사하여야 했으므로 상당히 불편하였다. 이를 해결하고자 작용시간이 긴 지속형 인슐린이 필요하였는데 이를 제조하기가 무척 어려웠다. 인슐린이 발견된 지 30년이 지난 1950년대에 중간형 인슐린인 NPH 인슐린이 처음으로 개발되어 발매가 되었다. 이후 여러 가지 첨가물의 개발, 분자구조의 개선(인슐린 유사제제) 및 농도의 조절 등을 통하여 속효성, 중간형, 지속형 주사제 및 혼합형 인슐린이 개발되어 현재는 작용시간이 다른 여러 가지 인슐린 주사제가 사용되고 있다.

인슐린은 효과가 매우 민감하여 언제, 어느 부위에, 얼마를 투여하는지에 따라 약의 효과가 매번 달라지는 점 때문에 사용하기에 무척 까다로운 주사제이다. 또한 당뇨병 환자는 스스로 매일 주사를 하여야 하기 때문에 의료진으로부터 인슐린 자가 주사와 용량조절 및 저혈당에 대한 특별 교육을 받아야 한다.

2) 설폰요소제

인슐린 분비를 강하고 지속적으로 자극한다

1942년 제초제에서 개발된 설폰아마이드 약제를 장티푸스 환자에게 시험적으로 투약을 하였다가 뜻하지 않게 저혈당이 생기는 것을 발견하여 이를 당뇨병 치료제로 개발한 약제가 설폰요소제이다. 1950년대부터 최초의 약제인 톨부타마이드가 독일에서 출시되었으며 이후로 클로르프로파마이드, 글리피지드, 글리브라이드, 글리벤클라마이드 및 글리클라자이드 등의 약제가 개발되었고 마지막으로 글리메피라이드가 1990년대에 출시되었다. 설폰요소제의 가장 큰 장점은 먹는 약제라는 점이다. 설폰요소제는 인슐린과 달리 분리구조가 극히 간단하여 먹으면 위에서 약제가 파괴되지 않고 그대로 흡수되어 혈액순환을 거쳐 췌도세포에 도달하여 췌도세포를 자극하여 인슐린 분비를 촉진시킨다. 제2형 당뇨병 환자의 췌도세포는 인슐린 분비가 감소되어 있지만 설폰요소제의 자극에는 반응을 하여 인슐린을 분비하게 된다. 이 약제 효과의 핵심은 제2형 당뇨병 환자의 췌도세포가 고장이 났지만 인슐린 분비기능이 어느 정도 남아있어서 이 약에 반응한다는 점이다. 또 이 약제에 당장 반응을 하더라도 그 상태가 소진되지 않고 몇 년 동안 지속이 되느냐는 점도 중요하다. 이는 환자의 상태에 따라 다르지만 임상 경험에 비추어 보면 제2형 당뇨병 환자에서 설폰요소제를 적절히 사용한다면 약 10~20년 정도는 혈당강하제로서 사용할 수 있다. 이 약제의 혈당감소 효과는 약제의 용량과 환자의 상태에 따라서 크게 영향을 받는데 약의 효과가 지나치면 저혈당이 생기므로 주의를 요하는 약제이다. 약을 복용한 후 효과가 나타나는 시간이

30분이 필요하므로 아침 식사 30분 전에 설폰요소제를 복용하는 것이 원칙이었지만 최근에 사용되는 서방형 설폰요소제는 식사 직후에 복용하여도 된다. 또한 위장장애가 있거나 저혈당이 생기기 쉬운 노인들은 식사 직후에 복용하는 것을 권장한다.

작용시간이 짧은 설폰요소제는 하루에 2회 복용하도록 하며 효과가 12~24시간 지속되는 서방정 약제는 하루에 1번 복용이 가능하다. 최소 용량은 반정이고 최대 용량은 약제 제형에 따라 다르지만 2~4정 정도이다.

3) 글리나이드제

인슐린 분비를 신속하고 짧게 자극한다

글리나이드제는 설폰요소제와 마찬가지로 췌장을 자극하여 인슐린 분비를 촉진시키지만 혈당강하 효과가 설폰요소제에 비하여 조금 약하다. 특징은 약의 효과가 복용 즉시 나타나고 식후 2시간이 지나면 약효가 감소하므로 매 식사 직전에 하루 3번 복용하면 저혈당의 위험이 없이 혈당을 조절할 수 있다. 젊은 직장인과 같이 바쁘고 식사 시간이 불규칙한 환자들이나 노인에서 효과적으로 혈당조절을 할 수 있는 장점이 있지만 하루에 3회 복용한다는 점이 단점으로 작용한다.

4) 메트포르민

인슐린의 작용을 도와주고 식욕을 억제한다

프랑스 백합은 중세 유럽 수도원에서 당뇨병을 치료하는 민간요법 약제로 사용되어 왔었다. 1920년대에 독일 의사가 백합의 당뇨병 치료 효과는 식물에 들어 있는 화학 성분중 바이구아나이드란 물질이라는 것을 밝혀내고 이를 추출하여 얻은 펜포르민을 당뇨병 치료에 사용하기 시작하였다. 그러나 최초의 약제는 간독성이 심하여 사용이 중지되었다가 1950년대부터 독성이 없는 메트포르민이 개발되어 현재까지 당뇨병 약제로 사용되고 있다. 이 약제가 어떠한 기전으로 혈당을 강하시키지 처음에는 잘 알지 못하였지만 여러 가지 의학적 작용기전이 하나씩 밝혀졌다. 메트포르민은 근육의 포도당 흡수를 촉진시키고, 간에서 포도당 생성을 억제하고, 장에서 포도당 흡수를 저해시키며 식욕을 억제하는 등 당뇨병에 좋은 여러가지 작용을 한다. 메트포르민의 약리 효과가 나타나려면 500mg부터 2,000mg까지 많은 양을 복용해야 한다. 따라서 알약의 모양이 크고 복용 후에 설사, 복통, 소화불량 등의 위장장애가 곧잘 나타난다. 혈당강하 효과가 즉각적이거나 강하지는 않지만 복용 후 수일에서 수주가 지나면 혈당은 서서히 감소하며 식욕도 감소하고 체중이 감소하기도 한다. 이 약제는 저혈당이 생기지 않으므로 내당능장애자에서 당뇨병의 진행을 예방하기 위하여 사용되기도 한다. 용법은 1일 2~3회 식전 또는 식후에 복용한다. 메트포르민 서방정은 위장관에서 천천히 분해됨으로써 소화기 증상의 부작용의 빈도를 낮춘 약제이다.

5) 글리타존계열 약제

인슐린 작용을 강하게 도와준다

　1980년대에 고지혈증 약제로 개발되었던 트로글리타존이 혈당강하 효과가 있음이 발견되어 당뇨병 약제로 개발되었지만 간독성이 발견되어 생산이 중지되었고, 현재는 개량형인 로시글리타존과 피오글리타존이 당뇨병 약제로 사용되고 있다. 작용기전을 얼핏 보면 메트포르민과 유사한 것처럼 보이지만 약제가 작용하는 세포의 부위가 다르다. 글리타존계열 약제는 간, 근육 및 지방세포의 DNA에 작용을 하게 되어 세포의 인슐린 감수성을 호전시켜 인슐린의 작용을 도와주며, 인슐린 분비세포를 보호하는 작용이 있다. 기존의 설폰요소제는 장기간 사용하게 되면 췌도의 인슐린 분비세포를 고갈시켜 약의 효과가 떨어지는 현상이 생기지만 글리타존 계열의 약제는 그런 걱정 없이 사용할 수 있다. 내당능장애 환자에서 사용하면 당뇨병 예방효과도 있으며 저혈당의 부작용은 없다. 1일 1회 복용이 가능하고 식사와 관계 없이 복용한다. 단점으로는 중등도 이상의 심부전이 있으면 사용할 수 없으며 부종이 잘 발생하고 장기간 복용할 경우 체지방이 증가하기도 한다. 이 약제를 복용하더라도 혈당 강하 효과가 전혀 안 나타나는 환자도 있다. 시판되던 약제 중 로시글리타존은 심근경색증과 사망률 증가에 대한 우려로 2010년부터 국내 사용이 중단되었다.

6) 알파글루코시다제 억제제

소장에서 포도당 흡수를 지연시켜 혈당을 감소시킨다

섭취한 음식물은 위장 다음에 7m 길이의 소장을 통과하면서 소화가 되고 흡수가 된다. 음식 성분의 약 50~70%를 차지하는 포도당의 흡수는 식후 1시간 이내에 소장에서 이루어진다. 만약 소장에서 포도당 흡수를 지연시키는 약제인 알파글루코시다제 억제제를 식사와 같이 복용한다면 식후 혈당은 3~4시간에 걸쳐서 천천히 상승하다가 떨어지게 된다. 즉 이 약제는 당질성분의 흡수를 지연시키므로 섭취한 음식의 당지수를 낮추어 주는 효과가 생기게 된다. 약제의 작용으로 흡수가 지연된 미량의 당분이 소장에서 대장으로 넘어가서 가스가 많아지는 것이 이 약제의 단점이다. 알파글루코시다제 억제제는 식후 혈당만 조절할 수 있고 효과도 설폰요소제에 비하여 약하므로 경증의 당뇨병이나 노인 당뇨병 환자에서 주로 사용이 된다.

7) 글립틴계열 약제

인슐린 분비를 자극하는 인크레틴 호르몬을 증가시킨다

정상인의 소장에서 분비되는 인크레틴 호르몬은 인슐린 분비를 자극할 수 있지만 분비되는 즉시 체내 효소(DPP4 분해효소)에 의하여 파괴되어 기능을 하지 않고 있다. 만약 DPP4 분해효소의 작용을 방해할 수 있다면 체내의 인크레틴 호르몬은 파괴되지 않고 숨어 있던 기능을 발휘하여 인슐린 분비를 자극하게 된다. 이 점을 이용하여 DPP4 분해효소를 억제하는 글립틴계열의 경구용 약제가 개발되어 2006년도부터 시판되었다. 이 약제는 인크레틴 호르몬을 증가시킴으로써 인슐린 분비를 증가시키고 동시에 글루카곤 분비는 감소시켜서 혈당이 감소하게 된다. 이러한 작용은 포도당 농도에 의존적으로 나타나기 저혈당이 때문에 발생할 가능성은 매우 적다. 약제에 따라 1일 1회 또는 2회 복용한다. 그 동안 많이 사용하였던 설폰요소제는 당뇨병 환자에서 장기간 사용하면 심혈관 질환의 빈도가 늘어날 수 있었고 인슐린의 고갈이라는 우려가 있었는데, 글립틴계열 약제는 이러한 염려가 없이 사용할 수 있다. 이 약제의 부장용으로 경미한 위장장애가 발생할 수 있으며 췌장염의 병력이 있는 환자에서는 주의해야 한다.

8) 글리플로진계열 약제

신장으로 포도당을 배출시켜 혈당을 감소시킨다

가장 최근에 개발된 혈당강하제로서 사과나무 껍질에서 추출된 플로진이라는 물질에서 개발이 되었다. 당뇨병 환자에서는 혈액의 포도당이 신장에서 요당으로 새어 나가고 있는데 이 약제를 복용하면 이 작용을 증가시켜 요당이 더 많이 나가게 된다. 약제 복용 후 고혈당으로 인한 다뇨 증상이 심화되지만 곧 혈당이 감소하게 되고 장기간 투여하면 신장에서 포도당 배출이 증가하는 만큼(일일 ~70g의 포도당) 열량도 같이 소모되어 체중감소 효과도 보이게 된다. 1일 1회 복용하며 식사 시간에 관계없이 복용한다. 부작용으로 요로생식기 감염이 생길 수 있으며 탈수나 저혈압이 생길 수 있어 여성과 노인에서는 주의해야 한다. 중등도 이상의 신부전이 있는 경우에는 약효과가 감소하므로 사용이 권장되지 않는다.

9) 복합제

두 가지 이상 약제를 복용하기 편하도록 미리 혼합

경증이나 초기의 당뇨병은 한가지 약제에 잘 반응하지만 어느 정도 시간이 경과하면 한가지 약제만으로는 혈당조절이 잘 되지 않는다. 작용기전이 서로 다른 약제를 같이 사용하면 혈당조절이 잘 될 뿐만 아니라 비만, 고지혈증, 지방간 등의 관리에도 도움이 되고 합병증의 예방에도 효과적이다. 당뇨병 환자에서 자주 사용하는 약제의 조합을 미리 합쳐 놓으면 복약하기가 쉬울 것이라는 생각으로 제약회사에서는 두 가지 이상의 약제를 미리 섞어 놓은 복합제를 제조하여 발매하고 있다. 대부분의 경구용 당뇨병 복합제는 메트포르민과 기타 다른 약제의 복합제이다.

【요점31】 경구용 당뇨병 약제의 종류와 작용 원리

인슐린 주사제 ──────── 당뇨병 환자의 부족한 인슐린을 인슐린 주사제로 보충한다
설폰요소제 ──────── 인슐린 분비를 강하고 지속적으로 자극한다
글리나이드제 ──────── 인슐린 분비를 신속하고 짧게 자극한다
메트포르민 ──────── 인슐린의 작용을 도와주고 식욕을 억제한다
글리타존계열 ──────── 인슐린 작용을 강하게 도와준다
알파글루코시다제 억제제 ──── 소장에서 포도당 흡수를 지연시켜 혈당을 감소시킨다
글립틴계열 ──────── 인슐린 분비를 자극하는 인크레틴 호르몬을 증가시킨다
글리플로진계열 ──────── 신장으로 포도당을 배출시켜 혈당을 감소시킨다
복합제 ──────── 두가지 이상 약제를 복용하기 편하도록 미리 혼합한 약제

03 경구용 약제의 종류

 현재 사용되고 있는 경구용 당뇨병 약제의 종류를 성분명과 상품명으로 정리하여 보았다. 신약이 출시되면 원개발사에서 5~10년간 특허권을 보장 받아 단독으로 약제를 제조하고 판매하지만 특허가 만료되면 타 제약회사에서도 같은 약을 똑같이 복제하여 판매할 수 있다. 전자를 오리지날약(Original Drug), 후자를 복제약(Generic Drug)이라고 말한다. 동일한 성분에 대하여 오리지날약 1가지와 다수의 복제약들이 시판된다. 인기가 좋고 특허가 만료된 오리지날약제는 복제약이 100군데 이상의 제약사에서 출시된다(그림 22~29, 표 44~50).

 당뇨병 환자들은 자기가 복용하는 약제의 기본적인 특성을 알고 있으면 혈당관리에 도움이 되고 저혈당과 같은 응급 상황이 생겼을 때에 스스로 대처하는 요령을 숙지하고 이해하는 데에 도움이 될 것이다. 개별적인 약과 관련된 증상이나 본인에게만 나타나는 특수한 현상은 전문의사와 상의하도록 한다. 경구용 당뇨병 약제를 복용하는 당뇨병 환자가 알고 있어야 할 일반적인 주의 사항은 다음과 같다.

 【요점32】 경구용 당뇨병 약제 복용의 주의점

① 약제의 종류에 따라 복용 시간이 식전 30분, 식사 직전, 식사 직후 등으로 표시되어 있다. 복용 시간을 지키면 약의 효과가 잘 나타나지만 복용 시간이 다르면 약의 효과가 감소할 수 있다.
② 설폰요소제는 식전 30분에 복용한다. 이는 약을 먹은 후 약의 효과가 30분 뒤에 나타나므로 이 때 식사를 시작하면 혈당조절이 잘 되기 때문이다.
③ 설폰요소제 중에서 서방형 제제나 복합제는 식사 직후에 복용하여도 된다.
④ 노인과 같이 약 복용시간을 기억하기 어렵거나 저혈당의 위험이 있을 때, 그리고 위장 장애가 있는 사람은 식사 직후에 약을 복용한다.
⑤ 경구용 약제는 대부분 정상적인 식사를 하는 것을 가정하여 복용하는 약제이므로 만약 식사를 거른다면 저혈당의 위험이 있으므로 약제의 복용도 한번 거르거나 줄이도록 한다.
⑥ 주말에 온종일 등산을 하는 경우처럼 갑자기 운동량을 늘어난다면 그날은 경구용 약제의 용량을 절반으로 줄일 수 있다.

 【그림22】 설폰요소제 오리지날약제

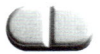
다오닐정

다이야미크롱정

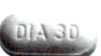
디아미크롱서방정

아마릴정

【표44】 설폰요소제 오리지날약과 복제약의 상품명 작용원리:
        인슐린 분비를 강하게 자극한다.

성분명	오리지날약 상품명	복제약 상품명
글리벤클라미드	다오닐정	유글루콘정, 당비놀정
글리클라자이드	디아미크롱정 디아미크롱서방정	그리자이드정, 그리크라정, 글루코트정, 글리젠정, 글리클정, 노디아렉스정, 디아민정, 다아지드정, 디크롱정, 글리클라짓정, 크리지드정
글리메피라이드	아마릴정	그리메피드정, 글라디엠정, 글레딘정, 글리멜정, 네오마릴정, 다이메릴정, 디아릴정, 아마그린정, 글리메피리드정, 게리드정, 그루리스정, 그리드정, 글레아정, 글루딘정, 글루비정, 글루펜정, 글리닥스정, 글리마릴정, 글리매핀정, 글리메릴정 외 75여개

 【그림23】 글리나이드제 오리지날약제

노보넘정   파스틱정

【표45】 글리나이드계열 오리지날약과 복제약의 상품명 작용원리:
        인슐린 분비를 신속하게 자극한다.

성분명	오리지날약 상품명	복제약 상품명
레파글리나이드	노보넘정	레파넘정
나테글리나이드	파스틱정	글라틱정, 글루래피드정, 글리나데정, 글리스틱정, 나리드정, 나테글정, 나테글루정, 나테린정, 네오스틱정, 바이디아정, 케스틱정

【그림24】 메트포르민 오리지날약제

글루코파지정　　다이아벡스정　　글루코파지엑스알서방정　　다이아벡스엑스알정

【표46】 메트포르민 오리지날약과 복제약의 상품명 작용원리:
인슐린의 작용을 도와주고 식욕을 억제한다.

성분명	오리지날약 상품명	복제약 상품명
메트포르민	글루코파지정 다이아벡스정	글루파정, 메가폴민정, 구루메포민정, 그리코민정, 글루세라정, 글루코닐정, 메트폴민정, 글루코젠정, 글루크린정, 글루포르민정, 글루폴민정, 글리렙정, 글리콜정 외 30여개
메트포르민 서방정	다이아벡스엑스알정 글루코파지엑스알정	글루코다운오알서방정, 글라비스서방정, 노바메트지알정, 글루에이서방정, 다이포민서방정, 마이포딘서방정 외 20여개

 【그림25】 글리타존계열 오리지날약제

엑토스정　　　　　　　　　듀비에정

【표47】 글리타존계열 오리지날약과 복제약의 상품명 작용원리:
간의 포도당 생성을 억제하고 인슐린 작용을 도와준다.

성분명	오리지날약 상품명	복제약 상품명
피오글리타존	액토스정	글레존정, 글루코논정, 액피오정, 피어리존정, 피오맥스정, 그루타존정, 그리타존정 외 66여개
로베글리타존	듀비에정	없음

【그림26】 알파글루코시다제 억제제 오리지날약제

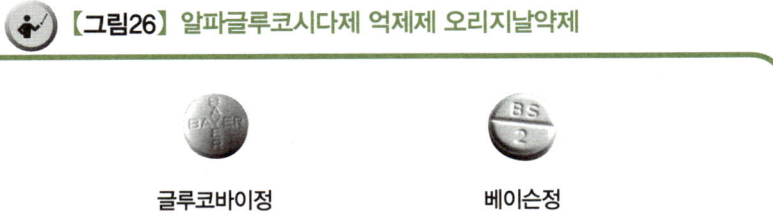

글루코바이정   베이슨정

【표48】 알파글루코시다제 억제제 오리지날약과 복제약의 상품명 작용원리:
장에서 포도당의 흡수를 지연시켜 식후혈당을 감소시킨다.

성분명	오리지날약 상품명	복제약 상품명
아카보스	글루코바이정	없음
보글리보스	베이슨정	보글리아정, 보글리코스정, 글로슨정, 글리보스정, 글리알파정, 글리코보스정, 보글리보스정, 디베트정 외 7여개

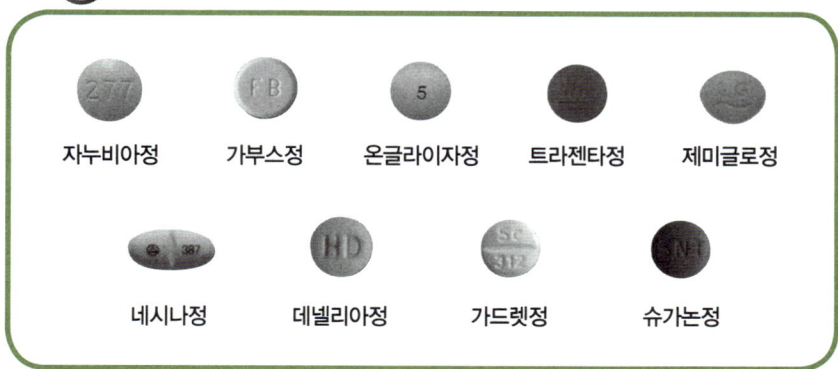

【그림27】 글립틴계열 오리지날약제

【표49】 글립틴계열 오리지날약의 상품명 작용원리:
인슐린 분비를 자극하는 인크레틴 호르몬을 증가시킨다.

성분명	상품명	성분명	상품명
시타글립틴	자누비아정	알로글립틴	네시나정
빌타글립틴	가브스정	테넬리글립틴	테넬리아정
리나글립틴	트라젠타정	아나글립틴	가드렛정
삭사글립틴	온글라이자정	에보글립틴	슈가논정
제미글립틴	제미글로정	-	-

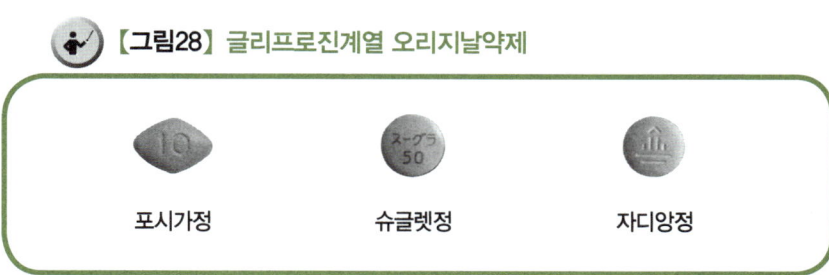

【그림28】 글리프로진계열 오리지날약제

【표50】글리프로진계열 오리지날약의 상품명 작용원리:
신장으로 포도당을 배출시켜 혈당을 감소시킨다.

성분명	상품명
다파글리플로진	포시가정
이프라글리플로진	슈글렛정
엠파글리플로진	자디앙정

【그림29】2가지 성분이 합쳐진 복합제

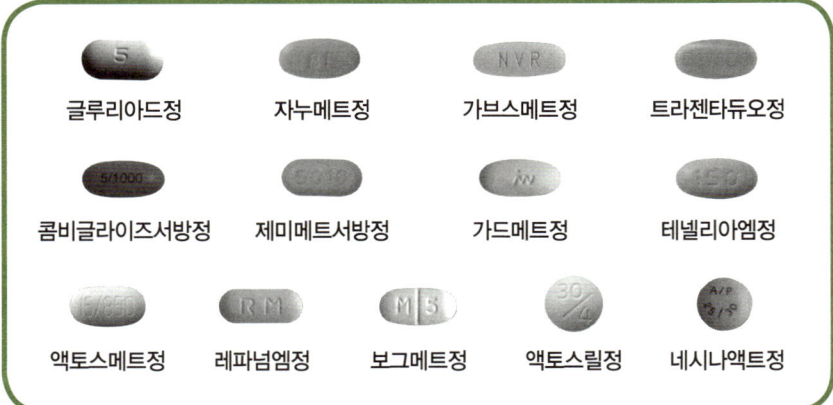

글루리아드정 자누메트정 가브스메트정 트라젠타듀오정
콤비글라이즈서방정 제미메트서방정 가드메트정 테넬리아엠정
액토스메트정 레파넘엠정 보그메트정 액토스릴정 네시나액트정

【표51】2가지 성분이 합쳐진 복합제의 성분조합과 상품명

성분계열-1	성분계열-2	상품명
메트포르민	설폰요소제	글루코반스정, 글루리아드정, 글리보메트정
메트포르민	글립틴계열	자누메트정, 가브스메트정, 트라젠타듀오정, 콤비글라이즈서방정, 제미메트서방정, 가드메트정, 테넬리아엠점
메토포르민	글리타존계열	액토스메트정
메토포르민	글리프로진계열	직듀오정
메토포르민	글리나이드계열	레파넘엠정, 파스틱메트정
메토포르민	알파글루코시다제 억제제	보그메트정
설폰요소제	글리타존계열	액토스릴정
글립틴계열	글리타존계열	네시나액트정

04 주사용 약제의 종류

　주사용 당뇨병 약제에는 인슐린과 인크레틴 주사제가 있다. 인슐린 주사제는 최초의 당뇨병 치료제로 개발되어 현재까지 사용이 되고 있는 가장 중요한 약제이고 인크레틴 주사제는 최근에 개발되어 사용되기 시작한 약제이다. 인슐린 주사제를 중심으로 주사제의 규격과 종류 및 특성에 관하여 간단히 알아보도록 하자.

　인슐린 주사제는 바이알 또는 펜형 주사기에 넣어서 시판된다. 바이알에는 인슐린 용액이 10ml 들어 있고 1ml에 인슐린이 100단위가 녹아 있으므로 유리병에는 총 1,000단위의 인슐린이 들어 있다. 매일 30단위의 인슐린 주사를 맞는다면 인슐린이 한 달에 900단위, 대략 1병의 인슐린이 필요하다. 인슐린 30단위를 주사하려면 인슐린 주사기로 0.3ml 주사액을 뽑아서 주사한다. 인슐린 주사기에는 ml와 단위가 같이 표시되어 있다. 인슐린펜은 약제와 주사기가 일체가 된 것으로 인슐린 3ml, 총 300

단위의 인슐린 용액이 들어가 있다. 하루에 인슐린을 30단위 맞는다면 한 개의 펜으로 10일간 사용하여 한 달에 3개의 인슐린 펜이 필요하다. 인슐린 펜은 주사액을 보관하는 유리 용기, 주사 단위를 조정하는 다이알 및 주사액을 밀어주는 피스톤 부분이 일체로 되어 있어 사용하기에 매우 편리하다. 인슐린 펜은 제조회사마다 모양이 조금씩 다르지만 원리는 같으므로 한번 사용법을 배우면 다른 펜도 쉽게 적응이 된다. 인슐린 펜의 주사바늘은 일회용이므로 사용할 때마다 교체하여 사용한다. 인슐린은 다른 약제와 달리 주사하는 양을 mg으로 표시하지 않고 단위라고 한다. 1920년대에 세계 최초로 인슐린을 제조하였지만 당시의 과학기술은 몇 mg의 인슐린이 주사액에 들어 있는지는 정확하게 알 수가 없었기에 1kg의 토끼에서 저혈당을 생기게 하는 인슐린의 양을 대충 1단위라고 정의하여 사용하였다. 이 관례는 환자들에게 무척 편리하여서 현재까지 사용되고 있으며 현재 사용되는 인슐린은 28.7단위가 1mg에 해당된다.

인체에서 실제로 분비되는 인슐린을 조사하여 보면 일정량이 고정되어 분비되는 것이 아니고 거의 매 분마다 조금씩 펄스 형태로 분비가 되며 식사를 하면 많은 양이 분비가 된다(그림 30). 식사에 의해 분비되는 인슐린을 식사 인슐린, 식사 중간과 야간에 조금씩 분비되는 인슐린을 기저 또는 기초 인슐린이라고 부른다. 따라서 생체 인슐린과 같은 인슐린 작용을 위하여 작용시간이 다른 인슐린약제가 개발되었다. 주사용 인슐린약제는 작용시간에 따라 초속효성, 속효성, 중간형, 지속형 및 혼합형 인슐린 등으로 분류되고 있다(그림 31, 표 52). 초속효성 인슐린과 기저 인슐린 주사제를 조합하여 주사하면 마치 생체 인슐린 분비와 유사한 형태와 효과를 얻을 수 있다. 당뇨병 환자에서 혈당조절을 위하여 어떠한 인슐린을 얼마나 사용할 것인지는 환자의 당뇨병 상태와 진단에 따라 당뇨병 전문의사가 결정을 한다.

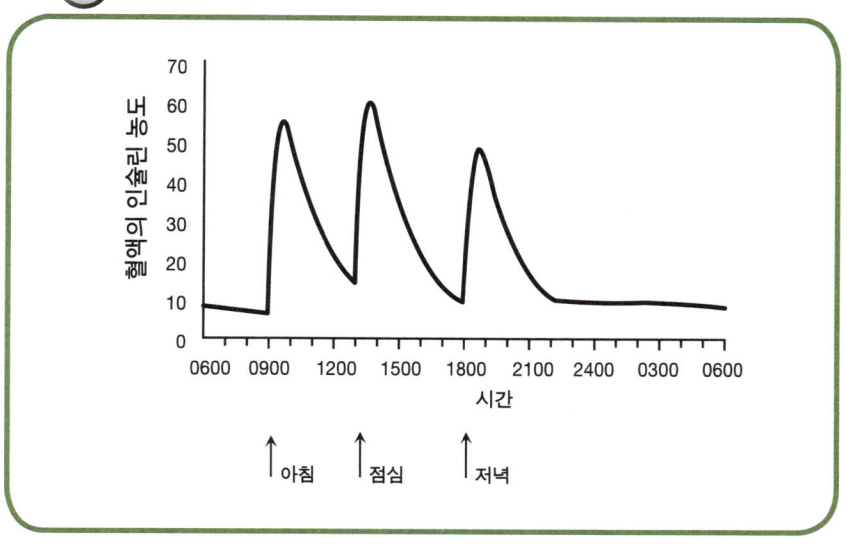

【그림30】 생체에서 분비되는 인슐린

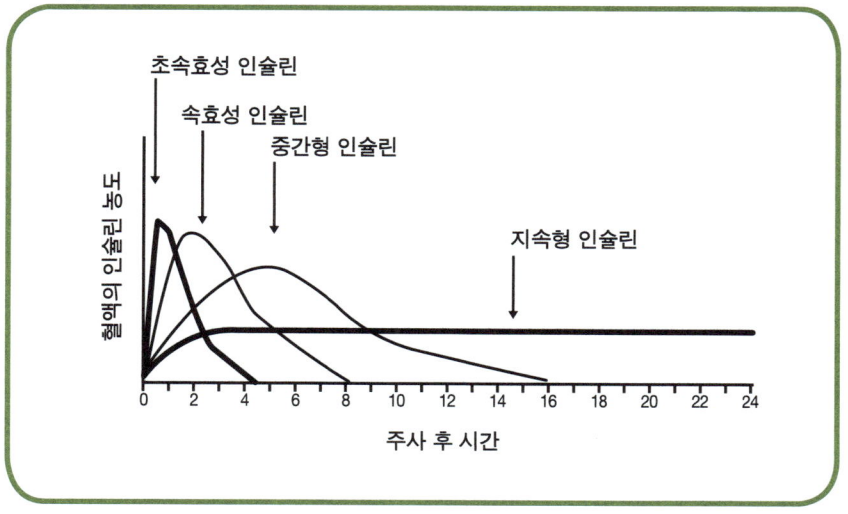

【그림31】 작용시간에 따른 인슐린 주사제의 종류

【요점33】 작용시간에 따른 인슐린의 분류

① 속효성 인슐린 (Regular 인슐린)
세계 최초로 제조되어 시판된 인슐린으로 투명한 버퍼 액체에 인슐린 결정이 녹아 있으며 주사를 맞은 후 약 30분 뒤부터 인슐린의 효과가 나타나고 약 4-8시간 동안 지속이 된다. 식사 30분전에 맞으면 한끼 식사 후 혈당을 조절할 수 있다.

② 중간형 인슐린 (NPH 인슐린)
인슐린의 작용 시간을 늘리기 위하여 속효성 인슐린에 프로타민이라고 하는 백색의 첨가물을 섞은 인슐린이다. 프로타민은 인슐린을 함유하고 있다가 천천히 인슐린을 방출하므로 인슐린의 효과가 오랫동안 나타나게 된다. 주사 후 30분 뒤에 효과가 나타나기 시작하여 5~8시간째에 가장 효과가 크게 나타나고 이후 약해져서 12~18시간이 되면 약 효과가 없어진다. 중간형 인슐린으로 혈당을 조절한다면 아침 식전 30분 전에 한번 주사하거나 아침과 저녁에 주사하는 방법을 사용한다.

③ 초속효성 인슐린
속효성 인슐린의 경우 식사 30분 전에 주사를 맞아야 하는데, 아침에 바쁠 때에 이 시간을 지키기가 쉽지 않다. 주사를 맞은 즉시 효과가 나타나는 인슐린이 필요하여 개발된 것이 초속효성 인슐린인데, 인슐린의 분자구조를 변형하는 유전공학 기술을 이용하여 초속효성 인슐린의 제조가 가능해졌다. 초속효성 인슐린은 식사 직전이나 직후에 맞아도 되므로 자기가 먹은 식사량에 따라 주사의 용량을 가감할 수 있어 편리하다. 또한 초속효성 인슐린은 인슐린 펌프에 주입하여 사용할 수 있다.

④ 기저 또는 지속형 인슐린
중간형 인슐린은 작용시간이 길지만 약의 효과가 24시간 지속되지는 못한다. 따라서 24시간을 일정하게 작용하는 인슐린이 필요하여 개발하게 되었다. 기저 인슐린은 24시간 동안 식전 혈당은 조절하지만 식후 혈당은 조절하지 못한다. 기저 인슐린은 식후 혈당을 조절할 수 있는 속효성 인슐린이나 경구용 약제와 같이 병합하여 사용한다.

⑤ 혼합형 인슐린
실제로 작용시간이 짧은 인슐린과 긴 인슐린을 같이 사용하는 경우가 많은데 이 경우 주사를 나누어서 두 번 맞는 불편함이 생기게 된다. 속효성과 중간형 또는 기저 인슐린을 적당한 비율로 미리 혼합하여 만들어 놓는다면 주사의 횟수를 줄일 수 있고 사용이 편리할 것이라는 생각으로 혼합형 인슐린을 만들게 되었다. 초속효성과 중간형 인슐린의 혼합 비율이 75:25, 70:30, 50:50 및 70:30인 제품들이 시판되고 있다.

【그림32】 인슐린 주사제 바이알(유리병)

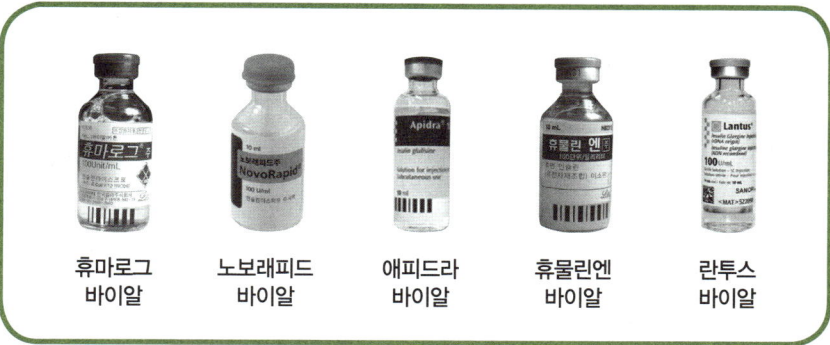

【그림33】 인슐린 주사제

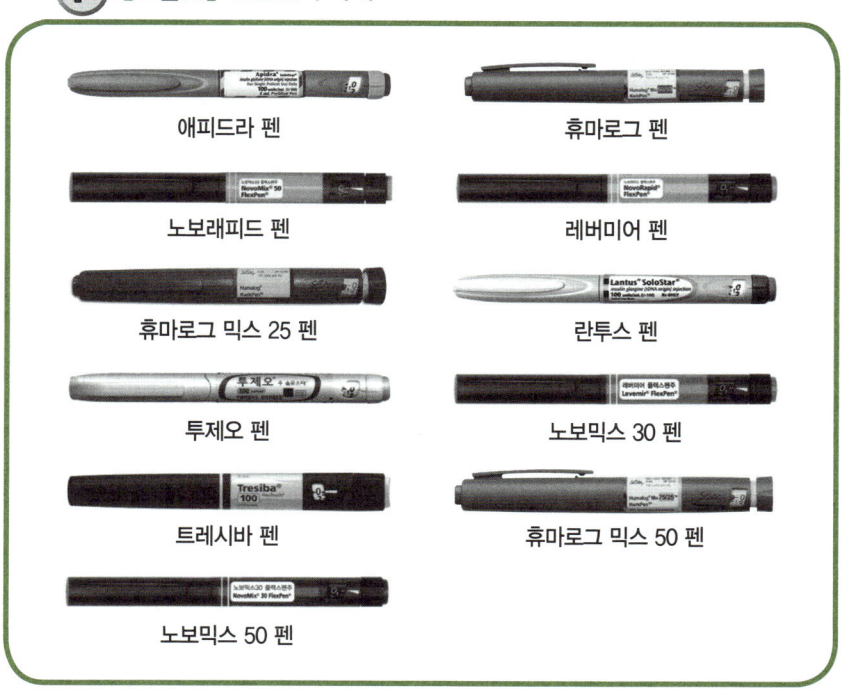

【표52】 국내에서 사용되고 있는 인슐린 주사제의 종류

인슐린의 종류	상품명 (영문명)	특장점
초속효성 (Ultra-short acting insulin)	휴마로그 바이알 (Humalog Vial) 휴마로그 퀵펜 (Humalog Kwik Pen) 애피드라 바이알 (Apidra Vial) 애피드라 펜 (Apidra Pen) 노보래피드 바이알 (Novorapid Vial) 노보래피드 펜 (Novorapid Pen)	식사 직전과 직후에 주사하여 한끼의 식사에 필요한 인슐린을 제공한다. 인슐린 펌프에 사용이 가능하다.
속효성 (Short acting insulin, Regular insulin)	휴물린알 바이알 (Humulin R Vial)	식사 30분 전에 주사하여 한끼의 식사에 필요한 인슐린을 제공한다. 인슐린 펌프에 사용 가능하다.
중간형 (NPH insulin)	휴물린엔 바이알 (Humulin N Vial) 휴물린엔 펜 (Humulin N Pen)	일일 1회 또는 2회 주사하며 주사 후 6~8 시간째에 최대 효과가 나타난다. 색깔이 뿌옇고 주사 전에 잘 흔들어야 한다.
지속형 (Long acting insulin)	란투스 바이알 (Lantus Vial) 란투스 솔로스타 펜 (Lantus Solosta Pen) 투제오 펜 (Twojeo Pen) 레버미어 펜 (Levemir Pen) 트레시바 펜 (Tresiba Flextouch Pen)	24시간 안정적으로 작용하여 식전 혈당을 조절하지만 식후 혈당은 조절하지 않는다.
혼합형 (속효성+중간형) (Premixed Insulin)	휴물린 70/30 바이알 (Humulin 70/30 Vial) 휴물린 70/30 펜 (Humulin 70/30 Pen)	식전과 식후 혈당을 각각 담당하는 인슐린을 미리 혼합하여 놓은 것으로 대개 1일 2~3회 주사한다.
혼합형 (초속효성+중간형) (Premixed Insulin)	휴마로그믹스 25 펜 (HumalogMix 25 Pen) 휴마로그믹스 50 펜 (HumalogMix 50 Pen) 노보믹스 30 펜 (NovoMix 30 Pen) 노보믹스 50 펜 (NovoMix 50 Pen)	식전과 식후 혈당을 각각 담당하는 인슐린을 미리 혼합하여 놓은 것으로 대개 1일 2~3회 주사한다.

인슐린과는 다른 인크레틴 주사제가 당뇨병 치료약제로 개발이 되어 2005년도부터 사용이 되고 있다. 엑세나타이드, 리라글루타이드, 알비글루타이드, 두라글루타이드 및 리시세나타이드 등의 약제가 시판되고 있

다. 인크레틴 주사제는 혈당강하 효과 이외에도 체중감소 효과가 있다. 약제의 작용시간을 길게 연장하는 것이 가능하여 1주일간의 효과가 있는 약제도 시판 중이며 효과가 1달 정도 지속되는 약제도 개발 중에 있다(그림 34, 표 53). 약제의 부작용으로 소화불량과 구역 등이 있으며 췌장염의 위험이 있는 사람에서는 금기이다.

【그림34】인크레틴 주사제 펜

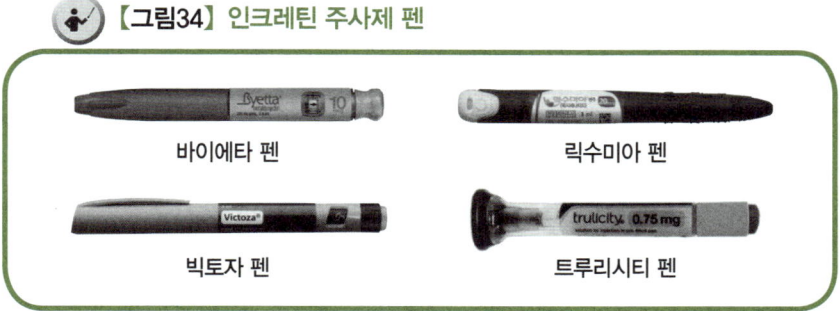

【표53】국내에서 사용되고 있는 인크레틴 주사제의 종류

인크레틴 주사제의 종류	상품명 (성분명)	특장점
인크레틴 유사제	바이에타 펜 (Exenatide Pen) 빅토자 펜 (Liraglutide Pen) 릭수미아 펜 (Lixisenatide Pen)	혈당 감소, 체중 감소 및 심혈관 보호작용이 있다.
지속형 인크레틴 유사제	트루리시티 펜 (Duraglutide Pen)	주 1회 주사

05 인슐린 주사 교육

　치료약제 중에서 환자가 스스로 매일 주사하고 관리하여야 하는 약제로서는 인슐린 주사제가 유일할 것이다. 인슐린을 제대로 맞고 효과를 충분히 보기 위해서 당뇨병 환자는 인슐린에 대한 지식이 필요하고, 주사방법을 숙지하고 있어야 하며, 인슐린 용량 조절에 관한 주의 사항도 알고 있어야 한다. 이러한 내용을 환자에게 가르치는 것을 인슐린 주사 교육이라고 한다. 인슐린 주사를 시작하기로 결정하였으면 바로 주사교육이 필요하다. 인슐린 주사 교육은 의사, 간호사, 약사 등의 의료진이 환자나 보호자를 대상으로 수행하며 입원실이나 당뇨교실 또는 외래 상담실이나 진료실에서 할 수 있다. 당뇨병 환자는 본인이 맞아야 하는 인슐린 주사제의 종류와 이름(상품명), 주사 시간과 횟수 및 본인에게 처방된 인슐린 주사의 용량(단위)을 의료진으로부터 직접 설명을 들어서 반드시 알고 있어야 한다. 인슐린 주사교육은 준비물 준비, 인슐린 주사제의 보관 등에 관한 지식, 인슐린 주사방법, 자가혈당측정과 당뇨수첩의 기록, 저혈당 교육 및 인슐린 용량조절 등의 내용으로 구성되어 있다.

 【요점34】 인슐린 주사 교육에 필요한 준비물

① 처방된 인슐린 바이알 또는 인슐린 펜
② 인슐린용 1회용 주사기 또는 펜니들
③ 알코올 솜
④ 인슐린 주사부위 그림
⑤ 자가혈당측정기
⑥ 당뇨수첩 또는 혈당 기록지

인슐린 주사제의 보관과 관리는 다음과 같이 한다. 인슐린을 사용하기 전에 주사약제의 변질 유무를 먼저 확인한다. 덩어리나 부유물, 고형의 백색 입자가 바닥이나 벽에 붙어 성애가 낀 것처럼 보이거나 침전이 형성되었는지 잘 살펴보고 투명도나 인슐린의 색깔 변화와 유효기간 등을 살펴본다. 갓 출고된 인슐린은 대개 2년 이상의 유효기간을 가지고 있다. 유효기간이 지났거나 변질된 인슐린은 폐기처분한다. 인슐린의 보관은 고온(38℃ 이상), 저온(2℃ 이하) 그리고 직사광선을 피하면 실온에서 4주간 저장이 가능하다. 장기간 보관이 필요한 인슐린은 냉장 보관하지만 현재 사용중인 바이알이나 펜은 실온에 보관하여도 된다. 한번이라도 냉동으로 얼었다가 녹은 인슐린은 효력이 떨어지므로 폐기하도록 한다. 냉장고에 보관 중인 인슐린을 꺼내어 차가운 상태에서 주사할 경우는 주사부위에 자극이 있을 수 있으므로 사용하기 15분 전에 냉장고에서 꺼낸 후 사용하거나 손바닥 사이에 바이알이나 펜을 굴려 체온과 맞게끔 한 후 사용하는 것이 좋다. 한여름 또는 추운 겨울에 여행을 갈 경우에는 인슐린을 냉매가 들어있는 냉각지갑 또는 보온병에 넣어 가져간다. 인슐린 바이알이나 펜이 얼음에 직접 닿게 되면 약효가 떨어질 수 있으므로 주의하도록 한다. 여행지에 도착해서도 너무 덥거나 추우면 바로 냉장고에 넣어두고 사용하도록 한다. 만일에 대비하여 여행할 때는 여분의 인슐린을 가지고 가도록 한다.

인슐린 주사를 맞는 시간은 다음과 같다. 속효성 인슐린 주사를 사용한다면 식사 시작 30분 전에 맞아야 하고, 초속효성 인슐린을 사용한다면 식사 직전에 주사를 맞고, 인슐린 주사를 맞았으면 꼭 식사를 하도록 한다. 중간형 인슐린도 통상 아침 식전 30분 전에 맞는다. 초속효성 성분이 혼합된 혼합형은 식사 직전에 주사한다. 기저 또는 지속형 인슐린은 아침이나 저녁에 맞으며 식사와 관계없이 처방받은 일정한 시간에 맞도록 한다.

인슐린을 맞는 주사 부위는 다음과 같다. 인슐린 주사 부위는 신경, 혈관의 분포가 적은 부위에 그리고 관절 부위를 피해 자신이 주사를 놓을 수 있는 장소인 복부 또는 어깨 부위와 허벅지의 피하 부위를 이용한다. 주사 부위에 따라 흡수 속도에 차이가 있는데 흡수는 복부에서 가장 빠르고 그 다음으로 팔, 대퇴부 및 둔부 순이며 이러한 차이는 혈류의 차이에 기인한다. 주사 부위에 따른 흡수 차이가 충분히 크기 때문에 주사 부위를 무작위로 바꾸는 것은 피해야 한다. 일간 변동을 줄이기 위해 주사를 놓을 때(예: 아침 식전 주사)는 구역을 바꾸어 주사하는 것보다 일부 구역 내에서 주사 부위를 바꾸는 것이 좋다. 복부가 가장 빠른 인슐린 흡수를 보이므로 식사 직전이나 직후 주사 부위로는 복부가 적당하다. 대부분의 환자는 모든 주사를 복부에 맞지만 제1형 당뇨병 환자는 아침 식전 주사를 복부에 맞고 점심과 저녁 식전 주사는 다른 부위에 맞기도 한다. 계속

해서 같은 부위에 주사를 맞으면 피부조직이 변화하여 움푹 패이거나 딱딱한 지방뭉치가 형성되어 미관상 좋지 않고 인슐린의 흡수속도가 느려지거나 불규칙하게 된다. 인슐린 주사 부위는 그림과 같이 구획을 정하고 차례대로 돌아가면서 주사 하도록 하고 한 번 놓은 자리에는 30일 이내에 다시 놓지 않도록 한다(그림 35).

【그림35】 인슐린 주사 부위

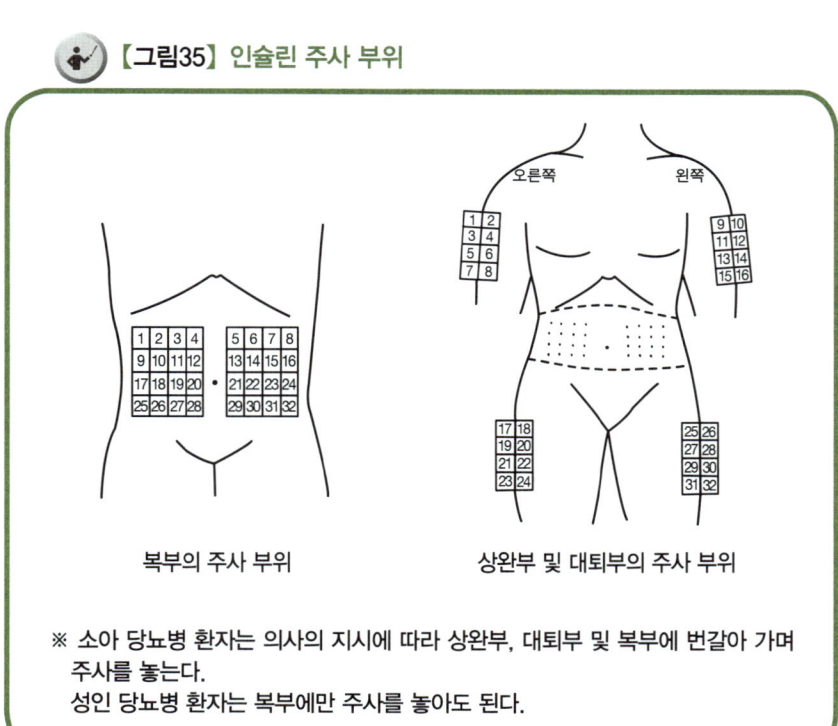

복부의 주사 부위 　　　상완부 및 대퇴부의 주사 부위

※ 소아 당뇨병 환자는 의사의 지시에 따라 상완부, 대퇴부 및 복부에 번갈아 가며 주사를 놓는다.
　성인 당뇨병 환자는 복부에만 주사를 놓아도 된다.

인슐린 주사제를 맞는 방법과 주의점은 다음과 같다. 인슐린제가 병인 경우(그림 36)와 펜인 경우(그림 37) 그림에 나와 있는 순서와 설명대로 주사를 하도록 한다.

 【그림36】 인슐린 주사 방법 - 바이알 인슐린 -

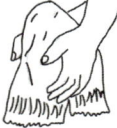 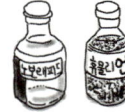 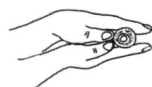 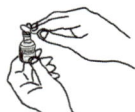

① 손을 씻고 청결한 수건으로 닦아 준다.
② 인슐린액은 투명한 것도 있고 탁한 것(NPH, 혼합형)도 있다.
③ 탁한 인슐린은 손바닥으로 굴려서 잘 섞이도록 한다. 이때 거품이 나지 않도록 주의한다.
④ 알콜솜으로 인슐린 바이알의 고무마개를 잘 닦아낸다.

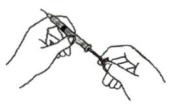 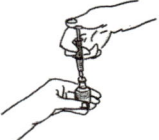 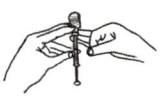

⑤ 인슐린 전용 주사기를 당겨서 주사할 양만큼의 공기를 흡입한다.
⑥ 인슐린 바이알 꼭지 고무 중앙에 주사기를 꽂고 공기를 주입한다.
⑦ 인슐린 바이알을 거꾸로 들고 주사기에 필요한 양을 뽑아낸다.
⑧ 주사기의 기포를 손가락으로 튕겨서 제거한다.

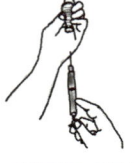 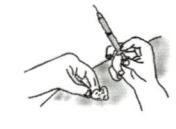 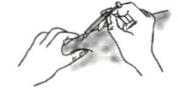 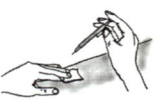

⑨ 주사기를 인슐린 바이알에서 뽑는다.
⑩ 주사할 부위를 알코올 솜으로 소독한다.
⑪ 왼손으로 피하조직을 꼬집고 주사기를 45~90° 각도로 찌른 후 주사액을 밀어 넣는다.
⑫ 주사 부위를 문지르지 말고 알코올 솜으로 잠시 누른다.

【그림37】 인슐린 주사 방법 – 펜 인슐린 –

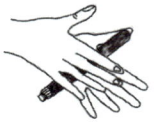 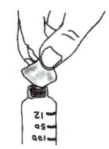 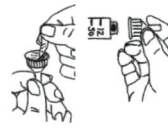

① 탁한 인슐린(NPH, 혼합형)은 양손으로 비벼서 인슐린액을 혼합한다.

② 알코올 솜으로 펜주사기 고무 부분을 닦는다.

③ 1회용 주사바늘의 덮개를 떼고 펜에 돌려서 끼운 다음, 바늘 뚜껑을 당겨서 뺀다.

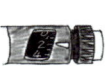 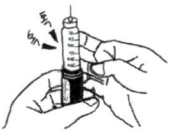 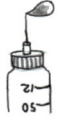

④ 다이알을 2단위로 돌리고 손가락으로 용기를 톡톡 친 다음 주입 버튼을 눌러서 바늘 끝에 주사약 한 방울이 맺힌 것을 확인한다.

⑤ 다이알을 주사할 용량만큼 돌려 준다.

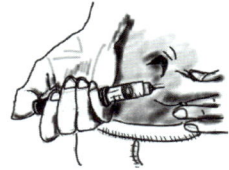 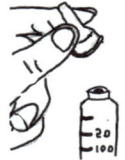

⑥ 왼손으로 5cm 두께가 되도록 피부를 잡고 주사바늘을 45~90° 사이의 각도로 주사한다. 주사 주입은 다이알 꼭지를 엄지로 눌러서 주사약을 밀어내는 원리를 사용한다. 주입 버튼을 끝까지 누른 후에 천천히 5초를 센 후 주사바늘을 빼도록 한다.

⑦ 주사 후 바늘을 반드시 빼 놓도록 한다. 만일 바늘을 빼지 않았다면 몸체 안에 공기가 들어가거나, 추위에 노출 되었을 때 내용물들이 위축되고, 따뜻한 곳에 노출되었다면 인슐린이 바깥으로 새어 나오게 된다.

인슐린 주사제의 용량조절은 다음과 같이 한다. 최초 주사 시작 인슐린의 용량은 필요한 용량보다 적은 용량으로 시작하여 혈당측정치를 관찰하면서 한번에 2~4단위를 가감하여 조절한다. 인슐린의 용량조절은 전문지식을 가지고 숙달된 의료인이 아니면 조절하기 어려운 분야이므로 환자는 담당 의사와 의논하여 지침을 받아야 한다. 매일 안정적으로 맞아 오던 인슐린 용량이라도 신체의 상태에 따라 고혈당 또는 저혈당이 생길 수 있으므로 환자 스스로 혈당에 따라 인슐린의 용량을 조절하는 요령을 담당의사로 부터 배울 필요가 있다. 제1형 당뇨병 환자는 다회 인슐린 요법을 사용하여야 하며 개인에 따라 정밀한 용량조절이 필요하고 적은 용량 변화에도 예민하므로 담당의사와 직접 상의하여 인슐린 용량조절을 할 것을 권장한다. 제2형 당뇨병 환자이면서 기저 인슐린이나 중간형 인슐린 주사를 시작하는 경우에 환자들이 쉽게 이해하도록 용량조절의 원칙을 소개하면 다음과 같다.

【요점35】 인슐린 주사제의 용량조절

① 기저 또는 중간형 인슐린 주사의 시작 용량은 10~15단위 또는 0.1~0.2 U/kg 이다.
② 공복 혈당 측정치를 기준으로 인슐린의 용량을 증감한다. 하루에 2-4단위 정도씩 조정하지만 경우에 따라서는 더 큰 용량으로 조정하기도 한다.
③ 저혈당이 생기게 되면 이에 대한 조치를 하고, 기저 인슐린의 용량을 4단위 또는 10~20% 감량한다.
④ 기저 인슐린을 투여하다 혼합형 인슐린으로 변경하는 경우에는 기저 인슐린 용량을 나누어 아침에 2/3, 저녁에 1/3 투여하거나 아니면 아침, 저녁 모두 1/2 용량으로 투여한다.
⑤ 운동량이 많은 날과 식사가 불충분한 날은 평상시 인슐린 용량의 10~50% 정도를 줄여서 맞을 수 있다.

인슐린 치료를 하는 동안에는 혈당기록 일지를 작성한다. 당뇨수첩 또는 혈당기록지는 날짜와 시간 별로 식전과 식후 혈당 측정치, 인슐린 주사 용량, 식사의 내용, 운동량 및 기타 특기 사항을 환자 스스로 적는 기록지이다(표 54). 정리가 잘되어 있는 혈당기록지를 보면 환자의 혈당관리 상태와 문제점을 한번에 파악하기가 쉽다. 특히 인슐린 주사를 처음으로 시작한 단계에서는 혈당기록지가 인슐린 용량조절을 하는 데에 매우 큰 도움이 된다. 일단 안정된 용량에 도달하였고 환자가 주사 맞는 것에 적응과 훈련이 되었다면 혈당측정의 횟수를 줄여서 환자의 부담을 줄이는 것이 바람직하다.

【표54】 혈당기록지

날짜	아침		점심		저녁			약 (		)	비고
	공복	식후	식전	식후	식전	식후	취침	기초	아침	점심	저녁	

06 인공 췌장기, 췌장이식 및 줄기세포

인슐린의 발견 이후에 의사들은 다음 단계로 당뇨병을 완치시킬 수 있는 물질을 찾기 시작하였지만 아직까지 한번에 당뇨병을 완치시키는 약제는 없는 실정이다. 그러나 차선책으로 여러 가지 방법들을 동원하여 당뇨병을 완치시키는 수단을 찾아 왔으며 그 중 하나가 췌장을 대체할 수 있는 기계적인 인공 췌장기를 생각하게 되었다. 이와는 별도로 장기 이식술이 발전하면서 췌장이식 수술도 당뇨병을 완치시키는 치료법으로 개발이 되었다. 최근에는 아직 완성되는 않았지만 당뇨병을 완치하기 위한 줄기세포와 유전자 치료에 연구노력이 집중되고 있다. 당뇨병 완치를 목표로 하는 각각의 치료 방법에 대하여 간단히 소개를 한다.

1) 인슐린 펌프

　인슐린 주사제가 처음 개발되고나서 환자가 인슐린 주사 치료를 받으면 비록 당뇨병이 완치되지는 않더라도 혈당조절은 잘 될 것으로 기대하였다. 그러나 인슐린으로 치료하는 단기간 혈당조절은 잘 되는 것처럼 보였지만 장기적으로 혈당조절은 완벽하지 못하여 결국 당뇨병의 합병증이 생기는 것을 막지 못하였다. 이러한 이유를 연구한 결과 인슐린을 보충할 때에는 1일 1회의 주사가 아니고 생체 인슐린의 분비와 똑같은 조건으로 지속적으로 주입하면 인슐린의 효과가 완벽하게 나타난다는 것을 알게 되었다. 인슐린이 인체에서 분비될 때에는 진동(펄스) 형태로 분비되며, 분단위로 분비량이 조절되고, 분비되는 위치는 복부의 간문맥으로 간세포에 효과가 먼저 나타나야 한다. 만약 인슐린을 정상인의 몸 안에서 분비되는 것과 똑같은 양상으로 주입할 수 있다면 당뇨병 환자의 혈당조절은 완벽해질 것이다. 그러나 아침에 한번 복부에 주사한 중간형 인슐린은 서서히 작용이 되므로 생체 인슐린의 분비 양상과 많이 달라서 효과에 차이가 생기게 된다.

　만약 췌장의 인슐린 분비기능과 똑 같은 기능을 가진 자동 주사기 또는 인공 췌장기를 만들어서 인슐린을 주입한다면 혈당조절이 더 잘 될 것이다. 이러한 생각에 기초하여 인공 췌장기라는 개념적 목표를 먼저 정하여 놓고 실제로 작동하는 기계적인 부분들을 하나씩 만들어 나아가기 시작하였다. 이상적인 인공 췌장기는 다음과 같은 조건들을 가지고 있어야 한다. 인공 췌장기는 혈당을 자동으로 측정하여 이에 따라 인공지능이 필요한 인슐린을 계산하여 주입하여야 한다. 인슐린 주사액을 주사하는 관의 끝은 피하가 아닌 간으로 가는 문맥(혈관)에 위치해야 한다. 인슐린을 보관하는 저장 용기에 지속적으로 인슐린을 보충해 주는 방법이 있어야 한다. 이 장치의 동력으로 전기가 공급되어야 하고 장치가 소형화되어 휴대가 가능하거나 몸 속에 삽입되어야 한다. 아직까지 완벽한 인공 췌장기는 완성되지 않았지만 어느 정도 부분적인 기능을 가진 휴대용 장치는 개발되었으며 이를 지속적 피하 인슐린 주입기 또는 인슐린 펌프라고 부른다.

최초의 인슐린 펌프는 1970년대 영국에서 만든 바이오스타라는 인슐린 자동 주입기이다. 바이오스타는 인공 췌장기의 기능 중에서 인슐린을 지속적으로 주입하는 부분만 기계적으로 만들었는데 크기가 너무 크고 작동 방법이 복잡하여 실용화되지 못한 실험적 기계였다. 이 후 인슐린 펌프는 꾸준하게 개량이 되었으며 무엇보다도 기계공학, 전자공학 및 컴퓨터 기술에 도움을 받아 소형화와 자동화가 많이 이루어졌다. 인슐린 펌프는 인슐린이 채워진 용기, 주사기, 미니모터, 소형 컴퓨터, 조절스위치 및 전원 공급장치가 설치된 작은 기계 장치로 되어 있다. 펌프의 주사기는 24인치 내지 42인치 길이의 플라스틱 관에 연결되어 있고 관의 끝은 27게이지 바늘이나 부드러운 테프론 주입관으로 되어 있다. 주입 장소는 주로 복부의 피부를 사용한다. 펌프는 모터를 이용하여 주사기의 피스톤을 전진시켜 프로그램이 된 속도에 따라 인슐린을 지속적으로 주사하거나 한번에 주사한다. 인슐린 펌프가 인슐린을 주입하는 방식에는 두 가지가 있다. 첫 번째는 기저 인슐린 공급으로 대개 시간당 0.4~2.0단위의 범위로 주입하며 시간에 따라 주입율을 변화시킬 수 있다. 둘째는 예정된 식사시간에 인슐린을 일시에 주입하거나 환자가 스위치를 눌러서 식사 인슐린을 투여하는 것이다. 식사 인슐린은 섭취하는 당질의양과 신체 상태에 따라 대개 4~30단위 정도를 주입한다. 질병, 스트레스 및 음식 섭취 증가에 의한 고혈당을 교정하기 위하여 일시 주입변경 방식을 이용할 수도 있다.

인슐린 펌프가 소형화와 (반)자동화에 성공하였지만 이상적인 인공 췌장기의 조건에 미치지 못하는 점은 다음과 같다. 혈당측정기가 내장되어 있지 않아서 혈당을 따로 측정하여야 한다. 측정된 혈당치를 가지고 인슐린을 얼마나 더 증감하여 투여할지는 사람이 결정해야 한다. 식사 인슐린 투여의 필요성과 시간은 기계가 자동으로 인식하는 것이 아니고 사람이 스위치를 누르는 방식이다. 인슐린을 펌프에 수일 간격으로 보충하여 주어야 하고 건전지는 수개월 간격으로 교체하여 주어야 한다.

인슐린 펌프는 1980년대부터 미국에서 실용화되었고 과거에는 외제를 수입하여 사용해 왔지만, 그 동안 국내의 여러 기술진이 펌프를 개발하여 현재 국산 펌프들은 세계 최고의 품질을 자랑하고 있고 가격도 수입품에 비하여 저렴하다. 자체적으로 혈당을 인식하여 자동적으로 적당량의 인슐린이 투입되는 폐쇄회로 인슐린 펌프가 최근 개발되어 사용이 가능해졌지만 아직 완벽하지는 못하며 향후에는 보다 더 편리한 인슐린 펌프가 개발될 것으로 기대된다.

인슐린 펌프를 이용한 인슐린 주입의 장단점은 다음과 같다. 인슐린 펌프 치료의 혈당조절 정도는 인슐린 주사를 일일 1~2회 주입하는 것에 비하여 우수하지만 일일 4회 주사하는 방법과 비교하면 차이가 없다. 따라서 비용 대 효과를 비교하면 일일 4회 주사가 더 우수할 수도 있다. 인슐린 펌프는 다른 치료법에 비하여 개개인의 생활 형태에 따라 유연하고 안전하게 혈당을 관리할 수 있는 면이 있다. 예를 들면 식사량, 운동량이나 질병 또는 스트레스 등이 있을 때 기초 인슐린과 식사 인슐린의 주입시기와 속도를 다르게 조절할 수 있다. 인슐린 펌프의 최대 단점은 불편함이다. 주사기 바늘을 배에 꽂아 놓고 24시간, 일년 내내 생활하는 것에 스트레스를 느끼거나 예민하다면 펌프를 사용할 수 없다. 식사 때마다 인슐린 주입 버튼을 눌러야 하고 혈당 측정치에 따라 인슐린 주입속도를 조절하여야 하므로 사용자는 펌프의 기계적 사용 방법뿐 아니라 펌프 조작의 원리에 대하여도 교육과 훈련을 받아야 한다.

일부 의료기관과 의사들은 당뇨병의 완치를 위하여 인슐린 펌프치료를 받을 것을 권하지만 이는 의학적으로 옳지 않다. 처음 진단받은 당뇨병 환자는 당뇨병을 완치시킨다는 인슐린 펌프 선전에 기대를 가지고 한 번쯤은 본인의 치료 방법으로 고려해 보지만 인슐린 펌프 치료는 인슐린의 주입 방법을 펌프라고 하는 기계로 하는 것으로 인슐린 주사 치료제가 가지고 있는 한계, 즉 완치 치료가 아니라는 본질은 변하지 않는다. 인슐린 펌프 치료가 기본적으로 적응이 되는 환자는 모든 제1형 당뇨병 환자와 인슐린 의존 단계로 들어선 제2형 당뇨병 환자들이며 다음과 같은 조건을 만족하여야 펌프 치료를 할 수 있다.

 【요점36】 인슐린 펌프 치료의 실제

인슐린 펌프 치료가 필요한 사람
① 제1형 당뇨병 환자
② 제2형 당뇨병 또는 기타 당뇨병이면서 인슐린의존 단계에 있는 환자

인슐린 펌프 치료가 도움이 되는 사람
① 인슐린 주사 다회 요법으로도 혈당조절이 불량하고 예측이 어려운 경우
② 환자가 완벽한 혈당조절과 안정화를 원하는 경우
③ 식사와 운동의 변화에 펌프를 이용하여 유연성을 증진시키고 싶은 경우
④ 당뇨병 환자가 임신을 계획하거나 임신을 한 경우

인슐린 펌프 치료를 시작하기 위한 조건
① 펌프의 기계적 조작법을 습득할 수 있어야 한다.
② 자가혈당 측정을 자주하고 이를 해석하는 교육을 받아야 한다.

③ 혈당관리와 인슐린의 효과에 대하여 교육을 받아야 한다.
④ 식사와 운동에 따라 인슐린의 양을 조절 하는 교육을 받아야 한다.
⑤ 시력이 좋지 않거나, 소아나 고령의 노인은 기계 사용이 어렵다.
⑥ 피부에 반창고 알레르기가 있으면 곤란하다.

인슐린 펌프 치료의 장점
① 혈당조절이 비교적 우수하다.
② 야간, 새벽 저혈당을 최소화 시킬 수 있다.
③ 펜 주사기에 비하여 체중 증가가 덜하다.
④ 식사와 운동량의 변화에 따라 인슐린 주입량을 조절하여 혈당을 조절할 수 있다.

인슐린 펌프 치료의 단점과 부작용
① 착용이 불편하다.
② 구입 가격이 비싸다(150~300만원).
③ 바늘과 소모품을 3일 간격으로 교환해야 한다.
④ 바늘 부위에 염증이 생길 수 있다.
⑤ 기계가 고장 나면 모르고 있다가 고혈당이 심해질 수 있다.
⑥ 식사 스위치를 모르고 두 번 이상 눌러 저혈당이 생기기도 한다.
⑦ 샤워와 목욕하기 전에 기계를 탈/부착해야 하는 번거로움이 있다.

 【그림38】 인슐린 펌프

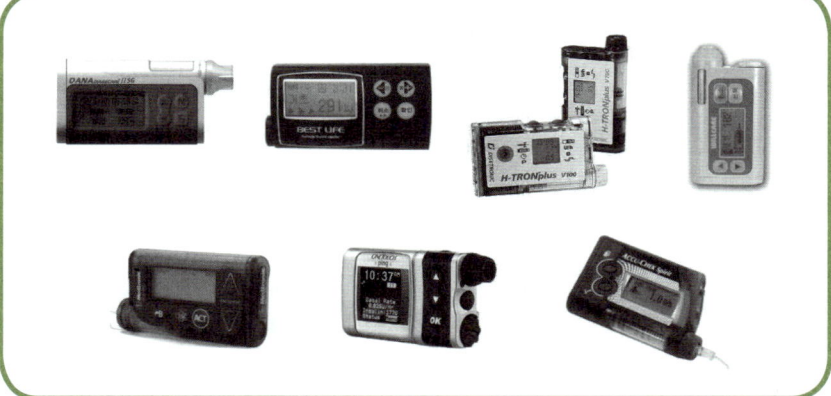

삽입식 인슐린 펌프는 체외 인슐린 펌프를 체내에 삽입할 수 있도록 개량한 형태이며 수술을 하여 복부에 삽입할 수 있다. 프로그램이나 인공지능도 외장형보다 더 진보된 형태이지만 인슐린을 외부에서 보충하여야 하는 번거로움과 내부에 삽입된 도관이 막히는 문제점 등 해결하여야 할 난제들이 아직 남아 있다.

2) 췌장이식

췌장은 두 가지 기능을 하고 있는데 약 99%를 차지하는 췌선세포 조직은 췌장액과 소화 효소를 분비하는 소화기능을 담당하고 있고 나머지 1%에 해당하는 췌도세포 조직이 인슐린 분비를 담당하고 있다. 당뇨병 환자에서 필요한 것은 췌선세포가 아니고 인슐린을 분비하는 췌도세포뿐이지만 췌장에서 췌도세포만을 따로 분리하기가 어렵기 때문에 전체 췌장을 이식하여서 당뇨병을 치료하는 것이 췌장이식이다. 췌장이식은 당뇨병을 완치시키는 치료로서 1966년도에 미국에서 최초로 시행되었으며 국내에서도 1980년대부터 시행되고 있다. 췌장이식의 방법은 췌장과 신장을 동시에 또는 췌장을 단독으로 이식하는 방법과 먼저 신장이식을 시행한 환자에서 일정한 시간이 지난 후 췌장을 이식하는 방법이 있다. 췌장과 신장을 동시에 이식하는 방법은 제1형 당뇨병으로 말기 신부전증이 생겨서 투석을 하고 있거나 곧 투석이 필요할 것으로 생각되는 환자에게 시행하며 가장 많이 시행되는 방법이다. 췌장 단독이식은 신장기능은 정상인 제1형 당뇨병 환자에서 두 가지 이상의 당뇨병 합병증이 계속 진행된 경우에 시행한다. 신장이식 후 행하는 췌장이식은 만성 신부전증이 생긴 환자에게 먼저 신장이식만 시행하고 건강이 좋아지면 경과를 보아서 췌장이식을 시행하는 경우로 대개 친인척간의 신장이식 후에 시행하는 경우가 많다.

이식 췌장의 1년 생존율은 1960년대에 20% 내외였지만 현재는 90% 이상으로 비교적 양호하다. 췌장이식 후 환자 삶의 질은 현저하게 향상되며, 당뇨병에 의한 합병증도 호전되거나 더 이상 진전이 되지 않는다. 췌장이식은 현재까지 알려진 제1형 당뇨병을 완치시키는 치료법으로 인정받고 있지만 현실적으로 몇 가지 어려움과 단점이 있어 제한된 환자에서만 시행되고 있다. 수술비용이 많이 들고 이식 수술이라는 대형 수술 과정을 거쳐야 한다. 수술 후에는 면역 억제제를 평생 복용해야 하는데 이 또한 비용이 들고 이식 거부 반응이 생기면 이에 대한 치료도 하여야 한다. 췌장의 공여는 전체 췌장을 이식하려면 뇌사상태 또는 불의의 사고로 사망한 환자로부터 췌장을 얻게 되는데 공여자와 수혜자가 서로 혈액형과 조직적합 항원이 같아야 하므로 기회가 제한이 된다. 최근에는 건강한 공여자의 췌장을 부분 절제하여 환자에게 이식하는 부분 췌장이식술이 국내에서 개발되어서 시행되고 있으며 향후 성적과 결과를 두고 볼 필요가 있다.

3) 췌도이식

췌장에서 당뇨병 환자에게 필요한 부분인 췌도세포만 골라서 이식할 수 있다면 보다 간편하고 효과적인 치료가 될 수 있는데 이를 췌도이식이라고 한다. 과거의 기술로서는 췌도세포를 손상이 없이 분리하기가 어려웠지만 생명공학 기술이 발전하여 췌장을 특수한 효소처리, 현미경적 분리 및 기계적 분리와 처리 등을 하면 살아있는 췌도세포를 분리하여 얻을 수 있게 되었다. 이렇게 췌도세포를 얻는 과정은 고도의 기술을 요구하게 된다. 분리된 췌도세포는 고체가 아니고 세포용액에 혼합된 세포현탁액인데 약 10ml를 정도의 세포 현탁액을 주사기를 이용하여 복강 내로 주사를 하거나 간문맥 혈관으로 주사하면 복강이나 간세포 사이에 달라붙어서 생존하게 된다. 췌도세포가 성공적으로 안착한다면 혈당에 반응하여 인슐린을 분비하기 시작하고 혈당은 감소한다. 췌도이식은 췌장이식과 달리 장기이식이 아니고 혈관과 신경조직이 없는 상태인 세포만 이식이 되므로 생리적이지 못하다는 근본적인 한계를 가지고 있다. 현재 일부 병원에서 췌도이식을 임상시험 단계 수준으로 시술하고 있지만 아직 기술이 완벽하지 못하여 췌도세포가 장기간 생존하지 못한다. 또한 췌도세포는 사람의 췌장에서 얻어야 하므로 구하기가 어렵다. 따라서 최근에는 돼지의 췌장에서 분리한 췌도세포를 사람에게 거부 반응이 없이 안전하게 이식하는 방법에 연구와 관심이 집중되고 있다.

4) 줄기세포 치료

인간 세포의 최초 출발은 정자와 난자가 합쳐진 수정체 세포에서 시작이 되고 수정난 세포가 점점 분화해 가면서 각각의 조직을 이루고 특정한 세포까지 분화하게 된다. 여기서 여러 가지 조직으로 분화할 수 있는 초기 단계의 세포를 줄기세포라고 한다. 인체는 성인이 되어서도 각각의 조직에 소수의 줄기세포가 남아 있어서 필요할 때 조직을 재생하는 역할을 하고 있다. 이러한 줄기세포를 인체 조직에서 분리하여 추출하고 배양하는 기술이 생명공학의 발전으로 가능해졌다. 현재 분리된 줄기세포를 가지고 질병치료에 사용하는 연구가 활발히 진행되고 있다. 만약 인체에서 얻은 줄기세포에 적당한 유전자 조작을 하여 인슐린을 분비하는 세포로 변형시킬 수 있고 그 세포를 다시 몸 속에 이식한다면 당뇨병을 완치 시킬 수 있다는 것이 당뇨병 줄기세포 치료이다. 또한 특수한 바이러스를 만들어서 이를 당뇨병 환자에게 주사하여서 간세포가 인슐린도 분비하는 세포로 바뀌어 진다면 당뇨병이 완치될 것인데 이는 당뇨병 유전자 치료가 된다. 이와 같은 일은 과거에는 꿈과 같은 일이었으나 줄기세포 치료와 바이러스 유전자 치료 예가 동물실험에서 2000년도에 성공을 거두게 된 이후로 당뇨병을 포함하여 각종 난치성 질병의 치료 분야에서 줄기세포 연구가 활발히 이루어지고 있다. 그러나 줄기세포 치료와 유전자 치료를 당뇨병 환자에서 적용하려면 여러 가지 많은 문제점들이 아직 산적해 있으며 미래에 실용화를 기대해 볼만 하다.

제6장

특별관리
- 소아, 노인 및 임신

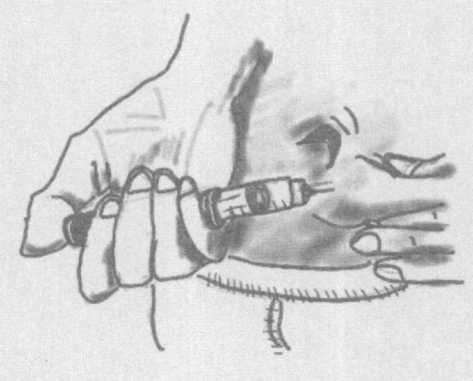

소아(제1형) 당뇨병의 원인은 성인(제2형) 당뇨병과는 전혀 달라서 자가면역계의 이상으로 인한 인슐린의 100% 결핍이며, 비만, 운동부족 및 과식은 원인이나 위험인자가 아니다. 치료 전략은 먼저 인슐린을 100% 보충하고 식사와 운동요법이 보조적으로 조화를 이루어야 한다.

노화되는 신체 조직은 당뇨병에 대하여 다르게 반응하며 개인별로 차이가 크다. 따라서 노인 당뇨병 환자의 관리는 특히 개별화하여야 한다.

임신성 당뇨병은 임신이라는 생리적 스트레스에 접했을 때 인슐린 분비가 충분하지 못한 것이 원인이다. 진단되면 임신 기간 동안 식사조절과 인슐린 주사로 혈당을 엄격하게 관리하여야 한다.

01 제1형(소아) 당뇨병

　소아 당뇨병과 제1형 당뇨병은 같은 의미로 사용된 적도 있지만 이제는 서로 분리하여 사용하고 있다. 소아연령에서 제1형, 제2형 및 기타 당뇨병 등 모든 종류의 당뇨병이 생길 수 있지만 제1형 당뇨병이 차지하는 비율이 제일 높아서 50~90% 정도가 된다. 제1형 당뇨병 환자는 실제로 모든 연령에서 발병하는데 약 절반이 20세 이전에 발병하고 나머지 절반은 20세 이후 성인에서 발병을 한다. 제1형 당뇨병의 국가별 발생율을 비교할 때에는 취학아동 연령대의 발생율을 비교한다. 세계적으로 제1형 당뇨병이 가장 많이 발생하는 나라는 북유럽이다. 핀란드에서는 1년에 취학아동 10만 명당 30~40명의 제1형 당뇨병이 발생하는데 비하여 우리나라에는 약 1.5명이 발병하여 세계적으로 제1형 당뇨병의 발생이 가장 적은 나라이다. 이러한 차이점은 제1형 당뇨병 발병에 관여하는 유전적 감수성이 민족간에 서로 다르기 때문이다. 최근 5년 사이에 우리나라 국민건강보험에 등재된 제1형 당뇨병 통계자료에 의하면 제1형 당뇨병 환자는 1세부터 80세 사이에 고르게 분포하고 있으며 전국에 약 30,000~40,000명의 환자가 있고 이중 소아 연령대에 제1형 당뇨병 환자는 약 10,000명 정도라고 파악되고 있다.

1) 증상과 진단

제1형 당뇨병의 발병 또는 진단시의 가장 특징적인 증상은 물을 많이 먹거나, 소변을 많이 보거나 또는 체중감소 등의 고혈당 증상이 심하게 나타나는 것이다. 이러한 증상의 발생은 아주 급작스러워서 시작된 날을 기억할 수 있을 정도이다. 허기가 계속 있고 식욕이 증가하여 밥을 많이 먹는데도 체중이 줄고, 쉽게 피로하며, 아이가 신경질적으로 되거나, 갑자기 학교성적이 떨어지기도 하며, 엉뚱하게 다리가 아프다거나 배가 아프다고 호소하기도 한다. 혈당검사를 쉽게 못하던 과거에는 당뇨병인지 모르고 소변을 많이 보는 아이를 그저 오줌싸개로 오인하는 경우도 있었다. 고혈당의 전형적인 증상이 처음 나타났을 때에 제1형 당뇨병은 이미 상당히 진행되어서 자가면역의 염증으로 인하여 췌도세포의 80% 이상이 파괴되어서 불행하게도 인슐린을 분비할 능력이 현저히 감소되어 있는 상태이다. 소아에서 당뇨병이 의심된다면 먼저 자가혈당측정기로 혈당을 측정하여 당뇨병인지 아닌지를 판별할 수 있다. 제1형 당뇨병이라면 혈당이 200 mg/dl 이상으로 높게 나온다. 혈당수치가 애매한 경우는 병원을 방문하여 경구당부하 검사를 할 수 있으며 정확한 진단을 위하여 내분비내과 전문의사에게 진료를 받아야 한다.

성인에서 제1형 당뇨병이 발병하면 소아와 달리 당뇨병의 증상과 진행이 느리게 진행되는 경우가 많다. 이러한 환자는 발병 초기에는 제2형 당뇨병으로 오인되어서 경구혈당강하제로 혈당조절을 하다가 수개월 혹은 수년이 지난 후에 제1형 당뇨병 환자로 판명이 되기도 한다.

소아에서 발병한 제1형 당뇨병을 치료하지 않고 있으면 당뇨병의 증상이 악화되어 다뇨로 인하여 수분 손실이 많게 되고 식욕부진이나 구토로 탈수까지 생겨서 당뇨병의 무서운 합병증인 급성 케톤산증이 시작될 수 있다. 케톤산증이 시작되면 초기 증상으로 조갈, 구토, 다뇨 및 탈수 등이 지속되면서 호흡이 가빠지고 내쉬는 숨에서 아세톤 냄새가 난다. 때로는 복통과 복부경직도 생길 수 있는데 이를 가끔 응급실에서 맹장염이나 췌장염으로 오진하기도 한다. 케톤산증이 시작되었는데 치료를 받지 않으면 5~7일 안에 사망에 이르게 된다. 인슐린 치료제가 없었던 과거에 소아 연령의 제1형 당뇨병 환자는 발병한지 5년 이내에 당뇨병으로 사망하였으며 사망의 원인은 급성 케톤산혈증, 영양실조 및 감염 등이었다. 소아 제1형 당뇨병 환자에서 당뇨병의 만성 합병증은 만 20세 이전에는 잘 생기지 않는다. 그러나 당뇨병이 발병한지 10~15년이 지났을 때 정밀 검사를 하여보면 만성 합병증이 조금씩 진행되고 있음을 알 수 있다.

제1형 당뇨병은 발병 연령, 증상, 검사결과 및 임상적 소견을 종합하여 진단을 내리게 된다. 혈액 검사에서 췌장의 인슐린 분비능을 알아 보는 씨펩타이드(C-Peptide)를 측정하거나 제1형 당뇨병 환자에서만 생기는 자가면역 항체인 췌도세포항체(Islet Antibody), 항개드(anti-GAD) 자가항체 또는 인슐린자가항체(Insulin Antibody) 등을 측정하여 진단한다. 그러나 제1형 당뇨병의 진단이 애매한 환자가 다수 존재하여 당뇨병 전문가들도 의견이 다른 경우도 있어서 수개월 혹은 수년이 경과하여 제1형 당뇨병으로 진단명이 바뀌는 경우도 자주있다. 제1형 당뇨병이 의심되는 상태와 증상을 정리하면 다음과 같다.

 【요점37】 제1형 당뇨병이 의심되는 경우

① 당뇨병의 발병이 만 20세 이전 또는 젊은 나이에 생긴 경우
② 당뇨병의 진단 당시 혈당이 높고(공복혈당 > 250 mg/dl) 증상이 심한 경우
③ 급성 케톤산혈증의 합병증이 있는 경우 또는 소변에 케톤체가 양성인 경우
④ 발병 초기에 경구용혈당강하제를 최대용량까지 사용하여도 혈당조절이 안 되는 경우
⑤ 형제 중에 제1형 당뇨병이 있는 당뇨병 환자
⑥ 혈액검사에서 씨펩타이드가 낮은 경우(기준은 < 0.5, 0.7, 1.0 ng/ml의 3가지가 있다)

소아의 제1형 당뇨병은 인슐린 치료 도중에 당뇨병의 증상이 없어지고 혈당이 낮아져서 당뇨병이 없어진 것처럼 보이는 밀월기가 찾아오기도 한다. 밀월기에는 당뇨병 상태가 좋아져서 인슐린 투여량이 감소되며 심지어 당뇨병이 완치된 것처럼 보이기도 한다. 밀월기의 지속기간은 사람에 따라 차이가 있고 밀월기 환자의 8~10%에서는 인슐린을 투여하지 않아도 정상 혈당범위를 유지하기도 한다. 밀월기는 인슐린 치료 시작 후 2개월 내지 6개월 사이에 70% 정도에서 나타나서 3~6개월 정도 지속되며 드물게는 1년 이상 지속될 수도 있다. 밀월기는 발병 초기에 인슐린 치료를 함으로서 췌도세포가 휴식을 취하게 되면서 남아있는 세포가 재생을 하여 인슐린 분비기능을 상당히 회복하는 현상으로 생각되고 있다. 밀월기 때에 인슐린 치료를 중단하면 절대로 안된다. 저혈당 증상이 초래

되지 않을 만큼의 최소 용량의 인슐린을 계속 주사하여 췌도세포를 보호하고 밀월기를 되도록 오래 유지하여야 한다. 밀월기가 지나고 나면 혈당이 다시 올라가는 시기가 찾아오며 이때에는 췌도세포가 거의 다 파괴된 상황으로 더 이상 인슐린이 분비되지 않는다. 환자는 외부에서 주사한 인슐린에만 의존하게 되어 저혈당과 고혈당이 자주 생기는 등 혈당 변화의 폭이 커진다.

2) 당뇨병 관리

제1형 당뇨병으로 진단되었으면 곧바로 인슐린 치료를 시작하도록 한다. 인슐린 치료를 하지 않고 다른 방법이나 검증되지 않은 치료약을 사용한다면 당뇨병 병세만 악화될 뿐이다. 인슐린 치료를 시작하면 체내의 영양소 분해작용은 감소되며 동화작용이 시작되어 당뇨병으로 인한 영양실조와 에너지 고갈이 회복되기 시작한다. 대개 수일 내에 다음, 다뇨, 다식 등의 증상이 감소하면서 활력이 생기고 근육의 힘이 증가하며 체중이 늘기 시작하는데 발병 이전 상태로 체력이 회복되려면 수개월이 필요하다. 인슐린 치료가 잘 되어서 당뇨병 관리가 잘 되고 있다는 지표는 혈당수치이다. 혈당조절의 기준은 환자의 연령과 합병증의 유무 등에 따라 다소 변경될 수 있지만 식전 혈당은 70~130 mg/dl, 식후 혈당은 80-150 mg/dl, 취침 전 혈당은 100~140 mg/dl 그리고 당화혈색소는 7.0~7.5% 미만을 유지하도록 한다(표 55).

【표55】 제1형 당뇨병 환자의 혈당조절 목표

지표	정상	목표
식전 혈당 (mg/dl)	< 90	70~130
식후 혈당 (mg/dl)	< 140	80~150
취침 전 혈당 (mg/dl)	< 100	90~150
당화혈색소 (%)	< 4.0~5.0	< 7.0~7.5

제1형 당뇨병 환자에서 혈당 목표치를 유지하기 위하여 식사, 운동 및 인슐린 주사가 조화를 이루어야 하는데 제2형이나 성인 당뇨병과 다른 점은 본인의 병세에 맞도록 인슐린제의 종류, 용량 및 횟수 등을 먼저 맞추고 식사와 운동은 보조적으로 이루어져야 한다는 것이다. 인슐린 주사 치료가 충분하지 않은 상태라면 식사와 운동요법을 최고로 강화하더라도 제1형 당뇨병 환자에서 목표 혈당치를 절대로 이룰 수 없으며 인슐린 주사를 맞지 않은 상태에서 운동을 심하게 하면 고혈당이 생기고 급성 케톤산혈증까지 생길 수 있다.

소아 당뇨병 관리의 최종적인 목표는 혈당을 정상적으로 유지하여 합병증을 예방하고 신체적, 정신적 건강상태를 유지하는 것이다. 병원에서 혈당검사를 적절한 간격으로 실시하여 혈당조절이 잘되는지를 확인하도록 한다. 혈당조절은 공복 시와 매 식전의 혈당을 정상에 가깝도록 유지하고 섭취한 당분의 10% 이하만이 소변으로 빠지도록 해야 한다. 이 목표만 이루어진다면 제1형 당뇨병이 있는 아이들은 에너지를 충분히 이용할 뿐만 아니라 정상적으로 성장하면서 생활해 나아갈 수 있다. 혈당조절의 정도가 정상에 가까우면 좋겠지만 현실적으로 청소년기 제1형 당뇨병 환자의 당화혈색소 목표치는 제2형 당뇨병 환자의 목표 6.5%보다 조금 높게 하여 7.0~7.5% 정도로 한다.

소아는 정신적, 육체적으로 미성숙 단계에 있어 본인이 당뇨병이라고 하는 만성질환 환자임을 제대로 인식하지 못하는 경우가 대부분이다. 당뇨병 치료를 위한 여러 가지 방법과 원칙들을 수용할 만한 자세가 안된 경우가 많아 당뇨병을 부정하며 혈당관리 치료에 반항하는 행동을 보이기도 한다. 따라서 소아의 제1형 당뇨병은 주위 가족들의 도움과 협조 및 이해가 절실히 필요하며 정신과 육체적으로 건강한 삶을 유지하고 성장할 수 있도록 종합적인 당뇨병 관리가 필요하다.

3) 인슐린 치료

제1형 당뇨병 환자에서 인슐린의 효과가 생체리듬과 가능한 일치하고 혈당조절이 잘되도록 하려면 인슐린을 주사의 횟수가 일일 1~2회는 부족하며 3~4회 이상 필요하고 혹은 인슐린 펌프를 통해 지속적으로 인슐린을 주사하여야 한다. 인슐린을 하루에 한번 주사하는 경우는 발병된 지 얼마 안되어 췌도세포의 인슐린 분비기능이 남아 있는 경우에 사용할 수 있으나 췌도세포의 잔여기능 보호 차원에서는 바람직하지 못하다. 인슐린을 2~3회 이상 투여하면서 속효성 인슐린과 지속형 또는 중간형 인슐린을 조합하여 사용한다. 하루에 두 번 투여하는 경우는 속효성 인슐린과 중간형 인슐린을 아침 식전과 저녁 식전에 함께 투여하는 방법이 있고 아침 식전에 두 가지 인슐린을 함께 투여하고 잠자기 전에 중간형 인슐린을 투여하는 방법이 있다. 하루 3회 투여한다면 아침, 점심, 저녁 식전에 속효성 인슐린을 투여하거나 혼합형 인슐린을 식사직전 3회 투여할 수 있다. 편리성을 위하여 점심 주사를 빼고 아침과 저녁 식전에 2회 투여할 때에는 점심 식후에 혈당조절이 잘 안될 수 있다. 하루 4회 투여할 경우는 매 식전에 속효성 인슐린을 주사하고, 잠자기 전이나 아침에 중간형 또는 지속형 인슐린을 투여한다. 이렇게 하루 3~4회 이상 주사하는 적극적인 인슐린 주사방법은 번거롭지만 혈당조절이 가장 잘되고 당화혈색소가 목표 수치에 도달하게 되어 당뇨병의 만성 합병증을 현저히 감소시킬 수 있다. 혈당측정기의 보급과 펜 인슐린의 사용으로 다회 인슐린 주사요법을 과거보다 더 편리하고 정교하게 할 수 있다. 다회 인슐린 요법의 인슐린 용량조절 기본 원칙은 다음과 같지만 개인에 맞는 정확한 인슐린 용량은 개별적으로 의료진과 같이 상의하고 처방을 받아야 한다.

기저 인슐린과 초속효성 인슐린을 합한 일일 총 인슐린 용량을 먼저 계산하여 본다. 제1형 당뇨병환자에서 일반적으로 하루에 필요한 인슐린 용량은 체중당 0.5~1.5단위이다. 총 인슐린의 양은 개인에 따라, 남녀에 따라, 비만도에 따라, 사춘기 유무에 따라 차이가 많이 나는데 미리 예측하기는 어렵다. 실제로 사용하는 방법은 우선 기저 인슐린을 저용량으로 투여하면서 공복혈당을 관찰하여 경험적으로 기저 인슐린 용량을 알아내는 것이다. 기저 인슐린의 용량은 대개 10~30단위 정도가 된다. 기저 인슐린 용량이 어림잡혀지면 이 용량의 0.8~1.2배 정도가 식사 때에 필요한 초속효성 인슐린의 총량이 된다. 총 식사 인슐린을 30단위라고 하면 아침, 점심, 저녁에 각각 10단위씩 일단 배분하여 놓고 조금 더 낮은 용량에서 주사를 시작한 다음 혈당 반응에 따라 용량을 조절한다. 경험에 의하면 대개 식사 인슐린은 4, 6, 8, 10, 12, 14, 16~20단위 정도가 필요하다. 일상 생활을 하면서 활동의 정도, 대사상태 및 식사량 등을 감안하여 인슐린의 양을 조절한다. 기저 인슐린은 신체의 상태에 따라 조절하고, 식사 인슐린은 식사의 종류와 양에 따라 용량을 조절하며 최종적으로는 혈당 측정치의 변화를 관찰하고 인슐린 용량을 전체적으로 조절해야 한다.

4) 식사와 운동요법

소아 및 사춘기 연령의 당뇨병 환자는 성장을 위한 추가 칼로리가 필요하므로 식사요법에 이를 감안하도록 한다.

성장기에 필요한 칼로리는 1,000 + (나이 × 100)로 계산하여 섭취량을 정하도록 한다(표 56). 안정된 조건 하에 소모되는 기본대사 칼로리 소모는 성인에 비해 소아 연령에서 훨씬 많다. 남자에서는 14~18세에, 여자에서는 11~14세에 가장 많은 칼로리를 필요로 하며 그 후 점차 감소한다. 칼로리 섭취가 적당한가를 평가하는 데에는 신장과 체중의 변화를 관찰하여 이용한다. 일반적으로 6세 이후의 연령에서는 3번의 식사와 오후 및 자기 전 간식이 필요하고 식사와 간식시간은 주사한 인슐린의 작용 최고시간과 일치하도록 조절한다. 주위의 가족들도 환자가 칼로리나 당분보다는 영양가가 많은 음식을 골고루 섭취하는 식사습관이 생기게 도와주도록 한다. 외식 시에 한끼에 필요한 열량에 맞도록 허용된 칼로리 범위 내에서 음식을 섭취하도록 하고 추가되는 열량이 있다면 식사 인슐린의 용량을 올려서 맞도록 한다.

【표56】 성장기 일일 필요 칼로리

구 분		필 요 량
생후 1년까지		1,000칼로리
2~10세		1,000 + 100칼로리/년
남자	15세 이상	매우 활동적인 경우: 50 칼로리/kg 보통 활동하고 있는 경우: 40 칼로리/kg 주로 앉아있는 경우: 30~50 칼로리/kg
여자	11~15세	2,000 + (50~100 칼로리/년)
	15세 이상	성인과 동일하게 계산

소아연령이나 사춘기에는 단백질의 섭취가 매우 중요하며 단백질은 매 식사마다 골고루 나누어 섭취하는 것이 좋다. 단백질 식사는 식사 만족도를 증가시켜서 공복감을 감소시키는 작용도 나타낸다. 전체 칼로리의 12~20%를 단백질에서 섭취하도록 한다. 지방질은 전체 칼로리의 20%를 차지하도록 하며 식물성인 불포화지방산과 동물성인 포화지방산 모두를 골고루 섭취하도록 한다. 나머지 55%는 당질에서 섭취하도록 하는데 당질 중 70% 이상은 전분과 같은 복합체로 섭취하도록 하고 설탕과 같은 단순 복합체는 급격한 고혈당을 일으키므로 피해야 한다.

주식과 간식의 열량 배분은 다음과 같이 한다. 3회의 식사와 2~3회의 간식으로 구성하며 열량 배분은 식품 섭취량, 활동상태 및 인슐린 치료 등을 고려하여 유동적으로 조정한다. 당질은 매끼 25~30%, 간식에 8~10% 정도로 배분한다. 야식과 간식은 혈당이 서서히 올라가는 당질과 단백질로 구성하는 것이 좋으며 취침 전 혈당 검사로 야식의 양을 조절한다. 취침 전 혈당이 80 mg/dl 보다 낮다면 야식을 2배로 증가시키고 혈당이 80~120 mg/dl라면 야식을 평소 양의 1.5배 증가 시킨다. 소아 당뇨병 환자의 1일 식단 구성(교환단위) 예는 다음 표 57을 참고한다.

【표57】 소아 제1형 당뇨병 환자에서 권장되는 칼로리 섭취량과 식단구성

식품군	칼로리	1,200	1,400	1,600	1,800	2,000	2,200	2,400	2,600	2,800
곡류군		5	6	7	8	9	10	11	12	13
어육류군	저지방	1	1	1	2	2	2	3	3	3
	중지방	2	2	3	3	4	4	4	4	5
채소군		6	6	6	7	7	7	7	7	8
지방군		3	3	3	4	4	4	5	5	5
우유군		1	2	2	2	2	3	3	3	3
과일군		2	2	2	2	2	2	2	3	3

학교급식을 이용하는 경우 식품선택과 칼로리양을 조절하는 방법을 알고 있어야 한다. 학교급식 식단을 사전에 알고 부족되는 부분은 집에서 보충식품을 준비한다. 또한 학교생활에서 저혈당과 고혈당을 고려하여 운동 전, 운동 시, 운동 후의 간식을 배분하는 것도 중요한 일이다.

운동은 당뇨병 관리뿐만 아니라 성장과 발육과정에 있어서 필수적이다. 소아 당뇨병 환자의 운동은 칼로리 소모를 촉진시켜 혈당조절을 원활하게 하며 인슐린에 대한 민감도를 증가시키고 비만을 예방하며 고지혈증을 감소시키고 자신감을 증가시킨다. 운동을 규칙적으로 하면 인슐린 주사량을 10~30% 정도 감소시킬 수 있다. 일주에 3~4일 정도 운동을 하면 혈당을 감소시키는 효과가 지속되고 식후의 운동은 혈당의 급격한 상승을 막아준다. 그러나 심한 운동은 운동 후에 저혈당이 생길 수 있으므로 단시간에 하는 격렬한 운동은 삼가도록 하며 운동 중이나 운동 후에 오렌지 주스나 포도당이 포함된 음료나 캔디를 추가하여 섭취하는 것이 좋다. 운동 시에는 혈류가 증가되어 외부에서 주사한 인슐린의 흡수속도가 빨라지므로 인슐린 작용이 갑자기 강하게 나타날 수 있다. 달리기나 조깅 혹은 다리 운동을 많이 하는 경우에는 인슐린을 팔이나 복부에 주사하도록 한다. 식사한지 7~8시간 후에 운동을 할 경우에는 운동 중에도 쉽게 저혈당이 생긴다. 운동하기 전 마지막 식사량이나 음식 종류에 따라서 운동 중이나 운동 후에 저혈당이 생기기도 하므로 주의를 요한다. 운동을 할 때 추가로 필요한 칼로리는 표 58을 참고한다.

【표58】 소아 제1형 당뇨병 환자에서 운동 시의 추가 필요 칼로리

혈당수준 (mg/dl)	운동의 종류에 따른 추가 칼로리		
	가벼운 운동(걷기, 천천히 자전거타기)	중등도 운동(테니스, 수영, 조깅, 자전거타기)	심한 운동(축구, 하키, 야구)
< 80	시간당 과일 1단위 또는 곡류 0.5단위	운동 전 육류 1단위+곡류 0.5단위+우유 1단위 섭취하고, 운동하면서 시간당 과일 1단위 섭취	운동 전 육류 2단위+곡류 1단위+우유 1단위+과일 1단위 섭취하고, 이후에는 혈당수준을 관찰하여 필요한 만큼 섭취
80~179	추가섭취 필요 없음	시간당 과일 1단위 (또는 곡류 0.5단위)	육류 1단위+곡류 0.5단위+우유 1단위
180~300	추가섭취 필요 없음	섭취하지 않음	시간당 과일 1단위 (또는 곡류 0.5단위)
> 300	운동하지 말 것	운동하지 말 것	운동하지 말 것

5) 완벽한 혈당관리를 이루기 위한 노력

1921년 이후 인슐린이 혈당조절 치료약제로 사용되면서 인슐린을 투여하면 혈당조절이 완벽할 것으로 기대하였지만 현실은 그렇지 않아 제1형 당뇨병 환자에서 인슐린 주사치료를 잘 하더라도 결국에는 합병증이 생기고 혈당조절은 제대로 안되면서 저혈당도 발생하고 체중도 과도하게 증가된다는 것을 알게 되었다. 이의 근본 원인은 인슐린은 진통소염제와 같은 화학약품이 아니라 생물학적 단백질 호르몬으로서 24시간 동안 매 순간마다 분비량이 정교하게 조절되어야 하는 것인데 한두번의 인슐린 주사는 이를 따라갈 수 없다는 것이었다. 인슐린 주사를 생리적 인슐린 분비에 가깝도록 주사/주입하면서 저혈당과 혈당 측정의 번거로움 등, 수반되는 여러 문제점들을 개선하고 편리성을 극대화시켜서 혈당조절을 완벽하게 하고자 하는 노력들이 하나씩 개발되어서 현재 완벽한 혈당관리의 필수적인 요소가 되고 있다. 이러한 노력들의 결과로서 제1형 당뇨병 환자의 혈당조절이 많이 향상되어 과거에는 당화혈색소가 8.0% 이하로 조절하기가 쉽지 않았지만 최근에는 6.5%에 도달하는 제1형 당뇨병 환자들도 많아지고 있다. 제1형 당뇨병 환자에서 보다 나은 혈당관리를 위한 노력들을 간략히 소개하여 본다.

인슐린의 개량 (Improvement of Insulin): 1990년도 이전에는 인슐린이 NPH와 속효성 두 가지뿐이었으며 인슐린의 품질도 떨어져서 완벽한 혈당조절을 하는 데에 가장 커다란 걸림돌이었지만 현재는 약품제조 기술과 유전공학의 발달로 좋은 품질의 인슐린을 생산하고 있으며 작용시간도 기초 인슐린과 식사 인슐린 및 혼합형으로 구분된 인슐린제제가 사용되고 있다.

다회 인슐린 주사 (Multiple Insulin Injection): 과거의 인슐린 주사는 일일 1~2회 주사하는 경험에 의한 방법이었지만 현재 인슐린 주사는 인체의 생리와 유사하도록 다회 주사하는 것을 권하고 있다. 다회 인슐린 주사는 실제로 인슐린 주사제가 작용시간에 따라 여러 가지로 개발이 되었기에 가능해진 것이다.

인슐린 주사기와 바늘 (Insulin Syringe & Needle): 1980년대까지 인

슐린을 주사할 때 일반주사기 1ml를 사용하였다. 이러한 일반 주사기는 주사기 바늘 부분에 약이 남아 있는 공간이 있어서 인슐린 용량에 변수가 되었고 주사바늘도 굵어서 통증이 많았으며 바늘이 길어서 근육이나 혈관을 찌를 염려도 있었다. 현재는 이를 개선한 인슐린 전용 주사기를 사용하고 있다. 주사바늘의 굵기는 게이지(Gauge) 표시하는데 인슐린 주사기는 가장 가느다란 29, 30, 31G(각각 바늘의 외경이 0.330, 0.305, 0.254mm)의 바늘을 사용하며 길이는 4, 5, 6, 8mm를 주로 사용한다. 또한 인슐린 펜용으로 일회용 펜니들도 따로 생산되고 있다.

바늘없는 주사기 (Needle Free Injector): 인슐린 주사치료를 회피하고 공포를 유발하는 핵심은 바로 바늘이다. 압축공기를 사용하면 주사약을 바늘이 없이 피하로 주입할 수 있다. 이를 위해서 주사기는 압축공기나 스프링을 이용한 피스톤이 있어야 하므로 주입기구가 크고 복잡해지며 제조단가도 비싸진다. 또한 압축 공기가 피부를 관통할 때의 통증도 생긴다. 따라서 바늘 없는 주사기는 개발은 되었지만 아직 상업적으로 성공하지 못하고 있다.

인슐린 펜 (Insulin Pen Device): 인슐린 펜이 처음 등장한 것은 1980년대이다. 초창기에는 펜의 구조가 조잡하고 완성도가 떨어져서 사용하기에 불편하였고 바이알에 비하여 가격이 비쌌다. 현재는 펜 제작 기술이 발전하여 사용하기에 편리한 펜주사기가 사용되고 있다.

디지털 인슐린 펜 (Digital Insulin Pen): 다회 인슐린주사 요법을 할 때 주사를 언제, 몇 단위를 맞았는지 적어 놓지 않으면 잊어버리기 쉽다. 또 계획된 주사의 양을 착각할 수도 있고 주사한 총량을 알려면 계산을 하여야 한다. 인슐린 펜주사기를 디지털화 및 자동화 한다면 이러한 문제점들을 편리하게 해결할 수 있다. 국내기업에서 개발한 디지털 인슐린 펜은 조만간 상용화 될 예정인데 이 펜에는 전용 인슐린액 카드리지가 필요하다.

극세 채혈침 (Thinnest Diabetic Lancet): 매일 여러 번 손가락에서 혈액을 얻기 위하여 찌르는 란셋 또는 채혈침의 통증을 줄이고자 바늘의 크기를 더 작게 만들어서 판매하고 있다. 일반적으로 쓰이는 채혈침은 28G(0.35mm)이지만 더욱 가늘게 만든 36G(0.18mm) 제품이 판매되고 있는데 피부가 두껍지 않은 소아와 여성에서 유용하다.

간이 혈당측정기의 개발 (Portable Glucose Meter): 현재 보편화되어 사용되고 있는 간이혈당측정기는 처음 등장한 이후 사실 당뇨병 혈당 관리에 혁명적 변화를 가져왔다. 최초의 기계는 조잡스러웠지만 꾸준한 개량을 통하여 우수한 성능과 저렴한 가격의 혈당측정기가 사용되고 있다.

무혈당 혈당측정기 (Bloodless Glucose Meter): 혈당을 측정할 때 혈액을 얻지 않고 피부가 얇은 곳에 적외선 분광기를 대고 혈당을 측정하는 기구가 개발되었다. 손가락이나 귀볼에 기구를 갖다 대고 측정하는데 정확도가 혈액에 비하여 떨어지고 가격이 비싸지만 현재 꾸준한 개선이 이루어 지고 있다.

지속적 혈당측정기 (Continuous Glucose Monitoring System): 혈당을 1회만 단편적으로 측정하는 것이 아니고 연속적으로 측정한다면, 즉 실제의 모든 혈당을 알게 된다면 혈당의 변화와 이에 영향을 미치는 요인을 심도있게 분석하여서 의료진이 그 결과를 인슐린 용량조절에 반영할 수 있는데 그러한 목적으로 개발된 것이 지속적 혈당측정기이다. 2000년도에 상용화가 되었으며 이후 기술의 발전으로 획기적으로 소형화되고 정확성이 높아졌으며 현재도 새로운 기술이 계속 개발되고 있다.

**실시간 지속적 혈당측정기 (Real Time Continuous Glucose

Monitoring System): 혈당을 실시간으로 측정하여 알고 감시할 수 있다면 혈당관리에 매우 유용할 것이다. 이 기계는 혈당을 측정하는 소형 센서와, 전송기 및 결과를 나타내는 모니터로 구성되어 있으며 더욱 발달하여 무선으로 디지털 기구나 스마트폰으로 전송하는 수준까지 도달하였다. 또한 저혈당과 고혈당에 대한 알람 기능도 설정이 가능하다. 소아 제1형 당뇨병 환자와 당뇨병 환자의 임신에 유용하게 사용될 수 있다. 그러나 환자나 보호자가 실시간 혈당측정의 결과를 해석하고 대처하는 능력이 있고 훈련을 받은 경우에 이 기계를 효과적으로 사용할 수 있으며 소모품 구입 가격도 비싼 편이다.

02 노인 당뇨병

우리나라 노인인구의 비율이 급속도로 높아지면서 65세 이상 노인이 1980년에는 145만 명이었던 것이 2005년에 400만 명에 이르러 전체 인구의 8%나 차지하며 2020년에는 노인인구가 14%, 약 700만명에 이를 것으로 예측된다. 당뇨병은 노화와도 관련된 질병이다. 국내 역학조사에 의하면 65세 이상 인구 중 약 20%는 당뇨병이 있고 30%는 내당능장애가 있다고 한다. 과거 수명이 길지 못하던 시절에 건강히 살다가 약 60대에 중풍이나 암으로 사망하는 경우가 많았다. 지금은 80세를 넘어 장수하게 되었는데 만약 70세에 당뇨병이 생겼다면 나머지 10년 이상을 당뇨병 환자로서 살아가게 된다. 노인인구가 증가하면 전체적으로 당뇨병 환자의 비율도 같이 늘어난다. 65세 이후 노년에 발병하는 당뇨병은 젊은 사람 당뇨병의 증상과 임상 양상이 다소 다른 점이 있다. 예를 들어 전형적인 당뇨병의 고혈당 증상이 나타나지 않는 경우가 많고, 합병증이 이미 있거나 늦게 진단되기도 하며 고혈당이나 저혈당과 같이 급성 합병증이 더 빈번히 발생하게 되는 점이다.

성인 이후 연령이 증가함에 따라 공복 시 혈당은 10년마다 약 1 mg/dl씩 증가하고 식후 혈당은 10년마다 약 5 mg/dl씩 증가한다. 연령의 증가에 따라 조금씩 혈당이 상승하므로 노인들은 고령이 되면 자연히 혈당이 당뇨병 쪽으로 진행하게 되는 것이다. 노인에서 내당능장애와 당뇨병이 늘어나게 되는 이유는 인슐린을 분비하는 세포도 노화가 되고 또 인슐린이 작동하는 근육세포도 노화가 되므로 혈당이 올라가게 되는 것이다. 또한 근육량 감소, 복부비만의 증가, 신체활동의 감소, 인슐린에 의한 포도당 이용의 감소, 노폐물 증가에 따른 세포 활성의 감소 및 열량소비 감소 등이 노년이 되면서 점차 심화된다. 그 외에도 운동부족, 식사섭취 불량, 혈당을 증가시키는 여러 가지 약제(고혈압, 관절염 및 피부병 약 등)의 남용 및 은퇴 후 고독감에 따른 스트레스 증가 등도 노인에서 당뇨병을 유발하거나 악화시키는 요인이 된다.

1) 증상과 진단

노인에서는 당뇨병의 전형적인 증세 없이 당뇨병이 진행될 수 있으며 본인이 당뇨병을 가지고 있다는 사실을 전혀 모르고 지내는 경우가 많으므로 65세 이후에는 정기적으로 혈당검사를 하여 숨어 있는 당뇨병을 찾아내는 것이 필요하다. 노인에서 공복 혈당은 정상인데 식후 혈당만 많이 올라가는 경우가 흔하다. 이 경우 공복혈당만 측정하고 나서 당뇨병이 아니라고 판단한다면 당뇨병의 진단을 놓칠 수도 있으므로 주의하여야 한다. 노인에서 당뇨병이 생기는 것은 이상한 일은 아니지만 암, 갑상선질환, 감염과 같은 동반 질환이나 약물복용 등으로 2차적으로 혈당이 올라가거나 당뇨병이 갑자기 악화되는 경우가 종종 있으므로 주의를 기울여야 한다. 노인도 성인과 마찬가지로 혈당검사를 하여 최소 두 번 이상 공복 시 혈당치가 126 mg/dl 이상이거나 다뇨, 다음, 다식과 같은 증상이 있고 혈당치가 200 mg/dl 이상인 경우에 당뇨병으로 진단한다. 경구당부하 검사는 대체로 필요하지 않으나 필요하면 시행할 수 있다.

노인에서는 콩팥의 기능이 노화로 감소되고 갈증에 대한 감각이 둔화되어 있어 고혈당으로 인한 증상인 다뇨와 다음의 증상이 잘 나타나지 않게 된다. 노인에서는 또한 경미한 전신 증상과 함께 서서히 진행하는 연부조직 감염, 체중감소, 피로감 및 허약감 등이 있으면서 급성 착란증세 또는 우울증 등의 신경정신과적 증상이 당뇨병의 증상으로 나타나기도 한다. 노인 당뇨병 환자에서 혈당조절이 불량한 경우 인지기능의 장애를 초래할 수 있는데 가끔 치매 증상으로 오인 받기도 한다.

일반적으로 노인에게서 당뇨병이 생기게 된다면 99% 이상이 제2형 당뇨병이다. 그러나 노인의 특성상 다른 질병을 동반하거나 다른 장기의 기능이 저하되어 있는 경우가 많아서 혈당 조절을 위하여 인슐린 치료가 필요한 경우가 많다. 노인 당뇨병 환자에게 발생한 합병증은 성인 당뇨병에서 볼 수 있는 모든 합병증의 증상에 더하여 노인의 신체적 특성들이 합쳐져 있는 양상을 보이게 된다. 젊은 환자에 비해 같은 기간의 질환이라도 망막증 등의 위험이 증가고 당뇨병성 근육위축과 같은 노인 특유의 질병이 생기기도 하며 동맥경화에 의해 발생하는 심장병이나 뇌혈관 질환도 더 많이 나타난다.

2) 당뇨병 관리

노인 당뇨병의 치료는 당뇨병 치료의 원칙인 식사요법, 운동요법 및 인슐린을 포함한 약물요법이 삼위일체가 되어 혈당을 관리하여 합병증을 예방하되 특히 저혈당과 같은 부작용이 없도록 하고 고혈당 증상을 호전시켜서 삶의 질을 향상시키도록 한다. 노인 당뇨병 환자는 환자의 남은 여생과 현재의 생물학적 나이를 고려하여 예측되는 합병증 위험도와 삶의 질 유지 등이 균형을 맞추는 선에서 혈당관리 목표를 개별화하도록 한다. 최근 초고령 노인인구가 많이 늘어나면서 연령으로는 70~80세 이지만 건강관리를 잘하여 왔고 영양상태도 양호하여 생물학적 연령으로는 10년 이상 젊게 보이는 노인들을 자주 접하게 된다. 따라서 과거처럼 남은 여생이 얼마 남지 않은 노인을 대하는 것과는 달리 당뇨병 관리에 소홀함이 없도록 주의를 기울여야 한다.

70세 이상 노인에서 혈당조절의 목표는 공복 혈당 130~150 mg/dl 미만으로, 식후 혈당은 200~250 mg/dl 이하로 유지하도록 한다(표 59). 노인환자는 혈당이 낮은 것에 대한 내성이 낮으므로 저혈당을 피하는 것이 중요하다. 또한 당뇨병의 혈관 합병증을 악화시킬 수 있는 흡연이나 고혈압 등의 위험인자를 같이 치료하는 것도 중요하다.

【표59】 노인 당뇨병 환자의 혈당조절목표

지 표	정 상	목표-1	목표-2
식전 혈당 (mg/dl)	< 110	90~120	120~150
식후 2시간 혈당 (mg/dl)	< 150	130~180	< 250
당화혈색소 (%)*	< 6.0	< 7.0	< 8.0

건강한 노인 당뇨병 환자의 경우, 식전 혈당은 90~120 mg/dl, 취침 전 혈당은 90~150 mg/dl, 그리고 당화혈색소는 7.0% 미만을 유지하도록 한다. 만약 동반질환이 있거나 기능장애가 있다면 이보다 목표혈당을 높게 설정해야 한다. 이미 당뇨병의 이환기간이 길거나 기대 여명이 짧은 경우, 다른 심각한 동반질환이 있거나 이미 혈관합병증이 발생한 경우에는 혈당조절 목표치를 앞서 말한 기준보다 높게 설정하는 것이 권장된다.

젊은 환자들과 마찬가지로 노인 환자도 처음 당뇨병이 진단되었지만 고혈당이 심하지 않다면 먼저 식사조절로 혈당관리를 시작하여 본다. 만약 환자가 비만이라면 체중감소로 혈당이 조절될 수도 있다. 다이어트를 할 때에는 적절한 영양상태를 유지하여 비타민이나 무기질 등의 영양소 결핍이 오지 않도록 하여야 한다. 반대로 노인 환자에서 식욕상실이 있다면 소외감, 식사동반자의 결핍, 우울증 등의 정신적 문제 및 치아결손, 위장질환, 만성 질환 등으로 인한 신체장애가 원인일 수 있으므로 살펴보아야 한다.

노인은 기억력과 인식능력이 저하되어 있기 때문에 노인에게 하는 당뇨교육 내용은 간단해야 한다. 노인들은 맛에 대한 감각이 떨어져 자극적인 음식 즉 맵고 짠 음식을 선호하게 되는데 이것은 고혈압이나 신장에 좋지 않은 영향을 주기 때문에 주의하도록 한다. 심야의 저혈당을 방지하기 위해 취침 전 간식이 필요할 경우도 있다.

식사요법과 함께 개인의 능력에 따라 운동요법을 시행하도록 한다. 일주일에 3번 20~30분간 식후에 걷는 것이 도움이 된다. 그러나 노인 당뇨병 환자들은 당뇨병 외에 심혈관 질환 같은 다른 질환이 동반되어 있어서 사전 평가를 통해 알맞은 운동을 할 수 있도록 하는 것이 중요하다. 증식성 망막증, 백내장, 말초신경병증 및 말초혈관장애 혹은 관절염 등의 문제점도 사전에 미리 파악하여야 한다. 운동을 갑자기 시작하면 심혈관 질환에 의한 돌연사나 골관절 등에 손상이 올 수 있으므로 충분히 주지시켜 이에 대한 사고를 방지해야 한다. 적당한 운동을 규칙적으로 함으로써 연령 증가에 따른 근육량 감소를 예방할 수 있다.

식사요법과 운동요법을 1~2달 시행하여도 계속 공복 혈당치가 감소하지 않는다면 혈당강하제를 사용하도록 한다. 노인 당뇨병 환자들은 설폰요소제에는 예민하게 반응하므로 치료 시작 시에는 반드시 적은 용량으로 투여하고 1~2주 간격으로 용량을 올리도록 한다. 저혈당의 위험이 없고 용량조절이 필요 없는 글립틴계열의 약제는 처음부터 정상 용량으로 시작하여도 된다. 경구 혈당강하제 사용에서 고려해야 할 사항은 되도록 간단한 처방을 내리고 소량으로 간단히 먹게 하고 다른 약물과의 상호작용을 생각하며 다른 질환 동반 여부와 체중 및 지질에 대한 효과 등을 함께 살핀다.

공복 혈당이 높거나 경구용 혈당강하제로 조절이 어렵다면 인슐린 치료를 시작하는 것이 좋다. 체중이 계속 감소되거나 심한 감염, 심근경색증, 수술 전후에도 인슐린을 사용하도록 한다. 처음에는 소량의 지속형 기저 인슐린 또는 중간형 인슐린을 아침 식전 1일 1회 주사한다. 인슐린 치료는 단독 요법이나 경구 혈당강하제와의 병합요법이 가능하다. 인슐린 사용에 대한 거부감이 있는 경우는 그 필요성과 장점에 대하여 환자가 이해할 수 있는 설명이 있어야 환자의 순응도를 높일 수 있다. 환자에서 시력 저하, 손의 운동장애 및 인지기능 저하 등이 있을 경우에는 본인이 인슐린 주사를 맞기가 어렵다. 이때는 같이 사는 가족들에게 인슐린을 대신 주사하도록 가르치고 자가혈당측정으로 혈당 변화를 관찰하도록 교육한다.

노인들은 자주 입원하게 되는데 급성 합병증, 발열 질환, 심부 감염, 농양, 폐렴 및 기타 수술을 요하는 경우에 입원 치료가 필요하다. 입원을 하게 되면 금식, 식사, 주사영양제, 환자의 상태 및 수술과 처치 등을 고려하여 혈당조절 방법을 단기간 인슐린으로 바꾸는 것이 바람직하다.

혈당강하제를 복용하는 노인 당뇨병 환자는 젊은 사람에 비하여 저혈당이 더 잘 나타나게 된다. 이는 노인에서 식사섭취가 적거나 불규칙한 경우가 많고, 복용하고 있는 당뇨병 약제의 배출이 지연되고, 저혈당 대처 호르몬 분비가 감소하기 때문이다. 노인에게 생기는 저혈당은 치명적일 수 있다. 노인 환자는 저혈당에 대한 인지능력이 떨어지고 저혈당을 극복하는 호르몬 반응이 감소하여 저혈당이 매우 심각한 상태까지 지속될 수 있다. 인간의 뇌세포는 포도당만을 에너지원으로 사용하기 때문에 저혈당 상태가 수분 이상 지속되면 뇌는 손상을 받게 된다. 저혈당으로 인한 뇌손상이 심하면 의식이 회복되지 않고 식물인간과 같이 될 수도 있으며 회복되더라도 후유증이 남는다. 저혈당이 왔을 때 그 충격으로 인하여 평상시 잠재되어 있는 심근경색증이나 중풍이 유발되거나 악화될 수 있다. 노인 당뇨병 환자에서 저혈당이 자주 생기거나 심각한 저혈당의 위험이 있다면 혈당을 자주 검사해보는 것이 좋으며, 혈당 결과를 담당 담당의사와 상의하여 저혈당을 발생시키는 문제점을 파악하고 이를 교정하여야 한다.

노인 환자에서 우울증이 많지만 다른 신체적 질병이나 약물 등에 의하여 증상이 잘 드러나지 않는 경우가 많다. 우울증은 알코올 중독과 자주 동반되기도 하고 그 외에도 외로움, 배우자와의 사별, 사회적 소외감, 주거환경의 제한, 경제적 수입의 감소, 혼자 사는 경우 등으로 미래에 대한 자신감을 잃기도 하는 등 노인들의 정신적인 문제는 매우 다양하다. 이러한 요인들로 인해 노인 당뇨병 환자의 삶의 질이 감소하고 활력이 저하되며 장기적으로 당뇨병 관리에도 영향을 주므로 이에 대한 평가와 치료가 함께 이루어져야 한다.

03 임신성 당뇨병

　임신 전에 당뇨병이 없었고 임신 초반기에도 혈당이 정상이었지만 임신 20주를 지나면서 임신부의 혈당이 정상치를 넘어서 당뇨병이 되었다가 출산과 동시에 혈당이 정상화되는 것을 임신성 당뇨병이라고 한다. 임신 후반기에 모체의 혈당이 높아지면 태아는 과도하게 성장하여 거대아가 되고 거대아 출산은 산모에게 산도 손상을 가져오는 해를 끼치게 된다. 출산 후에 산모의 당뇨병은 없어지지만 중년 이후에 제2형 당뇨병 발생의 위험도가 높아지게 된다. 2011년 국내연구에 따르면 전체 산모의 약 5%에서 임신성 당뇨병이 생기는 것으로 보고되었다. 임신성 당뇨병이 생기는 것을 임신 전에 미리 알아보는 검사방법은 아직 없지만 여성에게 다음과 같은 위험요소가 있다면 임신성 당뇨병이 생길 가능성이 높아진다.

【요점38】 임신성 당뇨병의 위험인자

① 35세 이상의 임신
② 제2형 당뇨병의 가족력이 있는 경우
③ 과거에 임신성 당뇨병이 있었던 사람
④ 4kg 이상의 거대아를 출산했던 사람
⑤ 과체중 및 비만한 여성

1) 원인과 결과

임신과 출산은 생명의 신비이며 새로운 생명의 탄생이지만 여성에게 있어서 커다란 스트레스가 된다. 임신을 하게 되면 영양분을 태아에게 전달하고 건강하게 발육시키기 위하여 산모의 에너지 대사는 정상인과 다르게 변화하게 된다. 임신 초반기에는 여성 호르몬과 태반 호르몬 등의 영향으로 인슐린 감수성이 증가하여 정상적으로 산모의 혈당은 낮아지게 된다. 정상 산모의 공복 혈당을 측정하면 평균 75 mg/dl 정도가 나오는데 이를 저혈당이 아닌가 하고 생각할 수 있지만 산모의 혈당이 낮아지는 것은 임신의 정상적인 생리현상이다. 식후 혈당도 낮아지게 되는데 식후 2시간 혈당의 평균치는 97 mg/dl 정도가 된다. 임신 초반기의 인슐린 감수성의 증가는 임신부에게 영양분 동화작용과 지방축적을 증가시켜 체중을 증가시킨다. 이 때 여성호르몬의 영향으로 지방은 임신부의 둔부와 하복부에 주로 축적된다. 임신 20주를 넘어서게 되면 반대로 인슐린의 저항성을 증가시키는 호르몬이 많이 분비된다. 임신 후반기에 인슐린 저항성이 늘어나는 이유는 산모 체내의 영양분 이화작용을 촉진시켜서 산모의 영양분이 태아에게 많이 넘어가도록 하는 생리적인 필요성 때문이다. 바로 이 시점에서 산모의 췌도세포가 튼튼하다면 인슐린 저항성에 대응하여 인슐린을 많이 분비하여서 혈당이 올라가지 않아야 한다. 그런데 만약 산모에게 인슐린을 분비하는 췌도세포에 문제가 있다면 이 시점에 혈당이 오르게 되어 임신성 당뇨병이 생기게 된다. 임신성 당뇨병의 유발 유전자와 그 원인이 아직 명확히 밝혀지지는 않았지만 이때까지 연구결과를 고려하면 임신성 당뇨병의 핵심 원인은 인슐린을 분비하는 췌도세포의 잠재적 기능장애이다. 이 기능장애는 임신 때에만 나타나는 췌도세포의 특수한 장애이므로 출산 후에 곧 회복이 되어서 혈당은 정상으로 돌아온다.

　임신성 당뇨병이 생겨도 혈당조절이 잘 된다면 태아의 성장과 출산에 문제는 생기지 않는다. 그러나 혈당조절이 불량하다면 태아와 산모에게 임신과 관련된 합병증의 빈도가 증가하게 된다. 거대아, 난산, 신생아 호흡곤란증, 신생아 저혈당, 신생아 저칼슘혈증 및 주산기 사망률의 증가 등이 문제가 될 수 있는데 이중 가장 두드러지는 것이 신생아의 체중이 증가하는 거대아의 출산이다. 신생아의 평균 체중은 한국인의 경우 약 3.2kg 정도이다. 유전적인 영향에 따라 더 크거나 작을 수도 있지만 신생아 체중이 3.7~4.0kg을 초과하면 거대아라고 한다. 과거에 체중이 큰 아이가 태어나면 장군감이 태어났다고 좋아했었는데 추측하건데 임신성 당뇨병의 결과였을 것이다. 신생아는 자기 주수와 달수에 맞는 체중을 가지고 있어야 한다. 임신성 당뇨병 산모로부터 태아에게 과다하게 전달되는 포도당은 이에 대응하여 태아 인슐린의 과도한 분비를 유도하게 되어서 태아의 지방조직이 과도하게 증식되고 태아의 크기가 커진다. 거대아는 장군감이 아니고 신생아 비만에 속한다. 거대아는 출생 후 성장하는 동안에 시간이 지나면서 정상적인 유아 발달로 다시 돌아간다. 거대아가 어른이 되었을 때 다른 사람 보다 성인병이 더 잘 생긴다는 주장이 있지만 아직 입증되지는 않았다.

임신성 당뇨병 산모는 출산과 동시에 혈당이 정상화 되지만 다음 임신 시에 임신성 당뇨병이 다시 생길 가능성이 약 50% 정도가 된다. 산모의 혈당은 출산 후에 대부분 정상으로 돌아가지만 일부에서는 내당능장애를 계속 보이거나 당뇨병이 지속되기도 한다. 임신성 당뇨병이 있었던 여성이 중년이 되면 비만이나 노화 등이 가세하게 되어 제2형 당뇨병이 발병하게 되는 비율이 약 50% 정도가 된다. 따라서 출산 후 2달 뒤에 당뇨병 검사를 하고 이후에는 당뇨병의 위험요소를 관리하면서 정기적으로 혈당 검사를 받는 것이 좋다.

2) 진단

임신성 당뇨병의 위험요소가 있는 산모는 임신 후 병원 첫 방문 시 당뇨병에 대한 검사를 바로 하도록 한다. 임신성 당뇨병의 위험요소가 없는 보통의 산모는 임신 전반기가 지난 24~28주에 검사를 하도록 권장하고 있다. 여성이 임신을 하게 되면 혈당이 임신 전에 비하여 약간 낮아지는 것이 정상이다. 임신성 당뇨병의 진단기준은 정상 임신부의 낮아진 혈당치를 기준으로 하기 때문에 일반 당뇨병의 진단 기준과는 다르다. 보통 임신 24~28주에 혈당검사를 하는데 공복 혈당의 측정만으로는 정확하지 않기 때문에 당부하 검사를 한다. 공복이나 식사에 관계없이 포도당 50g을 경구 투여하고 1시간 후에 혈당을 측정하여 130~140 mg/dl 이상이면 임신성 당뇨병을 의심한다. 임신성 당뇨병이 의심된다면 8시간 이상 금식 후 다시 100g 포도당 당부하 검사를 하여 공복 시 95 mg/dl이상, 당부하 후 1시간에 180 mg/dl이상, 2시간에 155 mg/dl이상, 3시간에 140 mg/dl 이상 중 두 번 이상 기준을 초과하면 임신성 당뇨병으로 진단한다. 최근에는 두 단계 검사가 번거로우므로 75g 포도당 당부하 검사를 한번만 하여 공복 시 92 mg/dl이상, 당부하 후 1시간에 180 mg/dl이상 및 2시간에 153 mg/dl이상에서 한가지 이상이 높으면 임신성 당뇨병으로 진단하기도 한다(표 60).

【표60】 임신성 당뇨병의 당부하 검사와 진단기준

	공 복	당부하 1시간	당부하 2시간	당부하 3시간
정상산모	60~95			
50g 당부하		≥ 140~130		
100g 당부하*	≥ 95	≥ 180	≥ 155	≥ 140
75g 당부하**	≥ 92	≥ 180	≥ 153	

※ 혈당; mg/dl; *: 2개 이상이 기준치를 초과하면 임신성 당뇨병으로 진단한다; **: 1개 이상이 기준치를 초과하면 임신성 당뇨병으로 진단한다.

3) 혈당관리

임신성 당뇨병으로 진단이 된 산모는 임신전이나 임신 초반에도 당뇨병이 있었는지를 꺼꾸로 확인하기 위하여 당화혈색소 검사를 한다. 현재의 고혈당 정도를 파악하기 위하여 혈당측정기를 바로 구입하여 평상시 하던 식사를 하면서 약 3일간 공복, 식후 1, 2시간과 취침 전 혈당을 측정하여 기록하고 관찰을 한다. 당화혈색소 수치와 3일간의 혈당 일지를 검토하여 현재까지 산모와 태아가 고혈당에 얼마나 노출이 되었는지를 평가한 다음 본격적으로 혈당관리를 시작하도록 한다. 산모의 혈당관리 기준은 일반 당뇨병 환자와 다르다. 혈당관리의 목표 기준은 당뇨병의 합병증이 안 생기도록 하는 수치가 아니고 태아와 산모에게 나쁜 영향을 주지 않는 혈당 수치가 기준이 된다. 일견 보기에 저혈당이 생기지 않을까 하는 정도로 낮아 보이지만 이 수치는 정상 산모의 혈당치에서 제일 높은 수치에 해당한다. 임신부 혈당조절 목표라고 이야기하는 식후 1시간 혈당 140 mg/dl와 식후 2시간 혈당 120 mg/dl는 목표 혈당 수치의 평균값이 아니고 최대 허용 혈당의 한계 수치임을 반드시 명심하여야 한다. 임신부의 혈당은 반드시 이 범위 밑으로 조절이 되어야 한다(표 61).

【표61】임신성 당뇨병 환자의 목표혈당

권고기관	공복	식전	식후 1시간	식후 2시간
정상산모(평균)	75	78	105	97
ADA		≤ 95	≤ 140	≤ 120
IDF	60~95	60~105	< 140	< 120
ACOG	< 95		< 130~140	< 120
NDDK	< 95	< 95	< 140	< 120
KDA	≤ 95	≤ 95	≤ 140	≤ 120

※ 혈당 단위 mg/dl; ADA = American Diabetes Association; IDF = International Diabetes Federation; ACOG = American Congress of Obstetricians and Gynecologists; NDDK = National Institute of Diabetes and Digestive and Kidney Disease; KDA = Korean Diabetes Association

혈당을 관리하기 위하여 임신성 당뇨병 환자는 먼저 영양사 또는 담당 의사에게 식사교육을 받도록 한다. 또한 특별한 금기가 없다면 운동요법도 곧바로 실시하도록 한다. 혈당이 많이 높지 않고 잘못된 식습관을 빨리 교정했다면 식사와 운동만으로도 목표 혈당수치에 도달할 수 있다. 식사와 운동요법을 시행하면서 1주일간 기록한 혈당, 식단, 운동 일지인 산모혈당관리 수첩(표 62)을 검토하여 목표 수치에서 혈당이 얼마나 벗어났는지를 담당 의료진과 같이 평가한다. 만약 혈당치가 많이 높다면 지체하지 말고 인슐린 치료 단계로 이행하도록 한다. 혈당수치가 비교적 양호하다면 2주 간격으로 담당의료진과 같이 혈당수치를 관찰하면서 임신성 당뇨병을 관리하도록 한다.

【표62】 임신성 당뇨병 환자의 혈당관리 일지

날짜	아 침			점 심		저 녁		취침전
	공복	식후1시간	식후2시간	식후1시간	식후2시간	식후1시간	식후2시간	
정상 (M±SD)	~75 (±12)	~105 (±13)	~97 (±11)	~105 (±13)	~97 (±11)	~105 (±13)	~97 (±11)	~80 (±10) < 90
최대허용 (목표한계)	< 90	< 140	< 120	< 140	< 120	< 140	< 120	< 95

※ 혈당 단위: mg/dl

4) 운동과 식사요법

임신부의 과도한 운동은 태아의 혈류 감소와 유산혈증 등의 우려가 있어서 일반적으로 금기되는 사항이다. 임신성 당뇨병 임신부도 심한 운동은 피해야 하지만 산보와 보행 등의 가볍고 오래 하는 운동은 권장된다.

가벼운 운동을 꾸준히 수행한 임신성 당뇨병 환자는 운동을 전혀 하지 않았던 임신부에 비하여 혈당조절이 더 양호하였고 태아의 체중 증가도 많지 않았다는 연구결과도 있다. 임신성 당뇨병 환자의 식사요법의 핵심은 임신부에게 꼭 필요한 양질의 칼로리를 섭취하면서 혈당을 올리지 않는 방법을 찾는 것이며 임신 주수에 따른 적절한 체중증가를 유지하는 것이다. 임신성 당뇨병 환자는 철저한 혈당관리를 위하여 다음과 같은 5가지 식사요법의 원칙에 대하여 교육을 받고 곧바로 실행에 들어 가도록 한다.

【요점39】임신성 당뇨병의 식사원칙

① 임신 주수와 체중에 맞는 일일 총 칼로리를 계산하고 그 칼로리만큼 식사량을 섭취한다.
② 일일 총 칼로리를 6번으로 나누어서 주식 3끼 + 간식 3번으로 나누어서 섭취한다.
③ 당질 또는 탄수화물은 당지수가 낮은 복합탄수화물로 섭취하도록 한다.
④ 숨어 있는 설탕이 들어가 있는 음식을 가려내고 금지하도록 한다.
⑤ 당질의 섭취를 절반으로 줄이고 이를 지질(지방)로 대체하는 방법은 식후 혈당을 낮추게 하는 마지막 방법이지만 대게 권장하지 않는다.

임신부의 1일 필요 열량은 표준체중과 활동 정도를 감안하여 결정한다. 임신 중반기에는 1일 340칼로리, 후반기에는 450칼로리 정도를 추가 섭취하도록 권장한다. 그러나 임신 이전부터 비만했던 경우에는 임신 후반기라 할지라도 450칼로리를 추가하지 않도록 한다. 다음표 63은 임신성 당뇨병 환자를 위하여 당뇨병학회에서 제시하는 열량산정 방법이다. 혈당이 높다고 1일 열량 섭취량을 1,500칼로리 이하로 제한한다면 케톤산증이 나타날 수 있으므로 그 이하로는 제한하지 않도록 하고 필요에 따라 인슐린 치료를 시작하여야 한다. 임신 중 체중증가는 총 10kg 정도가 적절하며 산모가 이미 비만하거나 과체중이라면 목표로 하는 체중증가를 줄여야 할 것이다(표 64).

【표63】 임신성 당뇨병의 열량섭취 권장량

	임신 수유기 열량필요량 산정 방법
임신 초반기	표준체중(조정체중) × 25~30 칼로리/kg
임신 중반기	표준체중(조정체중) × 25~30 칼로리/kg + 340칼로리
임신 후반기	표준체중(조정체중) × 25~30 칼로리/kg + 450칼로리
수유기	표준체중(조정체중) × 25~30 칼로리/kg + 320칼로리

【표64】 임신부의 평균 체중증가

임신 전 체질량지수 (BMI)	권장되는 체중 증가량 (kg)
저체중 (< 18.5)	13~19
정상/과체중 (18.5~24.9)	12~16
과체중 (25.0~29.9)	7~11
고도비만 (≥ 30)	5~9

삼대 영양소의 배분으로 총 열량의 50~55%는 당질에서, 20%는 단백질, 25~30%는 지방으로 섭취하는 것이 바람직하다. 한끼의 식사량이 많을수록 식후 혈당의 증가가 더 높아지므로 이를 완화시키기 위하여 칼로리 섭취를 여러 번으로 나누어 아침에 10%, 점심에 20~30%, 저녁에 30~40%를 섭취하고 간식 30%는 3번에 걸쳐 배분하도록 한다. 특히 아침 식사에서 탄수화물의 양을 많이 줄이면 코티졸 호르몬의 작용을 완화시켜 식후 혈당의 상승을 방지할 수 있다는 연구결과도 있다. 만약 일일 175그램의 당질을 먹는다면 다음과 같이 당질을 6번에 걸쳐 나누어서 섭취하도록 한다(표 65).

【표65】 임신성 당뇨병의 당질 분배 예

	아 침	간 식	점 심	간 식	저 녁	간 식
당질 (g) 총 175	15	30	45	15	45	30

　임신성 당뇨병 환자의 혈당일기 기록을 살펴보면 공복이나 식전 혈당보다 식후 혈당이 상승하는 경우가 더 빈번하다. 식후 혈당의 관리가 중요하지만 음식에서 당질을 배제한다면 섭취하는 칼로리가 절반으로 줄게 되므로 이는 불가능한 일이다. 만약 임신 후반기에 식사를 거르거나 탄수화물 섭취를 줄이게 되면 지방 이용이 증가하여 케톤체의 형성이 증가하고 간에서 포도당의 새로운 합성이 증가하게 되어 공복 혈당이 상승하게 된다. 따라서 임신성 당뇨병 환자의 식후 혈당 상승을 최대한 억제하는 방법으로서 당지수가 낮은 식품을 선택하여 섭취하는 것을 권장한다. 당지수가 낮은 당질 식품의 종류는 본 책자의 식사요법 부분을 참조하기 바란다. 단순당일수록 또 정제 탄수화물일수록 당지수가 높다. 쌀로 만든 밥, 떡 그리고 밀가루로 만든 면, 빵 및 과자 등은 당지수가 높고 식후 혈당의 상승이 빠르니 가급적 섭취하지 않아야 한다.

　우리가 무심코 먹는 음식 중에는 조리 단계 또는 가공 단계에서 미리 설탕이 들어가 있는 경우가 많다. 식후 혈당이 130 mg/dl 이하로 잘 조절되던 산모가 생선 물회를 먹고 나서 식후 혈당이 많이 올라간 예를 보면, 생선회는 단백질 성분이지만 물회 육수에 식초와 설탕을 가미하여 맛을 내었기에 실제로 가당 음식을 먹은 것이다. 일반적으로 한식은 맵고 짠 음식들이 많은데 이 맛을 중화하기 위하여 조리과정에서 설탕이 들어간다. 조림이나 장아찌 류에도 설탕이 들어가며 고추장의 5% 성분으로 들어가는 엿기름도 설탕과 동일하게 혈당을 상승시킨다. 건강에 좋은 음식이라고 많이 먹는 요플레나 요구르트 등도 맛을 좋게 하기 위하여 설탕이 첨가된 가당 식품임을 구별하여야 한다.

임신 중에 사카린과 아스파탐 같은 인공감미료의 이용은 부작용이 거의 없는 것으로 알려져 있으나 사카린은 태반을 통과하고 태아 혈액 내에서 천천히 제거되며, 아스파탐도 용량이 많을 경우 부작용을 일으킬 수 있으므로 임신 중 사용은 되도록 자제하는 것이 좋다.

식사요법은 전문가나 경험자에게는 쉬워 보이기도 하지만 초보자에게는 복잡하여서 혼자서 식품군의 종류와 열량을 분석하고 자기의 식단을 짜는 것은 매우 어려울 수도 있다. 특히 영양학적 상식이 없는 사람은 남들이 쉽게 이해하는 부분에서 막혀서 더 이상 식사요법의 진도가 나아가지 않는다. 임신성 당뇨병 환자의 혈당관리에 있어서 식사요법은 매우 중요하다. 환자는 대부분 초보자이므로 혼자서 식사요법을 처음부터 끝까지 수행하기는 현실적으로 어렵다. 임신성 당뇨병 환자의 식사요법 교육과 실천은 당뇨병 전문의사나 영양사의 도움을 받는 것이 바람직하다.

5) 인슐린 치료

혈당강하제인 글리벤클라미드(다오닐)와 메트포르민이 임신성 당뇨병의 치료약제로서 외국에서는 사용이 되고 있지만 국내에서는 아직 사용이 권장되고 있지 않다. 대신에 인슐린 치료를 하도록 한다. 임신부의 혈당관리 수첩을 분석하여 자가혈당 측정치의 20% 이상이 허용 한계치를 초과하였다면 지체 없이 인슐린 치료를 시작한다. 인슐린 제제 중에서 NPH 인슐린, 속효성 인슐린, 휴마로그, 노보래피드 및 레버미어 인슐린은 산모에서 사용이 가능하다. 란투스 등 다른 인슐린 제제는 산모와 태아에게 해가 되는 것은 아니지만 안전성을 100% 보장하는 임상시험이 아직 안되어 있는 관계로 사용을 권장하고 있지 않다. 인슐린 요법은 당뇨병 전문의사의 진료와 처방을 받아 투여하도록 하며 일일 1~4회의 인슐린 자가주사로 혈당조절을 원활히 할 수 있다. 산모의 인슐린 요법에 대한 상세한 사항은 소아 제1형 당뇨병 환자의 다회 인슐린 주사 요법과 내용이 유사하다.

 【요점40】 임신성 당뇨병의 인슐린 치료

① 인슐린 주사 교육과 저혈당 교육을 의료진으로부터 받는다.
② 자가혈당 측정방법과 임신성 당뇨병 혈당기록지 작성법을 배운다.
③ 기초 인슐린 15~20단위를 1일 1회 저녁에 주사하고 다음날 공복 혈당을 관찰한다.
④ 공복 혈당이 90 mg/dl 이하가 될 때까지 기초 인슐린을 늘려 나아간다.
⑤ 기초 인슐린 주사만으로도 식후 혈당 조절이 되는 경우가 많으므로 관찰하여 본다.
⑥ 식후 혈당이 조절이 안 된다고 판단되면 식사인슐린 주사를 시작한다.
⑦ 임신부는 인슐린 주사량이 많이 필요하여 총량이 100단위를 넘기도 한다.
⑧ 인슐린 주사의 시작과 용량조절은 담당 주치의와 상의하고 감독하에 실시한다.

6) 출산과 산후 관리

태아의 크기가 너무 크다면 더 성장하기 전에 출산을 해야 하지만 조기 출산은 미숙아의 위험성이 있으므로 대개는 38~40주 사이로 분만의 시기를 조정하게 된다. 적절한 분만 시기는 산모의 개별적인 상황에 맞추어 산과 전문의사가 결정을 한다. 분만 직후에는 신생아 저혈당에 대한 적절한 예방조치가 필요하다. 임신성 당뇨병이 있었던 산모는 출산 후 수유와 관련하여 일반 산모에 비하여 불리하거나 크게 다를 바는 없다. 오히려 수유를 하는 산모는 당뇨병의 예방과 관리에 이롭다고 하는 연구결과도 있다. 임신성 당뇨병이 있는 여성은 다음 번 임신에서 임신성 당뇨병이 다시 생기는 비율이 약 50%, 출산 후에도 바로 당뇨병으로 남게 되는 경우가 약 4%, 6개월 뒤에 내당능장애 상태 약 10%, 10년 뒤에 당뇨병 발병 약 20%, 30년뒤에 당뇨병 발병 약 70% 정도가 된다. 그러나 이러한 당뇨병 발병 수치는 후향적으로 관찰한 결과이며 산후에 위험요소 관리를 철저히 한다면 미래에 당뇨병이 생기는 것을 충분히 예방할 수 있다. 임신성 당뇨병을 경험한 산모가 산후에 당뇨병 발병의 위험인자를 줄이도록 노역하며 몸매를 가꾸면서 건전한 식생활 습관을 유지한다면 일반인보다도 더 건강한 삶을 꾸려갈 수 있을 것이다.

04 당뇨병 환자의 임신

　당뇨병 환자는 임신과 출산이 가능하지만 실제로 여러 가지 제약이 따르게 된다. 당뇨병 환자가 임신을 원할 경우 임신 3~6개월 전부터 철저히 혈당조절을 잘 해야 한다. 혈당이 높은 상태에서 임신을 시도하게 되면 임신의 성공율도 낮고 임신이 되더라도 임신 초기에 태아가 잘못될 가능성이 10배 이상 증가한다. 임신 중반기에 생긴 임신성 당뇨병과 달리 당뇨병 환자의 임신은 임신 직후부터 전기간 동안 인슐린으로 혈당을 철저하게 조절하여야 하는데 이는 산모에는 부담이 크고 혈당조절도 완벽하지 못하는 경우가 많아서 태아에게 이상이 생길 가능성이 높아진다. 산모에게 당뇨병의 미세혈관 합병증이 있다면 임신과 출산의 과정을 거치면서 합병증이 악화될 수도 있다. 이러한 여러 가지 불리한 점들이 있지만 제1형 당뇨병을 가진 여성이 본인과 의료진의 노력으로 성공적인 임신과 출산을 한 예들이 많으므로 미리 실망하거나 포기하지 말고 임신을 원하는 여성은 의료진과 사전에 상담하여 계획을 세워서 임신하도록 권장한다.

1) 임신계획과 준비

준비가 안된 상태에서 예상치 못한 임신이 되는 것을 방지하기 위하여 가임기 여성은 임신 계획에 따라 적절한 피임을 하도록 한다. 최소한 임신 3~6개월 전부터 혈당조절이 양호하여야 하며 당화혈색소가 7.0% 미만으로 조절된 상태에서 임신해야 한다. 임신을 준비 중이거나 임신을 한 경우에 혈당조절은 인슐린으로 하여야 한다. 평상시에 복용하던 경구용 약제는 미리 중지하거나 임신 중에도 사용할 수 있는 약제로 변경한 다음 임신을 준비한다. 산모에게 망막증이 있으면 임신 기간 동안에 악화될 수 있으므로 안과 전문의사의 사전 점검을 받도록 한다. 당뇨병성 신증이 있거나 단백뇨가 있다면 임신 중에 임신중독증으로 발전할 가능성이 있으므로 사전 평가와 검사도 필요하다. 알지 못했던 갑상선 기능이상도 종종 뒤늦게 발견되므로 검사를 하여 확인하도록 한다.

2) 혈당관리

임신이 확인되는 순간부터 혈당조절의 목표는 일반 당뇨병에서 임신부의 혈당 목표치로 하향 조정이 된다(표 66). 기존의 사용하던 당뇨병 경구약제와 산모의 안전성 검증이 안된 인슐린 주사는 중지하고 사용이 가능한 인슐린으로 다회 요법인 기저 인슐린 + 식사 인슐린 주사치료로 곧바로 전환하도록 한다. 특히 임신 초반기 3개월 동안은 태아의 장기가 형성되는 시기이므로 혈당을 목표치에 가깝게 유지해야 한다. 인슐린 주사의 용량과 횟수는 당뇨병 전문의사와 개별적으로 상담을 하면서 세밀하게 조절하여야 한다. 인슐린의 용량은 고정된 것이 아니고 몸의 상태, 식사량, 운동량 및 혈당 수치에 따라 유동적으로 조절을 하는데 임신 주수가 늘어 날수로 인슐린의 용량은 점차 증가하게 된다. 식사와 운동요법은 임신성 당뇨병의 내용과 같으며 추가로 엽산, 칼슘, 철분 및 무기질 등의 보충이 산모에게 필요하다. 임신부는 또한 저혈당이 없어야 한다. 혈당을 낮게 조절해야 하므로 임신부는 저혈당이 생기기 쉬운데 특히 임신 초기 3개월 동안에는 임신부의 포도당이 태아로 많이 넘어가게 되므로 저혈당이 생기기 쉽다. 제1형 당뇨병 환자라면 케톤산혈증의 발생을 주의하도록 하며 공복 혈당이 250 mg/dl를 넘는 경우는 케톤산혈증에 대한 검사가 필요하다.

【표66】 당뇨병 환자의 임신 중 혈당 조절 목표

시 간	목표혈당 (mg/dl)
식전, 취침 전 및 밤 동안	70~110
식후 최대 1시간 혈당	70~140
식후 2시간 혈당	70~110
당화혈색소(1달 간격)	< 6.0%

당뇨병 임신부는 혈당조절을 위하여 인슐린 주사 대신에 인슐린 펌프를 사용할 수 있다. 펌프의 사용에서도 중요한 점은 기초 인슐린과 식사 인슐린을 유동적으로 조절하여 목표 혈당 수치를 유지하도록 하도록 인

슐린 펌프의 작동원리를 이해하고 사용법을 숙지하고 있어야 한다.

3) 산전관리와 출산

　당뇨병 환자가 임신을 하면 정상 임신부에 비해 임신중독증이 생기는 빈도가 3~4배 정도 높고 임신 중 세균성 요로 감염 등도 쉽게 발생할 수 있다. 태아 거대증과 양수과다증도 초래할 수 있으며 분만 중 난산하게 되면 제왕절개 확률도 높아질 뿐 아니라 산후 출혈도 자주 발생한다. 거대아를 비롯하여 태아에 이상이 발생할 확률은 정상 임신에 비해 3~4배 정도 높고 분만 후 태아의 사망률도 조금 더 높아진다. 따라서 당뇨병 임신부는 태아 성장상태와 산모의 건강상태를 판정하기 위한 산전 진찰을 자주 받아야 한다. 임신 6~12주 경에는 태아 신경관 결손 등의 진단을 위해 혈청 태아단백질(AFP) 검사를 할 수 있으며, 12~15주 이후에는 초음파 검사를 시행하여 양수과다증과 무뇌증 등의 발생 여부를 관찰한다. 임신 말기에는 자궁 내 태아사망의 가능성이 증가하므로 임신 30주 이후에는 비수축성 검사를 자주 시행하여 태아 건강상태를 평가한다. 수축성 검사가 양성인 경우 주산기 신생아 사망률 및 분만 중 태아곤란상태 등의 위험이 증가한다. 당뇨병으로 인한 만성 합병증이 임신 전에 이미 존재하였다면 약 10개월의 임신기간을 거치면서 당뇨병성 망막증과 신증 등이 다소 악화될 수 있다.

　출산 시기가 다가오면 산과 전문병원에 입원하여 출산에 따른 신생아나 산모의 예기치 않은 사태에 적절하게 대비하도록 한다. 여러 가지 합병증이나 태아의 문제는 산모의 혈당을 정상에 가깝게 유지하면 대부분 예방할 수 있으므로 지나치게 걱정을 하여 불안감을 조성할 필요는 없다. 가장 중요한 것은 임신 직전과 임신 중의 혈당조절임을 명심하여야 한다.

제7장

민간요법
비타민 및 건강식품

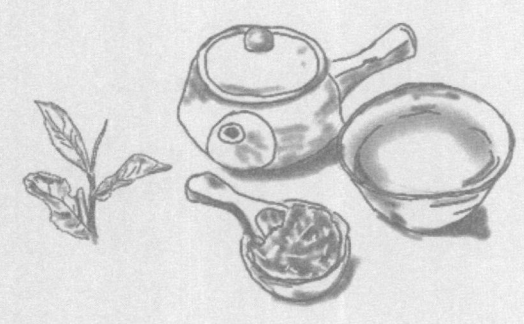

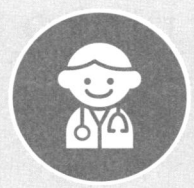

의학이 없었던 시절에 민간요법은 질병에 대한 유일한 치료 방법이었지만 치료법이 개발되면 민간요법은 더 이상 필요가 없어진다. 그러나 현대 의학으로 완치가 안 되는 난치병과 만성질환에는 여전히 민간요법이 인기를 누리고 있다.

민간요법, 비타민류 및 건강식품 등은 당뇨병 약제와 자가관리로 해결이 되지 않는 미흡한 부분을 보완하고 건강을 증진하는 범위에서 활용하는 것이 바람직하다.

01 당뇨병과 민간요법

　건강과 질병에 도움에 될 것이라는 믿음과 경험이 축적되어서 구전되는 식품이나 방법을 민간요법이라고 할 수 있다. 의학이 발달하기 전에는 민간요법이 건강유지와 질병치료에 큰 역할을 하였으며, 민간요법으로 사용하던 물질 중에서 효과가 우수한 것들은 약제로 연구/개발된 사례들도 많이 있다. 현재 가장 많이 사용되는 당뇨병 치료제 메포르민은 중세 수도원에서 민간요법으로 사용하였던 백합추출물에서 비롯되고 있으며, 최근에 개발된 SGLT2 억제 약제도 사과나무껍질에서 추출한 성분을 모델로 개발된 약제이다. 당뇨병 환자의 혈당은 무엇보다도 어떤 음식을 먹었느냐에 따라 영향을 크게 받는다. 어떠한 음식이 혈당을 덜 올리고 또는 혈당을 낮출 수 있는지를 찾고자 하는 바램은 당뇨병이 있거나 환자를 가족 중에 둔 사람이라면 누구든지 생각해 볼 수 있는 주제이다. 예로부터 당뇨병에 좋다, 좋을 것이다, 혈당을 낮춘다라는 식품이나 방법들이 민간에서 전해져 내려왔는데 이를 표 67에 나열하였으며 최근에 유행하는 민간요법 몇 가지는 자료를 찾아 정리하였다.

【표67】 당뇨병과 관련된 민간요법의 분류와 예

분류	종류	민간요법 예
식물성	풀	달개비, 해당초, 신선초(명일엽), 메꽃, 개구리밥, 연전초, 질경이, 목화, 들국화, 쇠뜨기, 쑥, 참취, 선인장, 구약나물, 나팔꽃, 볏집속 태운재, 머위
	나무	당두충, 원두충, 느릅나무, 주목나무, 소나무, 감나무, 대나무, 감차나무, 노가리나무, 산국화, 으름덩굴, 향등골나무, 해당화뿌리, 버드나무뿌리, 뽕나무잎, 하눌타리뿌리, 칡뿌리, 까마중나무뿌리, 두릅나무, 구기자, 감초, 백자약, 고련나무
	곡류	보리(잎), 어린 벼(잎), 옥수수(수염), 해바라기(뿌리), 들깨(잎), 찰수수, 현미, 율무, 마, 구아주카마(브라질산), 날콩, 검은 콩, 팥, 도토리, 들깨, 돼지감자, 날감자, 토란, 검정깨, 완두콩, 녹두
	채소류	돌미나리, 미나리, 돈나물, 마늘, 양배추, 늙은 호박, 시금치, 무우(생즙), 강낭콩 꼬투리, 당근, 아보카도, 호박가루, 날마, 아욱뿌리
	과일류	사과, 살구, 배, 대추, 포도, 수박, 꽃감(수정과), 호두, 무화과, 노니주스, 밤껍질, 여주, 구지뽕
	씨앗류	살구씨, 복숭아씨, 시금치씨, 질경이씨, 연씨, 호박씨, 당근씨
	해조류	미역, 다시마, 녹미채
	버섯류	홍차버섯, 영지버섯, 송이버섯, 표고버섯 균사체, 상황버섯, 차가버섯
동물성	곤충류	누에 번데기, 굼벵이, 누에, 고추잠자리
	가축류	소쓸개, 소췌장, 돼지췌장, 개고기, 개소주, 개쓸개, 토끼간
	민물고기	미꾸라지, 붕어, 우렁이, 가물치
	해산물	해삼, 모시조개, 전복, 피문어, 스쿠알렌
	조류	까마귀 고기, 닭 간
	파충류	뱀고기, 뱀탕, 살모사 쓸개
	연체류	달팽이, 지렁이
광물성		죽염, 현미식초
기 타		자석, 지압, 단식, 뜸

1) 여주 (Bitter Melon)

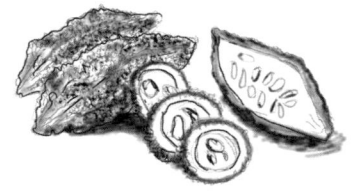

여주는 허브가 아니고 과일의 일종으로 쓴맛을 가지고 있으므로 식용보다는 주로 관상용으로 재배되어 왔었다. 옛부터 더위로 식욕이 없을 때에 여주를 먹으면 쓴맛이 위를 자극하여 식욕을 촉진하는 효과가 있어서 이를 민간요법으로 이용하여 왔으며 당뇨병에도 효험이 있다고 알려졌다.

여주의 항당뇨병 효과를 검증하기 위하여 최근에 실시된 전임상실험에서 여주는 인슐린분비를 증가시키고, 장에서 포도당흡수를 감소시키고, 말초조직의 포도당흡수를 증가시키는 작용이 있어서 내당력을 향상시키고 당뇨병과 대사증후군에 효과가 있을것으로 기대하고 있다. 연구된 바로 여주에는 혈당강하 작용이 있는 여러 가지 화합물이 함유되어 있는데 비신(Vicine), 차란틴(Charantin), 트리테르페노이드(Triternpenoids) 등은 혈당강하 효과와 항산화제 효과가 있다고 밝혀졌다. 여주는 또한 여러 동물실험에서 혈당강하 효과를 보였고, 사람을 대상으로 한 연구에서도 유의한 효과를 보였다고 보고가 되었지만 상반된 보고도 있다. 향후 연구가 진행되어 가장 유효한 성분이 무엇인지 규명이 되고 정량화가 필요하다고 본다.

여주의 복용법은 여러 가지가 있다. 여주를 호박처럼 썰어서 올리브유를 두른 프라이팬에 익혀서 하루에 한두끼 식사와 같이 먹을 수 있다. 익지 않은 여주의 신선한 즙을 내어 매일 100ml 정도 마시거나, 여주를 잘게 썬 뒤 끓는 물을 붓고 어느 정도 우러나면 짜서 식힌 다음에 매일

200ml 정도 마실 수 있다. 여주 과일 그 자체보다 보충제를 선호한다면 시중에 판매되고 있는 여주 추출물 가공제품을 구입하여 복용할 수 있다. 여주를 너무 많이 먹으면 복통과 설사의 부작용이 나타나므로 주의를 요한다.

2) 누에가루 (Silkworm extract powder)와 뽕잎 (Mulberry leaf)

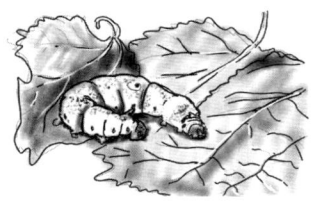

한의학 문헌에는 말린 누에를 빻아 만든 가루가 혈당을 낮춘다고 기록되어 있다고 한다. 누에가루에 있는 혈당강하 성분은 식이성 탄수화물이 포도당으로 분해되는 과정을 방해하여 식후혈당의 급격한 상승을 억제한다고 알려져 있다. 이는 경구혈당강하제로 사용되고 있는 알파글루코시다아제 억제제의 혈당강하 효과와 유사하다고 생각된다. 누에가루는 고단백식품이므로 당뇨병 환자가 복용하면 공복감을 완화시키고 단백질 보충의 효과도 볼 수 있다. 누에가루의 혈당강하 효과는 개인에 따라 차이가 크고, 혈당강하제나 인슐린과 병행할 경우 저혈당이 생길 수 있으므로 주의가 필요하다. 누에가루의 섭취는 혈당조절에 도움이 되지만 정확한 유효성분의 추출과, 정량화 및 탈취를 하여 먹기 좋은 형태로의 가공이 필요하다.

뽕잎에는 누에처럼 식후 혈당을 낮추는 효과를 가진 성분이 있다. 데옥시노지리마이신(Deoxynojirimycin)의 식이섬유가 함유되어 있어서 장에서 당분이 분해되는 속도를 낮춘다. 자연 뽕잎을 그대로 복용하면 뽕잎에 함유된 여러 가지 독성 성분이 콩팥에 해로운 영향을 끼치므로 주의를 요한다.

3) 돼지감자 (Jerusalem artichoke, Earth Apple)

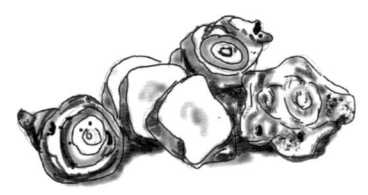

돼지감자는 국화과 해바라기속 식물의 뿌리혹으로서 일반 감자와는 종류가 다르다. 돼지감자는 모양이 못생기고 울퉁불퉁하여 뚱딴지라는 이름으로도 불린다. 돼지감자에는 인체에서 소화되지 않는 식이섬유의 일종인 이눌린(Inulin) 성분이 많이 들어 있는데 생돼지감자에는 13~20%에 달하는 이눌린 성분이 들어 있다. 이눌린은 영양학적으로 과당이 연결되어 있는 복합 탄수화물이지만 인체에는 과당의 연결고리를 분해하는 효소가 있지 않아 소화되지 않으므로 탄수화물이면서도 혈당을 올리지 않는다. 섭취된 이눌린은 소화가 되지 않고 대장으로 그대로 내려가서 대장균에 의하여 일부가 분해되어 대장균을 증식시키고 가스를 생성한다. 이눌린은 장을 통과하면서 식사로 섭취된 다른 포도당의 흡수를 방해하여 식후 혈당이 급격하게 올라가는 것을 지연시키는 작용을 한다. 또한 이눌린은 배변 활동도 원활하게 하고 담즙산의 배설을 도와서 콜레스테롤 수치를 낮추며, 대장내 미생물의 영양공급원으로도 이용이 되어 유익한 대장균의 증식을 돕는다. 이러한 여러 가지 작용들이 복합적으로 작용하여 돼지감자의 섭취는 당뇨병 환자의 혈당관리에 도움이 된다고 생각되고 있다. 생돼지감자를 다른 음식재료와 함께 적당히 요리하여 샐러드, 졸임, 튀김 및 볶음 등으로 먹기도 하며 건조분말로 가공된 것을 복용할 수도 있다.

4) 야콘 (Yacon)

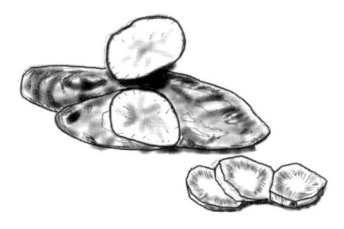

야콘은 페루의 안데스산맥이 원산지이며 고구마와 같이 생긴 덩이줄기로서 사과와 수박을 합쳐놓은 듯한 단맛이 나고 아삭아삭하여 땅속의 사과라고도 한다. 주요 성분은 돼지감자와 같은 이눌린과 이눌린보다 과당분자가 적은 프락토올리고당 복합체이므로 섭취하면 돼지감자와 유사한 항당뇨병효과를 보인다고 한다. 돼지감자에 비하여 단맛이 나므로 과일처럼 생으로 먹어도 되고 다른 식재료와 같이 요리를 하여서 먹을 수 있다.

5) 해당화 뿌리 (Root of Rosa Rugosa Thunb)

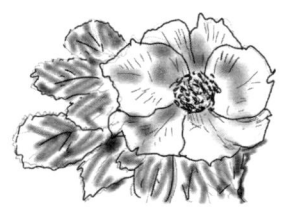

해당화 꽃(관목)

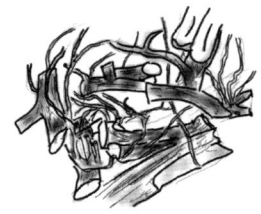

해당화 뿌리(약재용)

해당화는 낙엽 및 활엽 관목으로 우리나라 중북부 지방의 바닷가 모래땅에서 무리를 지어 자란다. 해당화는 향기가 좋아서 꽃잎은 화장품 향료로 쓰이며 뿌리는 염료로도 쓰인다. 한방에서는 주로 뿌리를 약재로 쓰는데 치통 또는 관절염에 좋은 것으로 알려져 있으며 꽃은 수렴, 진통 및 지혈 등에 쓰인다고 한다. 우리나라는 해당화 뿌리를 민간에서 당뇨병 치료제로 오랫동안 사용하여 왔다. 유독 한국에서만 뿌리를 이러한 약물로 사용하였기에 이에 관한 약리실험 연구는 과거에 몇 차례 이루어 졌었다. 해당화 뿌리에 함유된 것으로 알려진 성분으로 β-sitosterol, 3-O-β-D-glucoside 등의 스테로이드 화합물, Kaji-ichigoside F1, Rosamultin 등의 사포닌 화합물, Quercetin, Hyperin 등의 플라보노이드 화합물 및 탄닌 화합물 등이 보고되었으며, 연구된 생물활성으로 항염증 효과, 고혈당의 산화적 스트레스 완화효과 및 혈압강하 효과 등이 있다고 한다. 그러나 해당화는 식용식물이 아니고 독성이 있어서 처리를 거쳐야 하므로 민간요법보다는 한약제로 주로 사용되고 있다.

02 비타민, 항산화제 및 미량원소

　비타민은 인체의 필수성분이며 만약 식사로 비타민 섭취가 부족하다면 따로 보충을 하여야 한다. 현대인들이 정상적인 식생활을 한다면 비타민 결핍은 잘 생기지 않지만 암환자, 만성 소모성 질환 및 소화와 흡수에 장애가 있는 환자에서는 비타민 부족이 생기기 쉽다. 당뇨병 환자도 유병기간이 오래되었거나, 혈당조절이 장기간 불량한 경우, 영양상태가 불량한 경우 및 영양섭취에 문제가 있는 경우라면 비타민 부족이 생길 수 있다. 현재 영양상태가 좋아 보이더라도 체중 감소를 위하여 영양소 균형에 문제가 있는 다이어트를 하는 경우에도 비타민과 무기질의 결핍이 올 수 있다.
　일반인과 마찬가지로 당뇨병 환자에서도 효용 범위 내에서 필요에 따라 적당량의 비타민을 복용할 것을 권장하고 있다. 상태에 따라 비타민 B, C, E 등의 보충이 당뇨병 관리에 도움이 되기도 한다. 또한 비타민의 일종인 알파 라이포익산은 전문 의약품으로써 당뇨병성 신경병증의 치료제로서 사용되고 있다. 그러나 비타민의 맹신과 과다 복용은 금물이며 특히 지용성 비타민인 A, D, E 등은 과다하게 복용하면 중독 증상을 일으키므로 주의를 요한다. 일반적으로 알려진 비타민의 효능과 당뇨병 관련 효과는 표 68에 간략히 정리하였다.

【표68】 비타민, 비타민 유사제, 항산화제의 종류와 효능

종 류	일반적 효능	당뇨병과 관련된 효능
비타민 A	시력유지에 필수, 피부와 골격유지에 필수, 항암효과, 기관지염 치료에 도움	
비타민 B_1	에너지 대사에 중요, 뇌신경조직, 척수, 근육과 심장에 필수, 알코올 중독의 치료	신경병증에 효과
비타민 B_2	에너지 대사에 관여, 심혈관계와 신경계에 필수, 시력, 피부, 손발톱의 건강에 도움	
비타민 B_{12}	적혈구 생성, 에너지 대사에 관여	
비타민 B_3	조직에서의 에너지 생성에 관여, 신경계와 소화기계기능 유지, 피부기능 유지, 중성지방 및 콜레스테롤 감소	
비타민 B_5	에너지 생산과 항체형성, 부신기능 유지	
비타민 B_6	영양소 대사와 인슐린, 항체, 혈색소 생성에 도움	인슐린 분비능 개선
비타민 C	항산화제 역할, 콜라겐 생성에 도움, 상처 치유에 도움, 고용량에서 감기증상 완화	좋은 콜레스테롤 증가, 동맥경화 예방
비타민 D	칼슘의 흡수도움, 건선치료에 이용, 골다공증 치료, 골연화증 치료, 대장과 유방암 예방효과	제1형 당뇨병의 예방
비타민 E	항산화제 역할, 혈액순환 개선, 난소기능 정상화	동맥경화증 예방, 인슐린의 작용을 개선
비타민 K	항응고 작용	
엽산	항체활성 증가, 감염에 저항성 향상	
카로텐	항산화작용과 항암작용	
알파리포산 (치옥트산)	강력한 항산화제	신경병증의 치료제, 췌도세포 보호기능

바이오틴	피부, 손톱, 모발, 골수, 뼈 등의 정상기능 유지	
플라보노이드	비타민 C의 산화를 억제하고 비타민 A의 흡수를 도움	
콜린	기억력 증가	
이노시톨	눈과 장의 점막 및 골수 기능에 중요, 뇌세포 건강과 모발에 도움	지방과 콜레스테롤 대사에 도움
코엔자임 Q10	미토콘드리아 에너지 생성의 보조효소 작용	혈압/혈당 강하, 동맥경화 예방

비타민 B1 (Thiamin, 티아민)

비타민 B1은 수용성 비타민으로 일명 티아민이라고 불린다. 세포 에너지 대사의 조효소로서 작용하며 신경과 근육세포에 농축되어 있고 결핍이 생기면 각기병의 증상이 나타난다. 대부분의 식품에 티아민이 충분히 함유되어 있으므로 보통 식사를 하는 건강한 사람은 티아민 결핍이 생기지 않지만 알코올 중독, 영양실조, 혈액투석 및 말라리아 감염 등의 특정 조건이나 질환에서 티아민 결핍이 생길 수 있다. 실험실 연구결과에 따르면 티아민 또는 티아민의 인산화 유도체인 벤포티아민의 투여는 고혈당으로 유도되는 세포 내 독성물질의 생성과 당뇨병 합병증의 발생 단계를 차단하는 효과를 보였다고 한다. 이를 근거로 당뇨병의 대표적인 합병증인 망막증, 신경병증 및 신병증의 예방 또는 치료를 위하여 당뇨병 환자에서 벤포티아민의 섭취를 권장하자는 의견도 있다.

비타민 C

대부분의 포유류는 간이나 신장에서 포도당을 비타민 C로 변환하여 체내에서 사용하지만 사람의 경우는 수백만 년 전 초기영장류 시절에 돌연변이가 생겨서 비타민 C를 만드는 능력을 상실하였다. 이후로 인류는 다른 동식물이 만든 비타민 C를 음식으로 반드시 섭취하여야 한다. 비타민 C는 아스코르빈산이라고도 하며 체내 콜라겐합성의 필수 효소로 작용할 뿐 아니라 노르에피네프린과 카르니틴의 합성에도 관여하며 비타민 C의 섭취는 다양한 건강증진 효과를 보이고 질병예방에도 기여를 한다. 비타민 C는 강력한 수용성 항산화제이며 당뇨병 환자에서 포도당이 과다할 때 생기는 여러 가지 유해한 영향을 차단하는 역할을 한다. 비타민 C의 투여는 당뇨병 환자에서 고혈당으로 인하여 체내 조직에 축적이 되는 소르비톨과 증가된 알도스 환원효소의 수치를 낮추는 효과를 나타내며 세포의 노화를 촉진하는 당화단백질의 생성도 감소시키는 효과가 있다. 비타민 C의 투여는 또한 콜레스테롤 수치도 낮추므로 당뇨병 환자에서 심혈관계 합병증을 예방하는 효과도 있을 것으로 생각된다.

비타민 D

비타민 D는 식물성 에르고칼시페롤과(D2) 동물성 콜레칼시페롤(D3)의 2가지 형태가 있으며, D3는 연어, 고등어, 청어, 정어리 같은 기름진 생선 및 달걀 노른자, 버터나 마가린 같은 동물성 식품에 함유되어 있고, D2는 버섯 등의 식물성 식품에 많이 함유되어 있다. 식품으로만 공급되는 다른 비타민과는 달리 인체의 피부는 자외선을 쪼이면 비타민 D3를 합성할 수 있다. 비타민 D의 기능은 부갑상선 호르몬과 함께 혈장의 칼슘 항상성을 유지하는 것이며 면역조절세포, 상피세포, 악성 종양세포 등 여러 세포의 증식과 분화의 조절에도 관여한다. 당뇨병과 관련하여 비타민 D는 직/간접적으로 인슐린 분비에 영향을 주고 염증반응에 관여함으로써 인슐린 민감도를 향상시킬 수 있는 것으로 알려져 있지만 이는 실험실 연구결과로서 실제 당뇨병 환자에서 비타민 D의 투여가 이러한 효과를 얼마나 나타내는지는 아직 밝혀져 있지 않다.

역학연구에 따르면 비타민 D 결핍이나 부족은 제1형 당뇨병의 발생이나 제2형 당뇨병의 유병율과 관련이 있지만 그 상관성이 크지는 않다. 비타민 D 결핍이 있는 당뇨병 환자들을 대상으로 비타민 D를 보충하면 인슐린 저항성을 개선하고 혈당강하 효과가 있다는 연구결과도 있지만 이는 비타민 D 결핍이 있다는 것을 전제로 한 연구결과이다. 비타민 D는 지용성 비타민으로서 과량을 섭취하면 인체에 누적이 되어 독성 효과가 나타날 수 있으므로 복용 시에 주의를 요한다.

비타민 E

비타민 E에는 4가지 토코페롤과 4가지 토코트리에놀이 포함되는데 이 중 알파 토코페롤이 가장 중요한 활성을 나타낸다. 비타민 E는 지용성 항산화제로서 지방과 자유기로 인하여 인체 조직에서 항산화제 기능을 발휘한다. 비타민 E는 저밀도 지질단백 콜레스테롤(LDL)이 산화자유기에 의해 손상을 받아서 혈관벽에 침착이 되어 생기는 동맥경화를 막아 준다.

비타민 E는 또한 혈관벽을 이루는 민무늬근세포가 증식하는 것을 억제하고 항응고제로서의 기능을 하여 혈액의 응고도 예방한다. 세포막의 산화적 스트레스로 인한 손상을 감소시키므로 세포의 노화를 예방하는 효과도 있다. 당뇨병 환자에서 과량의 비타민 E를 투여하면 혈당을 낮추고 인슐린 저항성을 개선한다는 연구결과가 있지만 일관된 결과는 아니다. 당뇨병 환자에서 증가된 자유기로 인하여 생성되는 당화단백질은 합병증, 노화 및 퇴행성 질환의 진행을 촉진하게 되는데 비타민 E는 자유기를 차단하므로 합병증 예방에 도움이 되는 측면이 있다.

비타민 E 결핍은 심한 영양실조나 유전적인 지방흡수이상 증후군 환자에서 잘 생기지만 건강한 정상인에서는 부족한 경우가 드물다. 그러나 체내의 산화 스트레스가 높아지는 경우 즉 대사 증후군이나 당뇨병 환자에서는 비타민 E의 필요량이 많아져서 상대적으로 부족하게 된다. 동맥경화와 노화에 중요한 역할을 하는 산화적 스트레스를 치료하고 예방하려면 인체는 더 많은 양의 비타민 E를 필요로 한다. 음식 중에는 올리브기름, 해바라기기름, 홍화씨기름, 견과류, 정제되지 않은 곡류 및 녹색 야채 등에 비타민 E가 풍부하다. 비타민 E 제제로 정제되어 판매되는 제품에는 천연비타민과 합성비타민 E 제품이 있는데 천연 비타민 E가 흡수에 유리하고 생체활성도 더 높다.

알파리포산 (α –Lipoic acid, Thioctic acid)

알파리포산 또는 치옥트산으로 알려진 비타민과 유사한 이 영양소는 모든 동식물의 미토콘드리아 내에 주로 존재하는 대단히 강력한 항산화제이다. 미토콘드리아에서 포도당과 지방산이 크렙스회로를 돌면서 산화되어 ATP가 생성되며 이 과정에서 비타민 B군과 알파리포산 등이 산화과정을 원활하게 도와서 크렙스회로를 잘 돌아가게 하여 세포의 에너지 수준이 높아진다. 당대사의 측면에서 크렙스회로의 효율이 높아지고 빨리 돌아가면 포도당의 연소가 높아져서 혈당을 낮추고 인슐린의 효율성도 높아져서 인슐린 저항성이 개선되는 결과가 나타난다. 알리포산은 체내 단백질이 고혈당에 의하여 생기는 당화단백질의 생성을 차단하는 작용도 있다. 알리포산은 수용성과 지용성 두 가지 성질을 다 가지고 있으므로 복용하였을 때 지질막으로 이루어진 말초 신경세포의 축삭돌기에 침투하여 항산화작용을 할 수 있다. 고혈당으로 인하여 생성된 자유기가 신경축삭에 손상을 주는 상태 즉 당뇨병성 말초신경병증에 알리포산의 투여가 효과를 나타내기 때문에 신경병증의 치료제로도 사용되고 있다. 알리포산의 투여는 인슐린을 분비하는 췌도세포가 여러 가지 요인으로 손상을 받을 때 이를 방어하는 효과가 있다고 하지만 이는 세포 실험 연구결과이며 실제 당뇨병 환자에서 알리포산의 투여가 췌도세포 보호 효과를 보이는지 입증이 되지는 않았다.

　인체조직은 알파리포산을 소량 합성하여 사용하지만 노화가 되면 합성하는 능력이 저하된다. 알파리포산은 대부분의 음식물에 소량씩 들어 있으며 시금치, 브로콜리 및 소고기 등에는 비교적 많이 들어 있지만 알리포산이 단백질관 단단히 결합된 상태로 존재하므로 섭취하여도 흡수가 안 된다. 따라서 자연계의 음식물로서 알파리포산을 추가로 섭취하는 것은 불가능하다. 그러나 1990년대 이후 합성된 알리포산이 치료약제로 개발되어서 치옥트산의 단독제제로서 섭취하는 것이 가능해졌다. 알리포산의 투여로 혈당을 낮추고 인슐린 저항성을 개선시키고 비만을 억제하는 효과를 보이려면 위장장애를 일으킬 정도로 상당한 고용량 (1,000~2,000mg)을 섭취하여야 하므로 혈당강하제로서 사용되지는 않는다.

코엔자임 Q10

비타민이나 미네랄은 아니지만 비타민과 유사한 작용을 하기 때문에 비타민 Q라는 별명을 가지고 있으며 또 다른 이름은 유비퀴논이다. 코엔자임 Q10은 생물체에 자연적으로 존재하는 물질이며 인체 내에서 아미노산과 비타민으로부터 생합성되어 미토콘드리아에 주로 분포하는데 크렙스 회로의 전자전달과 연관이 있는 보조효소 역할을 하여 에너지 생산의 한 부분을 담당하는 비타민 유사 물질이다. 건강한 사함은 코엔자임 Q10이 부족하지 않지만 심부전이나 심근병증 등의 특정한 질병, 산하스트레스가 많은 상태 및 노화 등의 상태에서 부족하게 된다. 당뇨병 환자에서 고혈당에 의한 산화스트레스가 증가하므로 조직 내의 코엔자임 Q10이 부족한 경우가 종종 있다고 한다. 코엔자임 Q10을 추가로 보충하면 혈압강하, 인슐린분비기능 향상 및 동맥경화예방 등에 도움이 된다고 한다.

미량원소

당뇨병과 관련되어 거론되는 대표적인 미량원소는 셀레늄, 크롬 및 아연 등이다. 미량원소는 인체에 소량만이 필요한 원소이며 매우 특수한 상황에서만 결핍증이 생기므로 정상적인 식품섭취를 하는 사람에서 추가 보충은 필요하지 않다. 또한 필요 이상으로 다량을 섭취하면 중독증상이 나타나므로 주위를 요하는 영양소이다.

셀레늄은 동물세포에서 셀레늄 의존 효소단백질의 보조 역할을 하여 항산화 작용을 한다. 모든 동물성 식품에는 셀레늄이 들어 있지만 식물세포는 셀레늄이 필요하지 않으므로 토양에 함유된 셀레늄의 농도에 따라 비특이적으로 셀레늄이 식물체의 황화합물에 포함되어 있다. 경관영양식에만 의존하는 만성질환자, 극심한 영양실조 및 셀레늄이 부족한 토양에 사는 주민을 제외하고는 일반인에서 셀레늄 결핍이나 부족은 생지기 않는다. 일부 역학연구에서 셀레늄이 낮으면 당뇨병 발생과 관련이 있다고 하지만 이와 상반되는 역학연구 결과도 많이 있다. 특별히 셀레늄이 부족한 지역이나 국가에 살지 않는 한 일반인에게 셀레늄을 당뇨병 예방제로서 보충할 것을 권장하지 않는다.

크롬 또한 필수 미량원소이다. 크롬의 기능 중에서 체내 활성형이 인슐린의 분비에 관여하고 인슐린이 수용체에 결합하여 세포 내에서 작용을 할 때 일부 보조 역할을 한다고 알려져 있다. 이에 따라 크롬이 당뇨병의 발병이나 혈당조절에 관여할 것이라는 주장이 있지만 일관성 있는 결론은 없는 실정이다. 실제로 대부분의 음식과 식품에는 인체가 필요로 하는 크롬이 충분히 들어 있으므로 건강한 사람이 정상적인 식사를 하는 경우에 크롬부족이 생길 가능성은 거의 없다. 크롬은 폐암을 일으키는 발암물질이므로 섣불리 크롬을 보충하다가 중독을 야기할 수 있으므로 당뇨병 치료나 예방제로서 권장하지 않는다.

아연은 미량 무기질 중 두 번째로 양이 많은 무기질이며 포도당대사, 인슐린분비 및 체중 조절 등에서 중요한 역할을 한다. 췌도세포에서 인슐린 생산과 분비에는 아연 이온이 필수적인 역할을 하며 세포에 존재하는 인슐린 수용체를 보호하기도 한다. 오래 전부터 아연의 결핍이 당뇨병의 발병에 기여하고 아연의 보충은 혈당을 정상화시키는 효과가 있을 것으로 기대하여 왔지만 심한 아연결핍은 아연 흡수에 장애가 있는 유전질환이나 만성 설사 같은 경우에 볼 수 있고 경미한 아연결핍 상태는 영양실조가 흔한 개발도상국의 어린이들에서 볼 수 있다. 정상적인 식사를 하는 현대인이나 당뇨병 환자에서 정말 경미한 아연 부족이 있는지는 연구결과마다 다르다. 아연도 중금속이므로 과도한 섭취는 독성작용이 있어 당뇨병 환자에서 아연이 부족하다고 하더라도 이를 정상적인 식사나 교정을 통하여 보충하는 것이 바람직하며 추가로 아연 보충제를 섭취하는 것은 권장되지 않는다.

03 건강식품(Health Food)

영양섭취가 풍부해지면서 몸이 건강해지고 수명이 늘어났지만 대량생산 방식의 정제된 가공식품이 음식물 공급의 주류가 되었고, 칼로리는 공급하지만 비타민과 무기질 및 미량원소가 소실된 영양소 불균형 가공식품들이 출현하게 되었다. 이에 대한 대응책으로 건강에 도움이 되는 식품들을 따로 개발하고자 하는 현상이 한세기 전부터 나타났는데 그러한 목적으로 만들어진 식품을 건강식품이라고 한다. 건강식품은 개인에게 생기는 영양의 불균형이나 특정 영양소의 부족을 보충하여 건강을 증진하고자 하는 목적으로 자연 식품에 존재하는 특정 성분을 추출하여 복용하기 좋게 제조한 식품이라고 할 수 있다.

현재 우리나라에서 유통되는 건강식품은 건강보조식품, 특수영양식품, 인삼제품, 차류 및 기타 식품의 5가지 정도로 분류된다. 건강에 관심을 가지고 있는 우리들은 오늘날 건강식품과 관련된 광고와 정보의 홍수 속에 살고 있다. 당뇨병 환자처럼 만성질환을 가진 사람뿐만 아니라 일반인들도 건강증진을 위하여 건강보조식품에 관심이 많은 편이다.

인삼제품 (Panax ginseng)과 홍삼 (Ginseng radix rubra)

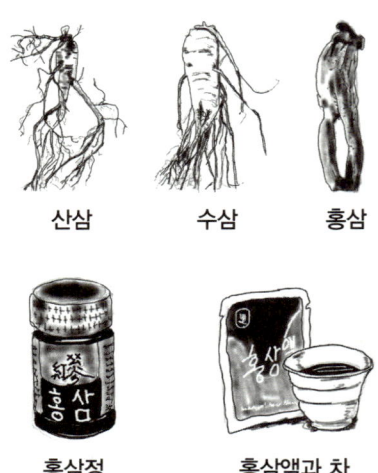

산삼 수삼 홍삼

홍삼정 홍삼액과 차

인삼은 식물분류학상 오가피과 인삼속 식물에 속하며 오래 전부터 우리나라와 중국 및 일본 등지에서 건강증진과 질병치료를 위하여 널리 쓰이던 약재이다. 인삼제품은 원산지에 따라 고려인삼, 화기삼(북미), 심칠삼(중국) 및 죽절삼(일본) 등으로 나뉘며, 가공처리 방법에 따라 수삼, 백삼, 홍삼, 태극삼, 절편삼 및 미삼 등으로 분류한다. 인삼의 유효성분들은 인삼의 종류, 뿌리 부위, 수확연생, 수확시기 및 제조방법에 따라 각각 큰 차이가 있다고 한다. 저년근에는 당의 함량이 많지만 고년근에는 사포닌 함량이 많아지게 된다. 바로 수확한 수삼과 그냥 말린 백삼보다는 증기로 쪄서 건조시킨 홍삼이나 흑삼에 사포닌 함량이나 진세노사이드(Ginsenoside) 종류가 더 많아지게 된다.

현재까지 연구되고 알려진 인삼제품의 효능에는 뇌기능 항진, 항통증, 암예방과 항암활성, 면역기능 증강, 항당뇨병, 간기능 항진, 항고혈압, 항

피로 및 항스트레스, 갱년기장애 개선, 항바이러스 효과 및 항산화와 항노화 효과 등등 매우 다양하다. 홍삼은 순수 사포닌 성분의 항산화 역할이 우수하여 뇌신경세포를 보호하고 혈관을 확장시키며 항혈전 및 지질대사 개선효과도 있고 면역세포를 부활시키고 암세포증식을 억제하는 등 여러 가지 약리적 효능을 가지고 있다고 한다. 사포닌은 또한 동물실험에서 혈당감소와 당대사 관련 각종 효소들을 활성화시키는 효과를 보였다고 한다. 홍삼 추출물인 진세노사이드 Rb2는 당뇨병 동물모델에서 고혈당을 억제하고 고지혈증 개선 및 간단백질 대사를 촉진하며 인슐린 분비도 촉진하는 효과가 있다고 보고되었다. 홍삼은 여러 동물연구에서 일관되게 항당뇨병 효과를 보이는데 그 동물모델은 대부분 제1형이므로 홍삼의 혈당강화와 지질개선 효과는 인슐린을 매개하지 않는 여러 가지 당대사 및 지질대사 경로를 활성화시키는 것이라고 생각된다. 사람의 당뇨병에서는 제1형이나 2형의 종류에 관계없이 혈당강하 효과를 보일 것으로 기대를 하게 된다. 그러나 인삼의 항당뇨병 효과는 처방마다 투여량과 횟수 및 방법 등이 다양하고 개인마다 다를 수 있어 보편화 하기에는 아직 무리가 있다고 본다. 홍삼의 혈당강하 효과를 밝힌 연구들은 대부분 특정 성분만을 추출하여 실험한 것으로 홍삼 완제품을 먹는다고 하여서 실험과 같은 결과가 나온다는 보장은 없다. 개인에 따라 인삼의 효과가 좋은 경우도 있으므로 인삼이나 홍삼제품의 투여 전과 투여 후를 객관적으로 비교하면서 복용하는 것을 권장한다. 인삼의 쓴맛을 줄이고자 설탕 또는 꿀 등을 추가한 제품을 복용한다면 혈당을 높일 수 있으므로 주의를 요한다.

상품 예로는 인삼(홍삼)분말, 인삼(홍삼)캡슐, 인삼(홍삼)차, 인삼(홍삼)음료, 인삼(홍삼)정과 및 인삼(홍삼)캔디 등이 있다.

녹차 (Green tea), 홍차 (Tea) 및 우롱차 (Oolong tea)

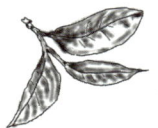
녹차 잎

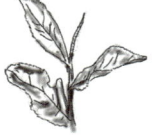
우롱차 잎

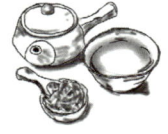
건조 녹차 잎과 다린 차

녹차에는 차 카테킨 (Catechin)이라는 수용성 항산화 성분이 있고 차의 잎에는 지질의 과산화를 막는 비타민 C와 E 성분이 풍부하여 노화나 동맥경화, 암 및 당뇨병 등의 각종 성인병의 예방에 효과가 있을 것으로 생각된다. 카테킨 성분은 또한 당질의 소화와 흡수를 지연시키는 작용을 함으로써 혈당상승을 억제시키는 작용이 있다. 녹차나 홍차의 장기간 섭취는 고지방식이로 유발되는 체중증가, 백색지방 및 복부지방의 증가를 예방하는 효과가 있으며 고지방식에 의해 발생하는 고혈당과 내당능장애 및 인슐린 저항성을 개선하는 효과를 보이기도 한다. 장기간의 고지방 식사를 하면 근육 내 인슐린 수용체 β, 4형 포도당수송체(GLUT4), AMP 활성화 단백질 키나제의 수치가 감소된다는 연구결과가 있는데 녹차와 홍차를 같이 섭취했을 경우 감소가 줄어듦으로 당뇨병을 예방하는 효과가 있을 것으로 생각된다. 실제로 장기간 관찰한 역학연구 결과를 보면 녹차와 홍차를 즐겨 마시는 사람들은 그렇지 않은 사람에 비하여 당뇨병 발생이 20% 정도 감소하였다는 보고도 있다.

상품 예로는 건조녹차, 녹차티백, 가루녹차, 각종 녹차함유식품, 건조홍차, 홍차티백, 우롱차티백 등이 있다.

정제어유가공식품 (Purified Fish Oil)

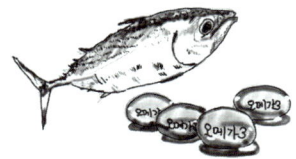

참치를 가공하여 제조한
오메가3 연질캡슐

ω-3 계열의 불포화 지방산인 EPA와 DHA는 식물성 플랑크톤이 만들어내며 바다 속에서 생태계의 정점에 있는 어류와 바다표범 등의 기름에 많이 축적되어 있다. 참치와 다랑어 등의 기름을 가공하여 복용하기 편하도록 젤라틴 캡슐에 넣어서 상품화된 식품에는 EPA와 DHA가 다량으로 들어 있으며, 뱀장어 기름을 가공한 식품에는 EPA와 DHA 뿐만 아니라 비타민 A, E 및 레시친 등도 풍부하게 들어 있다. 정제어유가공식품을 복용하면 혈중 중성지방과 콜레스테롤 수치를 낮추고 항응고작용을 가진 프로스타글란딘 합성에 영향을 주어서 심근경색과 같은 동맥경화증의 예방에 도움이 된다. 또한 DHA는 뇌신경세포의 중요 구조물이므로 뇌기능개선에도 도움이 된다.

상품 예로는 오메가3와 오마코가 있다.

감마리놀렌산식품 (Gamma Linolenic Acid, GLA)

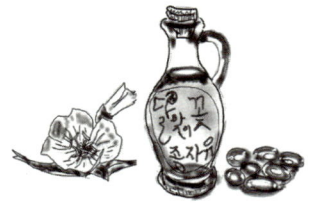

달맞이 꽃에서 추출한
오일과 연질캡슐

리놀레산은 $\omega-3$ 계열의 불포화 필수지방산으로 콩, 해바라기, 옥수수 등의 식물성 기름에 풍부하게 들어 있다. 인체는 필수지방산인 리놀레산을 섭취한 후에는 γ-리놀레산으로 변환시키고 다시 프로스타글란딘으로 합성한다. 비만, 당뇨병, 과음 및 노화 등과 같은 상태에서 인체는 리놀레산을 감마리놀레산으로 변환하는 능력이 저하되어 프로스타글란딘 합성이 부족해질 수 있다. 달맞이꽃 기름에는 리놀레산 뿐만 아니라 γ-리놀레산이 자연계에서 가장 많이 함유되어 있다. 감마리놀레산 섭취에 따른 생체효과는 콜레스테롤수치 개선, 갈색지방의 열생산 촉진을 통한 비만억제, 세포의 노화억제, 월경전조증 예방 및 피부의 건강유지에 도움이 되며 또한 당뇨병 환자에서 손상된 말초신경의 지질성분을 보충하여 신경병증 치료에 도움이 된다.

상품 예로는 달맞이(꽃)종자유, 에보프림 및 Evening Primrose Oil 등이 있다.

스쿠알렌식품 (Squalene Food, liver Oil)

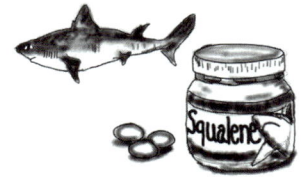

심해상어 간에서 추출한 스쿠알렌 연질캡슐

스쿠알렌은 탄소수 30개, 수소 50개가 6개의 이중결합체로 연결된 특수한 불포화 탄화수소이며 인체와 동식물계에 소량이 분포되어 있지만 심해에서 서식하는 기름상어의 간에는 다량으로 함유되어 있다. 스쿠알렌은 산소와 먹이가 부족한 환경에서 상어의 에너지대사에 중요한 기능을 한다고 알려져 있다. 인체는 매일 1g의 스쿠알렌을 생합성하며 콜레스테롤, 스테로이드 호르몬 및 비타민 D와 담즙산 생산에 사용하고 있다. 이 물질은 강력한 항산화작용을 가지고 있고, 지용성 농약이나 중금속 등의 유해물질을 용해하여 조직 밖으로 배출시키는 해독작용을 한다. 또한 면역기능을 활성화시키고 발암작용을 억제하고 세포에 산소공급이 원활히 되도록 도움을 주어 피부조직에 생기와 탄력을 준다.

상품 예로는 간유와 스쿠알렌이 있다.

로얄젤리가공식품 (Processed Royal Jelly Food)

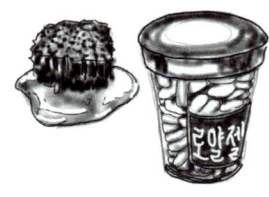

로얄젤리는 일벌이 꿀과 꽃가루를 섭취한후 벌의 몸 안에서 만들어서 인두선으로 분비하는 진한 유백색의 물질로 여왕벌이 될 유충에

게만 먹이는 영양물질이다. 로얄젤리에는 여러 가지 영양소와 생리활성 물질 및 잘 알려지지 않은 소위 R-factor가 들어 있다. 로얄젤리를 사람이 복용하면 영양공급, 신진대사촉진, 식욕증진 및 피로회복과 저항력을 증가시켜 병약한 사람과 쇠약한 사람에서 원기회복 효과가 있다고 한다.

상품 예로는 로얄젤리가 있다.

화분가공식품 (Pollen Processed Food)

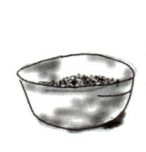
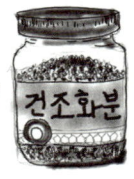

화분과 꽃가루는 꽃의 수술에서 나오는 생식세포로서 단단한 화분껍질에 의하여 보호되어 있다. 화분의 내용물은 생명유지와 성장에 필수적인 영양소를 함유하고 있고 비타민과 미네랄 등도 골고루 함유하고 있다. 화분가공식품을 섭취하면 노쇠하고 허약한 체질을 보강하여 주고, 전립선 질환에 효과가 있다고 하며 빈혈과 피부미용 등의 생리기능에 도움이 된다고 한다.

상품 예로는 화분, 건조화분 및 꿀벌화분 등이 있다.

프로폴리스식품 (Propolice Food)

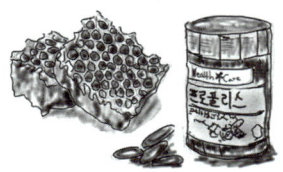

꿀벌이 입에서 모아 뱉어내는 수지상의 물질이 프로폴리스이며 벌집의 입구나 내면에 부착되어 벌집 내부를 매끈하게 유지하고 청결을 유지하는 항균작용이 있다고 한다. 프로폴리스에는 점성류 수지, 밀납, 화분, 유기물, 아미노산, 미네랄 및 비타민 등과 플라보노이드 등의 여러 가지 휘발성분이 들어 있다. 이중 특히 플라보노이드는 강력한 항산화기능을 한다. 건강보조식품으로 가공된 플로폴리스는 탈왁스 공정을 거쳐 섭취가 용이한 형태로 만든다. 프로폴리스의 복용은 인체의 유해산소 제거, 노화방지 및 건강증진 등에 효과가 있다고 한다.

상품 예로는 프로폴리스 액상, 정제 및 캡슐 등이 있다.

알로에식품 (Aloe Food)

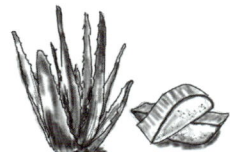 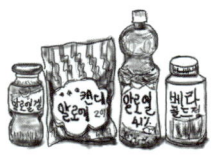

(생) 알로에   알로에 가공식품류

알로에는 그 효능이 뛰어나서 고대에 이미 민간 약제로 사용이 되었고 중동에서 전세계로 전파되어 약용으로 널리 애용되던 식물이다. 세계적으로 여러 종자가 있지만 생약 알로에로서는 알로에 베라, 알로에 아보리센스 및 알로에 서포니아의 3가지 종이 대표적이다. 민간요법으로서 생잎을 절개하여 나오는 나오는 액체를 조려서 약제를 만들어 오래전부터 사용하였다. 알로에 수액과 젤층에는 수분, 다당류, 당단백질, 안트론(Anthrone)계 물질 및 크로멘(Chromene)계의 다양한 물질 등이 함유되어 있으며 약리학적 치료효과를 가지고 있다. 알로에는 피부보습, 피부미백, 배변작용, 항균작용, 정장작용, 상처치유작용, 항궤양작용, 면역조절기능, 항염작용 및 콜레스테롤 저하작용 등이 있다고 한다.

상품 예로는 각종 알로에 건강식품, 액 또는 정제 등이 있다.

유산균식품 (Lactobacillus Food)

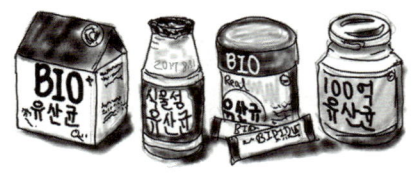

유산균이란 포도당이나 탄수화물을 유산으로 분해하여 나오는 에너지로 살아가는 세균을 통칭한다. 유산균은 동물의 장기와 자연계에 널리 분포하고 있으며 요구르트, 김치 및 각종 장류 등 유제품의 제조와 양조업에 이용되는 유익한 균이다. 인체의 대장에는 100여종에 이루는 미생물들이 장내균총을 이루면서 소화된 음식물과 인체 유래물을 영양원으로 하여 번식하면서 숙주가 되는 인간의 건강유지와 질병 및 노화 등에 영향을 끼치고 있다. 유산균 그 자체와 유산균이 만든 유산을 섭취하면 다음과 같은 유익한 점이 있다. 유산이나 초산은 위산분비를 감소시키고 소화액의 분비를 촉진하여 음식물의 소화와 흡수를 돕는다. 위산이나 담즙산에 파괴되지 않고 살아 있는 상태로 대장에 도달한 유산균은 장내의 유용한 균의 증식을 촉진하고 유해균의 증식을 억제한다. 사균으로 장내에 도달한 유산균의 균체도 장에 작용하여 면역기능의 활성화와 암예방 등에 효과가 있다고 알려져 있다.
상품 예로는 각종 유산균 식품이 있다.

매실추출물식품 (Apricot Extract Products)

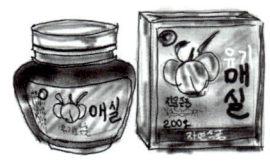

매실과육의 성분은 수분 85%, 당질 10%, 유기산 5% 및 기타 비타민 및 미네랄로 구성되어 있다. 특히 매실에 함유된 유기산은 구연산, 피그린산 및 카테킨산 등이 혈액의 산성을 중화시켜 피로회복, 노화예방 및 숙취해소에 효과가 있으며 살균효과도 있다고 한다. 또한 매실은 장의 연동운동을 촉진시켜 설사와 변비 해소에 도움이 된다고 알려져 있다.
식품 예로는 매실액과 매실농축액 등이 있다.

키토산가공식품 (Chitosan Processed Food)

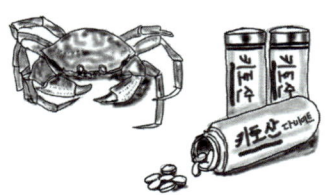

갑각류의 껍질은 뮤코다당류의 일종으로 식물로 치면 섬유질에 대응하는 동물성 섬유질이라고 할 수 있다. 게와 새우

등의 껍질을 폐기하지 않고 탄산칼슘을 제거하는 등의 화학적 처리와 가공을 하면 식용이 가능한 형태로 키토산을 추출할 수 있다. 키토산은 식품과 의약품제조 분야에서 여러 가지 기능성 식품소재로 사용이 된다. 식용 키토산은 생리활성이 매우 높은 천연 다당류로서 사람이 섭취하면 콜레스테롤 저하작용, 항균작용, 장내 비피더스균의 생육 촉진 및 면역력 증진 등의 효과가 있다고 한다.

식품 예로는 키토산과 키토산함유 제품 등이 있다.

효소식품 (Enzyme Food)

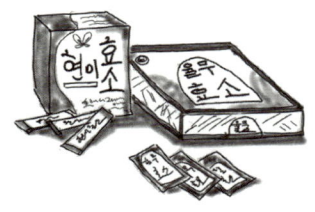

효소식품이라는 것은 곡류, 야채, 과실 및 해조류 등에서 영양학적으로 성분이 우수하고 기능이 인정된 식물원료를 선정하고 여기에 효모, 유산균, 납두균 또는 국균 등의 미생물로 배양하여서 원료가 가진 영양성분과 미생물 대사물 및 효소를 같이 함유한 미생물 자체를 먹기 쉽도록 가공한 것이다. 효소는 모든 세포에 다양하게 존재하여 생체 생화학반응을 촉매하는 기능단백질이다. 모든 생물은 자기가 필요한 효소를 합성하여 사용하므로 사람이 다른 동식물의 효소를 먹는다고 하여서 그대로 받아들여 효소로 사용하지는 않는다. 그러나 현대인의 잘못된 식습관이 효소부족을 야기할 수 있고, 대부분의 열가공 식품은 처리과정에서 효소가 파괴가 되며, 각종 식품첨가물 등이 체내 효소의 기능을 저하시킬 수 있다는 관점에서 인체 효소의 원료가 될 수 있는 영양소를 충분히 공급해 주자고 하는 것이 효소식품의 관점이다.

식품 예로는 현미효소, 율무효소, 알로에효소, 해조류효소, 버섯효소 및 야채효소 등이 있다.

버섯가공식품 (Mushroom food)

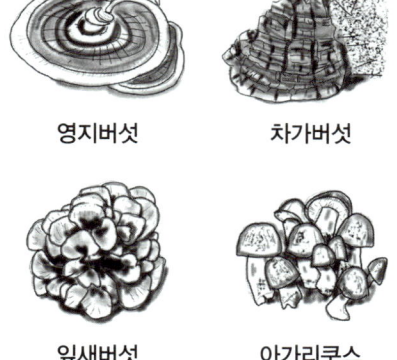

영지버섯　차가버섯

잎새버섯　아가리쿠스

버섯류는 자연계에 널리 분포하며 엽록소가 없어 스스로 영양분을 만들 수 없으므로 대부분 목재에 기생을 하고 퇴비, 볏짚, 마른풀, 마른 잎이나 동물 및 곤충의 시체에도 기생을 한다. 버섯 중에서 독성이 없으며 향미가 좋고 영양가가 풍부한 버섯인 표고, 송이, 느타리 및 팽이버섯 등은 예로부터 식용으로 널리 애용되어 왔다. 향미가 없거나 맛이 쓰며 성분이 특이한 버섯은 약용으로도 사용되고 있다. 약용으로 사용되는 영지버섯은 과산화지질의 생성을 억제하는 효과가 있어 간장의 장해와 동맥경화의 예방에 효과가 있다고 알려져 있다. Ganoderic acid, Ganoderal A, Ganoterol A, B, Peptidoglucan 및 Fructoglucan 등의 영지버섯 성분이 혈압조절을 원활히 하는 것으로 알려져 있고 천식을 억제하고 면역력을 증가시킨다고 한다. 표고버섯은 맛이 좋고 영양소가 풍부하여 저칼로리 스테미너 식품으로 알려져 있다. 표고버섯의 성분 중 Erithadenine은 자율신경계인 아드레날린의 분비와 당대사에 영향을 주어서 혈액순환과 당뇨병에 효과가 있다고 알려져 있다. 표고버섯 균사체 속에 함유된 C-AMP는 항바이러스 작용과 면역력 증가에 효과가 있다고 한다. 차가버섯은 자작나무에 기생하는 하얀 버섯으로 시베리아에서 민간요법으로 사용되어 오던 버섯이다. 연구된 바로는 차가버섯은 항종양 활성을 가지고 있어서 세포독성을 나타내고 세포성장을 억제한다. 차가버섯 추출물인 베타글루칸은 항산화 작용, 혈당과 지질감소 효과, 항바이러스 효과가 있다고 알려졌다.

기능성 약용버섯 예로는 잎새버섯, 영지버섯, 표고버섯, 동충하초, 운지버섯, 흰목이, 노루궁뎅이, 아가리쿠스 및 차가버섯 등이 있다.

포도씨유식품 (Grape Seed Oil Food)

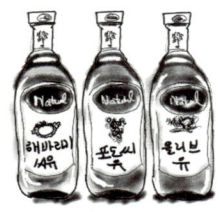

포도씨에 약 20%정도 함유되어 있는 지방질은 중성지방과 인지질 등인데 여기에 함유된 리놀레산, α-토코페롤, 카테친 및 스테롤류 등의 성분을 섭취하면 콜레스테롤을 낮추는 효과가 있어 고지혈증과 동맥경화의 예방에 도움이 된다고 한다.

상품 예로는 포도씨유, Grape Seed Oil 등이 있다.

조류식품 (Algae Food)

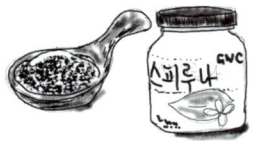
스피루나 가공 분말

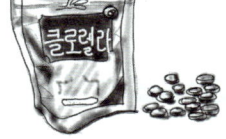
클로렐라 가공 정제

물속에 사는 남조류인 스피루나와 녹조류인 클로렐라는 플랑크톤의 일종으로 이스트식품처럼 각종 영양소를 골고루 함유하고 있고 엽록소, 단백질, 탄수화물, 핵산, 카로틴, 비타민, 무기질, 미네랄, 클로렐라성장인자(Chlorella Growth Factor) 및 베타글루칸(β-Glucan) 등이 풍부하다. 조류식품을 섭취하면 체액의 산성화 방지, 세포기능 활성화, 면역력 보강, 해독작용 및 콜레스테롤 저하 등에 효과가 있다고 한다.

상품 예로는 스피루나, 클로렐라 등이 있다.

효모식품 (Yeast Food)

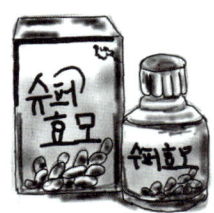

맥주와 빵을 발효시킬 때 생긴 효모 자체는 맛과 향미는 없지만 영양보충 식품으로 활용하는 것이 효모식품이다. 효모는 진균류(곰팡이)에 속하며 50%가 양질의 단백질로 구성되어 있고 단백질, 지질, 염분과 비타민, 미네랄 및 글루타치온 등의 영양소가 풍부하여 영양학적으로 좋은 식품으로 평가를 받는다.

식품 예로는 맥주효모, 슈퍼푸드효모, 건조맥주효모, 실크효모 등이 있다.

배아가공식품 (Embryo Bud Oil)

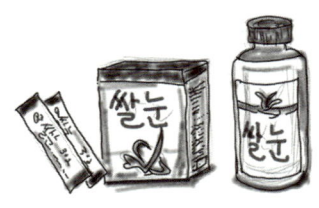

쌀눈이나 밀(소맥)의 눈은 싹이 트는 부분으로 배아 또는 배젖이라고도 하며 영양분이 풍부한 부분임에도 백미나 밀가루를 도정하는 과정에서 제거되는 부분이다. 특히 비타민 A, B1, B2, B6, B12, E, 니코틴산, 판토텐산, 엽산, 칼륨, 마그네슘, 철, 구리, 아연 및 망간 등의 미네랄도 많이 함유되어 있다. 비타민 E, 토코페롤 성분은 세포의 노화방지, 항산화효과 및 미용효과 등이 있다고 알려져 있다.

상품 예로는 쌀배아식품, 보리배아식품 및 밀배아식품 등이 있다.

레시틴가공식품 (Lecithin Processed Food)

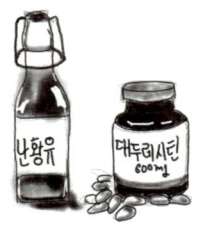

지방산이 인과 결합되어 있는 것을 인지질이라고 한다. 화학명으로는 레시틴이라고 하며 생물체 세포막의 중요한 성분이다. 레시틴가공식품을 복용하면 생체 세포막 교체에 도움을 주어서 기초대사를 활성화 시켜 콜레스테롤을 저하시키고 두뇌활동에 도움을 주며, 비타민 E, K 등의 지용성 비타민의 흡수를 도와준다고 한다. 인지질은 모든 음식물에 들어 있지만 따로 레시틴을 농축하여 식품으로 만들기 위해서는 레시틴이 많이 들어 있는 달걀 노른자와 대두를 사용한다.

상품 예로는 난황레시틴과 대두레시틴 등이 있다.

뮤코다당/단백식품 (Protein Food)

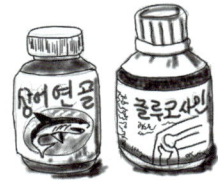

일반적으로 고단백질 식품은 지방 함유량이 많다. 흰살 어류, 닭가슴살 등 저지방 고단백질식품도 있지만 그 종류가 많지 않다. 이에 아미노산 점수가 높고 지방이 적은 단백질식품을 건강보조식품으로서 따로 개발하게 된 것이 뮤코다당/단백식품이다. 콘드로이친 황산은 카르복실기, 황산기 및 아세트아미노기를 가진 다당체이며 인체에서 단백질과 결합하여 뼈, 연골 및 혈관계 등 결합조직의 주요 구성성분으로 점성이 강한 뮤코다당체이다. 뮤코다당/단백식품은 소, 돼지, 양, 사슴, 상어, 가금류, 오징어, 게 및 어패류 등의 연골조직을 분리하고 가공하여 식용에 접합하도록 만든 식품으로 양질의 필수 아미노산과 뮤코다당체를 공급하여서 인체의 세포증식작용, 콜라겐 합성, 몸의 구조제 제공, 면역력 강화 및 지혈작용 등에 도움이 된다고 알려져 있다.

식품 예로는 글루코사민, 상어연골 및 뮤코다당단백 등이 있다.

엽록소함유식품 (Chlorophyll containing food)

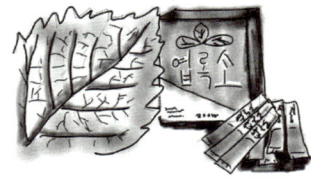

엽록소는 식물세포 내에 들어 있는 소기관으로서 태양에너지를 이용하여 이산화탄소와 물에 화학변화를 일으켜서 탄수화물을 생성하는 기능을 한다. 영양학적으로 엽록소 그 자체는 생체의 모든 대사과정을 원활하게 촉진시켜주는 영양소의 집합체이며 무기질과 비타민류가 풍부하게 함유되어 있다. 채소가 수확되면 엽록소는 변질이 되기 쉬워서 건조와 가공과정에서 파괴가 된다. 따라서 엽록소가 풍부한 알팔파, 맥류약엽, 해조류 등의 식물에 함유된 엽록소를 추출, 정제, 농축 등의 가공을 거쳐 식용에 적합한 가공식품이 개발되었다. 엽록소식품은 인체에서 유해한 활성산소를 제거하여 노화방지 등에 효과가 있다고 한다.

식품 예로는 엽록소, 케일 및 클로렐라 등이 있다.

베타카로틴식품 (β-Carotene Food)

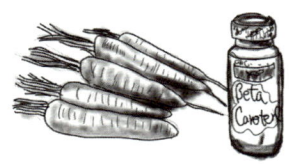

푸른 잎의 식물과 당근, 호박, 토마토 및 귤 등에서 색소기능을 하면서 존재하는 여러 가지 카로티노이드 화합물은 동물이 섭취하면 체내에서 산화 스트레스의 방어인자로 작용을 하며 비타민 A로도 전환이 된다. 특히 베타카로틴은 유해산소 제거에 효과가 좋으며 암예방 효과도 있다고 한다.

식품 예로는 베타카로틴, 조류추출 카로틴식품, 식용녹엽추출 카로틴식품 및 당근추출 카로틴식품 등이 있다.

부록

1. 외식과 일품요리의 열량

1) 한식

식품명	주재료	중량 (g)	식품군	단위수	에너지 (칼로리)	당질 (g)	단백질 (g)	지방 (g)
김치찌개	쌀밥	210	곡류군	3.0	300	69	6	0
	돼지목살	40	어육류군(중)	1.5	113	0	12	8
	두부	40						
	대파	10	채소군	2	40	6	4	0
	배추김치	100						
	식용유	3	지방군	0.5	23	0	0	3
	교환단위 기준				475	75	22	11

순두부 찌개	쌀밥	210	곡류군	3	300	69	6	0
	조개살	50	어육류군(저)	1	50	0	8	2
	순두부	100	어육류군(중)	1.5	113	0	12	8
	계란	55						
	잔배추	30	채소군	0.5	10	2	1	0
	교환단위 기준				473	71	27	10
된장찌개	쌀밥	210	곡류군	3	300	69	6	0
	국멸치	10	어육류군(중)	1	75	0	8	5
	두부	80						
	양파	20	채소군	1	20	3	2	0
	대파	10						
	애호박	30						
	풋고추	10						
	마늘	5						
	된장	40	양념군		50			
	교환단위 기준				445	72	16	5
비빔밥	쌀밥	210	곡류군	3	300	69	6	0
	쇠고기	20	어육류군(저)	0.5	20	0	4	1
	계란	55	어육류군(중)	1.0	75	0	8	5
	도라지	20	채소군	2.0	40	6	4	0
	시금치	20						
	콩나물	20						
	애호박	30						
	당근	20						
	식용유	5	지방군	2.0	90	0	0	10
	참기름	5						
	고추장	10	양념군		20			
	교환단위 기준				550	75	22	16
물냉면	메밀냉면(건)	90	곡류군	3.0	300	69	6	0
	계란	40	어육류군(중)	1.5	113	0	12	8
	양지(삶은것)	30						
	오이	20	채소군	1.0	20	3	2	0
	무우	50						
	동치미	20						
	육수	200	양념군		81	4	3	9
	교환단위 기준				514	76	23	17

보쌈 (1인분)	돼지고기	200	어육류군(중)	5.0	375	0	40	25
	마늘, 생강	10	채소군	2.0	40	6	4	0
	배추김치	60						
	무우	70						
	잣	8	지방군	1.0	45	0	0	5
	교환단위 기준				460	6	44	30
닭볶음	감자	140	곡류군	1.0	100	23	2	0
	닭(껍질, 뼈포함)	250	어육류군(고)	4.0	400	0	32	32
	양파	60	채소군	2.0	40	6	4	0
	당근	30						
	풋고추	20						
	마늘, 생강	15						
	고추장	20	양념군		50	12	0	0
	설탕	5						
	교환단위 기준				590	41	38	32
삼계탕 (영계 1마리)	찹쌀	30	곡류군	1.5	150	35	3	0
	국수사리(삶)	50						
	영계	400	어육류군(고)	6.5	650	0	52	52
	교환단위 기준				800	35	55	52
불고기	쇠고기 등심	150	어육류군(중)	4.0	300	0	32	20
	양파	20	채소군	0.5	10	2	1	0
	마늘	5						
	참기름	3	지방군	0.5	23	0	0	3
	교환단위 기준				333	2	33	23
삼겹살	삼겹살	200	어육류군(고)	5.0	500	0	40	40
	상추	40	채소군	1.0	20	3	2	0
	깻잎	15						
	풋고추	15						
	참기름	5	지방군	1.0	45	0	0	5
	교환단위 기준				565	3	42	45

2) 일식

식품명	주재료	중량 (g)	식품군	단위수	에너지(칼로리)	당질 (g)	단백질 (g)	지방 (g)
생선초밥 (밥1공기량)	쌀밥	210	곡류군	3.0	300	69	6	0
	광어	40	어육류군(저)	2.0	100	0	16	4
	연어	40						
	도미	20						
	설탕	10	양념군		40	10	0	0
	교환단위 기준				440	79	22	4
회덮밥	쌀밥	210	곡류군	3.0	300	69	6	0
	참치	150	어육류군(저)	3.0,1.0	150	0	24	6
	상추	40	채소군		20	3	2	0
	양배추	20						
	오이	10						
	참기름	3	지방군	0.5	23	0	0	3
	고추장	20	양념군		30	7	0	0
	교환단위 기준				523	79	32	9
장어 날치알밥	쌀밥	210	곡류군	3.0	300	69	6	0
	날치알	50	어육류군(저)	1.0	50	0	8	2
	장어	30	어육류군(중)	0.5	38	0	4	3
	깻잎, 김	20	채소군	1.0	40	6	4	0
	양배추, 상추	50						
	교환단위 기준				428	75	22	5
유부초밥 (밥1공기량)	쌀밥	210	곡류군	3.0	300	69	6	0
	유부	50	어육류군(고)	1.5	150	0	12	12
	흑임자	8	지방군	1.0	45	0	0	5
	설탕	5	양념군		20	5	0	0
	교환단위 기준				515	74	18	17
대구탕	쌀밥	210	곡류군	3.0	300	69	6	0
	대구(생)	100	어육류군(저)	2.0	100	0	16	4
	무우	50	채소군	3.0	60	9	6	0
	대파	10						
	콩나물	30						
	마늘	20						
	미나리	20						
	교환단위 기준				460	78	28	4

식품명	주재료	중량 (g)	식품군	단위수	에너지(칼로리)	당질 (g)	단백질 (g)	지방 (g)
모밀국수	메밀국수(삶)	400	곡류군	4.5	450	104	9	0
	교환단위 기준				450	104	9	0

3) 중식

식품명	주재료	중량 (g)	식품군	단위수	에너지(칼로리)	당질 (g)	단백질 (g)	지방 (g)
자장면	국수(삶)	300	곡류군	4	400	92	8	0
	감자	60						
	전분	5						
	돼지고기	10	어육류군(중)	0.5	38	0	4	3
	메추리알	10						
	양배추	50	채소군	2	40	6	4	0
	양파	50						
	호박	20						
	식용유	20	지방군	4	180	0	0	20
	춘장	10	양념군					
	교환단위 기준				658	98	16	23
짬뽕	국수(삶음)	300	곡류군	3.5	350	81	7	0
	오징어	40	어육류군(저)	2	100	0	16	4
	새우살	20						
	조갯살	30						
	배추	30	채소군	2.5	50	8	5	0
	청경채	30						
	표고버섯	30						
	죽순	30						
	애호박	10						
	양파	30						
	청고추	10						
	식용유	10	지방군	2	90	0	0	10
	교환단위 기준				590	88	28	14

식품명	주재료	중량(g)	식품군	단위수	에너지(칼로리)	당질(g)	단백질(g)	지방(g)
탕수육 (1인분)	전분	30	곡류군	1	100	23	2	0
	돼지고기	80	어육류군(저)	2	100	0	16	4
	당근, 오이	40	채소군	0.5	50	2	1	0
	양파, 피망							
	식용유	20	지방군	4	180	0	0	20
	설탕	10	양념군		40	10	0	0
	교환단위 기준				470	35	19	24

4) 양식

식품명	주재료	중량(g)	식품군	단위수	에너지(칼로리)	당질(g)	단백질(g)	지방(g)
돈가스	밥	100	곡류군	1.5	150	35	3	0
	크림스프(건)	30		3	300	69	6	0
	빵가루	30						
	튀긴감자	120						
	돼지고기	100	어육류군(저)	2.5	125	0	20	5
	계란	30	어육류군(중)	0.5	38	0	4	3
	양배추, 오이	100	채소군	1.5	30	5	3	0
	브로콜리, 당근							
	드레싱	10	지방군	7	315	0	0	35
	식용유	30						
	교환단위 기준				958	108	36	43
오므라이스	밥	250	곡류군	3.5	350	81	7	0
	소고기	20	어육류군(중)	1.5	113	0	12	8
	계란	55						
	양파, 피망, 당근	130	채소군	2	40	6	4	0
	식용유, 케찹	20	지방군	4	180	0	0	20
	교환단위 기준				683	87	23	28

카레라이스	밥	210	곡류군	4.5	450	14	9	0
	카레가루	30						
	감자	130						
	돼지고기	40	어육류군(중)	1	75	0	8	5
	당근, 피망	100	채소군	1.5	30	5	3	0
	양파, 샐러리							
	식용유	5	지방군	1	45	0	0	5
	교환단위 기준				600	108	20	10

5) 전식과 후식

식 품	중량 (g)	열량 (칼로리)	당질 (g)	단백질 (g)	지방 (g)	나트륨 (mg)	콜레스테롤 (g)	포화지방산 (g)
강정	5	19	5	0	0	5	–	–
깨죽(레토르트)	80	30	5	1		96	–	2.2
나쵸	100	366	37	5	22	514	4	5
머핀	90	212	41	7	2	418	4	4
쇠고기 스프	80	284	49	6	7	2320	8	3
약식	60	155	33	2	2	114		
찹쌀떡	60	142	30	3	1	97		
치즈케이크	70	225	18	4	16	145	39	7
팥빵	86	252	45	7	5	144		
핫도그	80	198	15	8	12	547	36	4
호떡	70	326	55	6	9	174		
잣죽(레토르트)	80	25	4	1	1			
카스텔라	90	291	50	6	8	95	92	
베이글	70	195	37	7	1	354	17	0
앙금들은 빵	80	203	41	6	1	178		
도넛, 케이크	65	244	39	5	8	104	24	2
초코파이	35	153	22	2	7	73	2	2
쿠키류	30	140	21	2	6	105		
아이스크림	70	130	17	2	6	65	31	5

스낵과자(새우)	30	15	18	2	9	122	0	1
샤베트	75	95	22	1	1	10	0	1
카레(레토르트)	75	83	0	4	4	343	8	2
팥빙수 (마트판매용)	250	350	75	5	1	25		

2. 패스트푸드와 인스턴트 식품의 열량

1) 패스트푸드

식품명	중량(g)	식품군 교환단위 수						영양소			
		곡류군	저지방	중지방	고지방	채소군	지방군	열량	탄수화물	단백질	지방
햄버거	100	1.5		1			1	270	35	11	10
치즈버거	120	1.5		1	0.7		1	340	35	17	16
불고기버거	150	2		1	0.5		1.5	393	46	16	17
새우버거	160	2	2				2.5	413	46	20	17
치킨버거	170	2	2.5				3.5	483	46	24	23
후렌치후라이 (regular)	90	1.5					3	285	35	3	15
콘샐러드	100	1	2				2	190	23	2	10
치킨1조각	105	0.3	2	1			2	295	7	25	19
치킨텐더 2조각	65	0.5	1.5				1	170	12	13	8
치킨핫윙 2조각	70	0.2	2				2	210	5	16	14
피자 (regular) 1조각	90	1.3		0.2	0.3	0.2	1	224	31	7	8
피자 (large) 1조각	115	1.7		0.5	0.3	0.2	1	287	40	10	10

2) 인스턴트류

식품명	중량/제공량	영양소			열량 (칼로리)
		탄수화물	단백질	지방	
3분 쇠고기짜장	200g	19	8	9	190
3분 까레	200g	21	5	8	175
3분 스파게티 소스	150g	20	3	3	120
왕뚜껑	110g	68	10	20	490
김치큰사발면	112g	76	10	14	465
컵라면(신라면)	65g/1개	45	5	9	280
너구리(얼큰)	1개	78	10	16	495
열라면	120g	83	8	17	520
신라면	120g/1개	79	10	18	520
안성탕면	125g	84	11	16	525
비빔면(한국)	130g	82	8	19	530
올리브 짜파게티	140g	94	11	21	610
생쫄면(오뚜기)	226g	70	16	4.5	380
생생칼국수(농심)	200g	76	9	2	360
생생우동(농심)	276g	81	13	5	420
옛날당면	500g	210	–	–	850
베이컨	15g/1장	–	–	–	62
비엔나 소시지	100g	–	–	–	264
슬라이스햄	15g/1장	–	–	–	25
프랑크 소시지	31g/1개	–	–	–	89
게맛살	100g(개당 30g)	–	–	–	110
어묵(튀기지 않은것)	100g/1인분	–	–	–	90
어묵(튀긴것)	100g/1인분	–	–	–	150
단팥죽(오뚜기)	285g	45	7	1	215
호박죽(오뚜기)	285g	25	2	–	110
단팥죽(비락)	190g	47	6	0.5	215
호박죽(비락)	180g	28	2	0	120
전복죽(백설)	315g	32	4.5	4.0	180
참치통조림(오뚜기)	100g	1.8	19.8	14.4	218
쇠고기 스프(오뚜기)	230g	10	3	12	160
크림 스프(오뚜기)	230g	8	2	8	265
토마토 케첩	300g	84	–	–	333
마요네즈	300g	240	–	–	2200
포도잼(오뚜기)	300g	1859	–	–	714

3. 간식의 열량

1) 과자류

식품명	중량/제공량	영양소			열량 (칼로리)
		탄수화물	단백질	지방	
감자깡	55g/1봉지	33	3	11	240
건빵(해태)	100g/1봉지				415
고구마깡	55g/1봉지	40	3	12	280
고래밥(불고기맛, 오리온)	50g/1봉지				222
꼬깔콘(롯데)	60g/1봉지				324
꿀깨맛	65g/1봉지				505
꿀꽈배기	75g/1봉지	53	2	21	355
다이제스티브 (일반, 오리온)	123g/1봉지				350
다이제스티브 (초컬릿, 오리온)	151g/1봉지(14개)				350
조청유과	80g/1봉지	52	2	21	405
밀의 나라(크라운)	28.5g/1팩				180
밀크 캬라멜(오리온)	43g/1통				160
바나나킥	50g/1봉지	42	2	3	205
버터링(해태)	80g/1봉지				537
벌집핏자	55g/1봉지	37	3	13	275
빼빼로	30g/1봉지				131
새우깡	90g/1봉지	59	5	22	455
맛동산	95g/1개				470
스위칩	80g/1봉지				560
스타베리(Post)	300g/1박스				1164
쌀로별(기린)	70g/1봉지				318
쌀로본(기린)	179g/1봉지				860
썬헌터	70g/1봉지				490
아몬드후레이크(켈로그)	100g	80	7	8	420
콘푸레이크(켈로그)	100g	87	6	0.8	375
첵스	100g	84	7	2	380
아이볼	70g/1봉지				490
아이비(해태)	29g/1팩	–	–	–	130

ABC	55g/1봉지				470
액서스	70g/1봉지				510
양파깡	50g/1봉지	34	2	11	250
양파링	85g/1봉지	54	4	22	420
엄마손파이	142g/1박스				791
에이스	100g/1봉지				542
오리온베베	100g/1봉지				450
오징어땅콩	70g/1봉지				475
오징어집	55g/1봉지	35	4	14	280
인디안밥	55g/1봉지	34	2	15	280
자갈치	60g/1봉지	36	4	14	285
제크	110g/1봉지				572
죠리퐁	90g/1봉지				445
쵸콜릿(M&M 땅콩)	49g/1봉지				255
쵸콜릿(M&M, plain)	48g/1봉지				240
초코렛(가나)	20g/1봉지				110
초코송이	55g/1박스				295
초코칩	156g/1박스				780
초코하임	115g/1박스				537
치토스	76g/1봉지				550
칙촉	95g/1박스				485
카라멜콘과 땅콩	120g/1봉지				700
칸쵸	45g/1박스				495
칸츄리콘	60g/1봉지				300
컵씨리얼	40g/1컵				175
코코볼	100g				380
초코파이	34g				152
콘칩	75g/1봉지				545
쿠크다스	53g/1박스				290
포비	50g/1봉지				225
칩포테토	65g/1봉지	35	4	23	360
포테이토칩	90g/1봉지				495
포테칩	80g/1봉지				440
홈런볼	51g/1봉지	−	−	−	257

2) 빵류

식품명	중량/제공량	교환단위수			열량 (칼로리)
		곡류군	어육류군	지방군	
고로케	155g	-	-	-	459
더블롤	100g/1쪽	-	-	-	290
도넛	80g	-	-	-	330
롤빵, 하드롤	80g	-	-	-	240
마늘빵	100g	-	-	-	239
모닝빵	15g/1개	-	-	-	41
머핀	80g	-	-	-	240
모카빵	80g	-	-	-	291
바게트	80g	-	-	-	238
보리빵	100g	-	-	-	350
보리식빵	100g	-	-	-	217
붕어빵	100g	-	-	-	320
샌드위치	100g	-	-	-	468
생크림케익	100g	-	-	-	350
소라빵	100g	-	-	-	279
슈크림빵	1개	-	-	-	203
스폰지케익	85g	-	-	-	243
식빵	100g	-	-	-	267
식빵(잼1큰술)	1쪽	-	-	-	165
카스테라	100g	-	-	-	317
크로와상	80g	-	-	-	324
크림빵	80g	-	-	-	219
파운드케익	90g	-	-	-	364
푸딩(커스터드-CJ)	90g	16	2	5	115
치즈케익(CJ)	70g	14	4.2	11.2	175
핫케익	90g	-	-	-	222
호밀빵	100g	-	-	-	265

3) 유제품류

식품명	중량/제공량	영양소			열량 (칼로리)
		탄수화물	단백질	지방	
꼬모(딸기)	110ml	4	17	3	110
슈퍼100	100ml	18	3	1.5	100
요델리퀸	100ml	3	16	2.5	100
앙팡(포르테)	100ml	13	2	2	80
이오	80ml	12	0.8	–	52
에이스 요구르트	80ml	12.8	0.8	–	56
한국 요구르트	65ml	11.7	0.7	–	49
비요뜨(시리얼)	155g	27	8	7	210
닥터캡슐	140ml				147
쾌변	150ml	26	4.5	4.5	158
불가리스	150ml	21	4.5	6	150
GUT	150ml	21	4.5	4.5	150
바이오거트(플레인)	100g	6	4	3.5	70
파스퇴르 요구르트(딸기)	145ml	18.9	5.4	4.5	154
윌	150ml	21	4	4	135
메치니코프	150ml	23	5	4.5	150
버터(가염)	240g	2.4	–	199	1812
앙팡(치즈)	90g	0.9	17	23	284
체다슬라이스치즈	90g	0.9	17	22	266
우유(서울)	200ml	10	6	8	130
바나나맛우유	240ml	–	–	–	199
우유(딸기)	200ml	20	4	3	120
우유(앙팡)	200ml	10	6	8	130
발아현미우유	180ml	15	3.6	3.6	108
저지방우유	180ml				
검은깨 검은콩	180ml	12.6	5.4	7.2	135
생과즙딸기우유	230ml	25.3	4.6	3.5	158
바나나과즙우유	200ml	20	6	6	160
두유(베지밀A)	190ml	8	6	6.9	110

4) 빙과류

식품명	중량/제공량	교환단위수			열량 (칼로리)
		곡류군	어육류군	지방군	
거북이	1개	-	-	-	190
고드름(콜라)	1개	-	-	-	140
구구콘	1개	-	-	-	220
누크바	1개	-	-	-	72
더블비안코	1개	-	-	-	178
더위사냥	1개	-	-	-	115
메로나	1개	-	-	-	127
바밤바	1개	-	-	-	95
부라보	1개	-	-	-	200
빙빙바	1개	-	-	-	160
뽕따	1개	-	-	-	104
색색돼지바	1개	-	-	-	180
스크류바	1개	-	-	-	74
와삭꽁꽁	1개	-	-	-	165
월드콘	1개	-	-	-	263
죠스바	1개	-	-	-	200
찰떡아이스	1개	-	-	-	128
쿠앤크바	1개	-	-	-	350
하겐다즈바	1개	-	-	-	180
호박바	1개	-	-	-	219

5) 음료수류

식품명	중량/제공량	영양소			열량 (칼로리)
		탄수화물	단백질	지방	
쥬스류					
아침에쥬스(야채과일)	210ml	21	2.1	-	94.5
아침에쥬스(오렌지)	210ml	25.2	2.1	-	105
아침에쥬스(포도)	210ml	29.4	-	-	116
레몬쥬스	100g	-	-	-	24

복숭아쥬스	100g	-	-	-	51
사과쥬스	200ml	-	-	-	184
오렌지쥬스(무가당)	180g	-	-	-	73
오렌지쥬스(프리미엄)	180g	-	-	-	83
토마토쥬스	100ml	-	-	-	26
파인애플쥬스	100ml	-	-	-	53
커피류					
카페라테 마일드	200ml	-	-	-	120
커피(네스카페)	180ml	-	-	-	70
커피(멕스웰)	180ml	-	-	-	126
탄산 및 기타					
게토레이	250ml	-	-	-	80
깜찍이소다	200ml	-	-	-	85
미에로화이바	100ml	-	-	-	50
사이다	250ml	-	-	-	100
쉐이크(딸기)	291ml	-	-	-	364
식혜	238ml	-	-	-	120
코코아	100g	-	-	-	54
콜라(레귤러)	250ml	-	-	-	100
콜라(다이어트)	250ml	-	-	-	1
헬씨올리고	100ml	-	-	-	55
환타	250ml	-	-	-	120

참고문헌

1. American College of Obstetricians and Gynecologists: Management of diabetes mellitus in pregnancy. ACOG technical bulletin No. 92. Washington DC, American College of Obstetricians and Gynecologists, 1986.

2. American Diabetes Association. 4: Foundations of Care: education, nutrition, physical activity, smoking cessation, psychosocial care, and immunization. Diabetes Care 38:S20-S30, 2015

3. American Diabetes Association. 6: Glycemic Targets. Diabetes Care 38:S33-S40, 2015

4. American Diabetes Association. 7: Approaches to Glycemic Treatment. Diabetes care 38:S41-S8, 2015

5. American Diabetes Association. 8: Cardiovascular Disease and Risk Management. Diabetes care 38:S49-S57, 2015

6. American Diabetes Association 10: Older Adults. Diabetes Care 38:S67-S9, 2015

7. American Diabetes Association. 12: Management of Diabetes in Pregnancy.

Diabetes Care 38:S77-S79, 2015

8. ASCO: Position Statement on Obesity and Cancer. Journal of Clinical Oncology 32:3568-74, 2014

9. NAASO Obesity Online

10. 고오다 미츠오 저, 배기성 역: 백설탕 알고 먹읍시다. 태웅출판사, 1995

11. 김덕희: 소아당뇨병의 치료, 세브란스병원 당뇨병센터, 일신개발 1997

12. 노완섭, 허석현: 건강보조식품과 기능성식품, 도서출판 효일, 1999

13. 대한감염학회 성인예방접종위원회: 2014 대한감염학회 권장 성인예방접종 개정안. 2014.

14. 대한당뇨병학회 진료지침위원회: 당뇨병 진료지침, 2013

15. 대한당뇨병학회: Diabetes Fact Sheet in Korea. 대한당뇨병학회, 2013

16. 대한당뇨병학회: 당뇨병학 제4판. 고려의학, 2011

17. 대한비만학회: 비만치료지침, 2014

18. 마이클 블리스원저 김영설, 최영길 공역: 인슐린의 발견. 도서출판 의학출판사, 1995

19. 박석원, 윤용석, 송영득, 이현철, 허갑범: 한국인 제2형 당뇨병의 병인론적 이형성. 당뇨병, 23:1 62-69, 1999

20. 세브란스병원 당뇨병센터: 당뇨병의 오늘과 내일(연수강좌 강의록) 제1회-18회, 도서출판 의학출판사, 1995-2015

21. 송선옥, 남주영, 송영득, 임동하, 고영, 손경미, 윤지혜: 제1형 당뇨병환자 소모성재료 보험급여 사업의 등록현황과 성과분석 및 국내 역학 추정. 국민건강보험공단 일산병원 정책연구 보고서, 2014

22. 이상용: 당뇨병의 역사적 고찰. 대한당뇨병학회, 당뇨병 1:1, 1972

23. 이현철: 21세기 당뇨병예방과 치료법. 가림출판사, 2000

24. 한국지질동맥경화학회: 이상지질혈증 치료지침, 제3판, 2015

25. 질병관리본부: 만성질환 현황과 이슈, 만성질환 Factbook, 질병관리본부, 2015

26. 잭컬럼, 버트 벅슨, 멜리사 D 스시미스 저, 인창식 역: 탄수화물 중독증, 북라인,

2006

27. 제레미 리프킨 저, 신현승 역: 육식의 종말, 시공사, 2002
28. 주영하: 식탁위의 한국사, 휴머니스트, 2013
29. 허갑범, 이현철: 당뇨병-당뇨병 정복을 위한 관리지침서. 세브란스병원 당뇨병 센터, 도서출판 의학출판사, 1996
30. 허갑범: 대사증후군 (Metabolic Syndrome). 도서출판 진기획, 2005